交大医学 医源丛书

主编 江帆 范先群

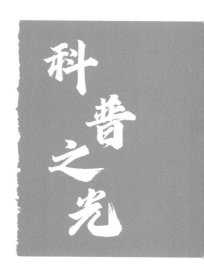

科普之光

上海交通大学出版社
SHANGHAI JIAO TONG UNIVERSITY PRESS

内容提要

本书分为拾光篇、韶光篇和含光篇三大板块。拾光篇将涵盖"初心使命"和"防疫科普"两个维度，重点诠释了公共卫生的发展历史和公卫人的担当，聚焦如何有效应对突发公共卫生事件；含光篇中的"健康习惯"将会引领读者养成健康好习惯，提升安全健康意识，增强疫情防范能力，造就人宠共健康的美好生活环境；韶光篇从"合理膳食""适量运动""戒烟限酒"和"心理平衡"四个角度破解健康密码，进行由身到心、由内而外的日常健康科普，指导读者理解科学的健康观和健康的重要性。

本书适合对健康科普感兴趣的广大市民阅读。

图书在版编目（CIP）数据

科普之光/江帆，范先群主编. —上海：上海交通大学出版社，2022.10
ISBN 978 - 7 - 313 - 27541 - 7

Ⅰ. ①科… Ⅱ. ①江…②范… Ⅲ. ①健康教育—普及读物 Ⅳ. ①R193 - 49

中国版本图书馆 CIP 数据核字（2022）第 180917 号

科 普 之 光
KEPU ZHI GUANG

主　　编：江　帆　范先群
出版发行：上海交通大学出版社　　　　　　地　　址：上海市番禺路 951 号
邮政编码：200030　　　　　　　　　　　　电　　话：021 - 64071208
印　　制：上海万卷印刷股份有限公司　　　经　　销：全国新华书店
开　　本：710mm×1000mm　1/16　　　　　印　　张：17.5
字　　数：276 千字
版　　次：2022 年 10 月第 1 版　　　　　　印　　次：2022 年 10 月第 1 次印刷
书　　号：ISBN 978 - 7 - 313 - 27541 - 7
定　　价：98.00 元

交大医学医源丛书
科普之光

主　　　编　江　帆　范先群

执行主编　赵文华　施建蓉

副 主 编　王　慧　黄　荣

编委会成员（按姓氏笔画排序）

王　英	王笑南	王娟娟	王朝昕	巴　乾	邓晓蓓
石建伟	叶晓飞	叶海峰	田　英	冉进军	冯　易
冯楠楠	吕奕鹏	朱为模	朱静芬	乔永霞	华　丽
刘宁宁	闫媛媛	许　岚	牟　为	杨永青	李　宁
李　伟	李　剑	李　莎	李生慧	李宜璇	李美雪
李晓光	吴诗寅	邱红玲	何亚平	沈　恬	沈旖凝
张　军	张　娜	张　琳	张　颖	张　静	张杏芳
张明吉	张晓红	张晓晶	张智若	张舒娴	张新宇
张薇琪	陆唯怡	陈仪婷	林　楠	周义军	周常媛
郑加荔	郑黎强	项　密	胡　凡	胡兴杰	钟文泽
侯　敏	俞文雅	施　蓉	夏嘉蔚	党国栋	徐　刚
郭玉珠	唐　毅	黄亨烨	黄钰亮	黄蛟灵	常睿捷
彭　城	葛瑞宏	程　华	程树军	楚　翘	雷　禹
雷晓宁	蔡　泳	薛　璟			

插　　　画（按姓氏笔画排序）

王晗婧　杨晓尘　赵有淦　黄　瑾

序　言

范先群

在漫长的人类历史进程中，人们不停与未知病毒、自然灾害、生态系统的局限性斗争和对抗。2009 年的甲型 H1N1 流感、2014 年的埃博拉疫情、2016 年的寨卡病毒疫情、2020 年暴发的新型冠状病毒肺炎疫情……数次突发性公共卫生危机都在提醒我们，人类是一个休戚与共的命运共同体。在共同灾难面前，人们唯有常如寇至、枕戈待旦，不断总结经验，将防控关口前移，才能获得长足发展。

自 2003 年的"非典"（SARS）事件后，我国开始重视并建立起现代意义上的应急管理体系。同年十月，党的十六届三中全会第一次提出："建立健全各种预警和应急机制，提高政府应对突发事件和风险的能力。"为提前预防与应对各式各样的突发事件或灾害，保护人民的生命安全，科普应急避险的工作应运而生。相对于不断变化的传染病挑战和我国公共卫生事业发展的需求而言，我国当前传染病防治力量仍有待进一步加强。

忽然而至的新冠肺炎疫情，让人们深深感受到健康的珍贵和无价。面对不断变异的病毒，唯有加强自身免疫力、严格落实防控措施，才能为人们筑起坚实的健康城墙。《"健康上海"2030 规划纲要》实施以来，上海市民逐步加强健康意识，《健康上海行动（2019—2030 年）》中"健康知识普及行动、合理膳食行动、全民健身行动、控烟行动、心理健康促进行动"五项重大行动和"上海市民健康生活新风尚"25 条也已成为上海市民健康生活的新方向，而如何解读其内涵并有效执行，进一步提高健康素养仍是亟待解决的问题。

自新冠肺炎疫情暴发以来，上海交通大学医学院迅速反应，发挥"大公卫"科技工作者专业优势，以应急科普工作为重点，增强疫情防控的科学性和有效性，积极主动配合有关部门和地方加强疫情防控，调动社会力量，应用新媒体与传统媒体合力，在疫情最关键的时候，全方位多角度向公众提供权威科普知识，解读疫情防控措施，在紧急状况、重大考验面前切实履责、坚决担当。

上海交通大学医学院已奏响七秩弦歌，历经七秩芳华款款而来。为庆祝上海交通大学医学院七十载建校历史，公共卫生学院践行交医"博极医源，精勤不倦"院训，始终坚持进行常态化应急科普工作，扩大"健康教育和健康传播"学科影响力和提升全民健康素养，并且汇集全院之力编撰本书，以传递健康科普为己任，为守护全民健康而不懈努力。

在2022年的疫情中，上海交通大学医学院公共卫生与预防医学学科教师发挥专业优势，针对本轮疫情特点，迅速建立起一支应急科普先锋队伍，自2022年3月15日起快速启动"疫情热点·公卫应急科普速递"系列，投入应急科普工作时长4000小时，受到上海市委宣传部、上海市科委、上海市科协、学习强国、中国新闻网、人民日报·人民号首页推荐、光明日报·光明号、新华社·新华号、解放日报·上观新闻、东方教育时报、上海教育新闻网、中国青年报、上海人民广播电台、新民晚报、上海交通大学官网、中国信通院上海工创中心等权威媒体与政府官网官微集体推荐。

此外，上海交通大学医学院聚焦公共卫生领域，改善居民健康生活方式这一慢性防控基石，为建设健康上海提供智力支持。医学院专家团队对"上海市民健康新风尚"25条内容进行科学解读和实践指导，针对全生命周期人群，全方位提升上海市民健康知识和健康素养，助力健康上海建设。

基于此，本书分为拾光篇、含光篇和韶光篇三大板块。拾光篇将涵盖"初心使命"和"防疫科普"两个维度，重点诠释了公共卫生的发展历史和公卫人的担当，聚焦如何有效应对突发公共卫生事件；含光篇中的"健康习惯"将会引领读者养成健康好习惯，提升安全健康意识，增强防范疫情能力，造就人宠共健康的美好生活环境；韶光篇从"合理膳食""适量运动""戒烟限酒"和"心理平衡"四个角度破解健康密码，进行由身到心、由内而外的日常健康科普，指导读者理解科学的健康观和健康的重要性。

本书参考了大量近年国内外文献论证观点，逻辑严谨，结构分明，是一本老少咸宜的公共卫生健康科普读物。希望通过本书的广泛宣传推广，能够不断提升公众健康素养，加快健康教育融入生活、家庭和学校，鞭策人人成为自己的健康管理小能手，促进全社会健康管理与宣传良好氛围的形成。

目 录

拾 光 篇

含 光 篇

<h2 style="text-align:center">韶　光　篇</h2>

拾光篇

公共卫生是在人类与传染病、流行病的斗争中发展起来的。与一般的医疗服务、临床治疗不同，它的重点在于通过预防、监测、宣教等途径来提高公众的健康水平。随着公共卫生基础设施和现代医疗技术的发展，人类已经成功地控制了天花、小儿麻痹症、麻风、鼠疫等各种传染性疾病。

中国近现代公共卫生已经走过了近百年的历程，从赤忱爱国的伍连德博士，到发光发热的定县模式，再到轰轰烈烈的爱国卫生运动，大量有志之士的不懈努力使得我国公共卫生事业取得了长足进步。近年来，新冠肺炎疫情的暴发使公共卫生重新回到了人们的视线中。面对来势汹汹的疫情，全国各级政府、全国人民同舟共济，积极投入这场疫情防控阻击战。在这一紧要关头，公共卫生在疫情防控中继续发挥着重要作用。

公卫史也是人类对抗各种传染病、流行病的历史。让我们一起从公共卫生的起源开始，追寻公共卫生发展的脉络，思考和审视公共卫生的初心与使命，从中汲取前进的动力！

第一章

初 心 使 命

一、公共卫生：因人类病苦而生

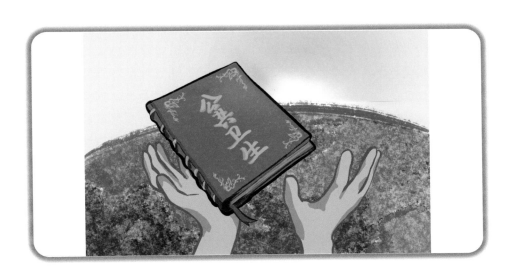

公共卫生是人类在与传染病、流行病斗争中发展起来的一项事业。与普通的医疗服务和临床治疗不同，公共卫生的主要目的在于通过预防、监测和宣教等手段来提升民众的健康程度，从而早日实现全民健康。一代又一代的医护人员以其精湛的专业技能和奉献精神，与各种传染性疾病作斗争。随着公共卫生的发展和公卫基础设施的逐步改善，天花、脊髓灰质炎、麻风、鼠疫等传染病已被有效地控制，公共卫生为社会发展和广大民众的福祉提供了坚实的保障。

当前，随着国际社会的一体化，各类传染性疾病不断扩散，人类与各类传染性疾病的抗争日益激烈。从埃博拉出血热、马尔堡出血热到新冠肺炎和猴痘，在应对传染性疾病和疫情时，公共卫生的重要性也与日俱增。那么，到底什么是公共卫生呢？在公共卫生的定义上，美国医学研究所于1988发布的《公共卫生的未来》报告中给出了一个较有说服力的概念："公共卫生就是我们作为一个社会，为保障人人健康的各种条件所采取的集体行动。"由此可见，公共卫生是一项通过全社会的共同努力创造人人健康的社会环境，提升人类健康水平的实践活动。公共卫生源自人类对健康的需求，并在人类对其认识的加深中得到了发展。从这个观点出发，我们可以把公共卫生看作是一种科学和艺术，它是从群体的视角来认识健康、疾病和医疗卫生服务的相关问题，并通过群体的方式来解决问题。

公共卫生包括妇幼卫生、环境卫生、食品安全与营养卫生、职业卫生等。与此同时，随着各种新的公共卫生安全问题不断产生，公共卫生的条线也在不断地发生变化。新冠肺炎疫情的爆发，给全球公共卫生安全带来了巨大的挑战。在这个历史性的关头，公共卫生通过规范和管理民众的社会行为和生活方式，形成有利于公众健康的新型群体行为。例如，在疫情期间，我们采取的佩戴口罩、接种疫苗、隔离病患等一系列防控措施，便是一种为了保障公共健康而对民众集体行为的干预。公共卫生也因而具有了一定的治理属性。在这个大背景下，以群体、公益和预防为核心的公共卫生必将肩负起新的历史使命，也将迎来新的发展契机。

二、公共卫生：在中世纪获得一席之地

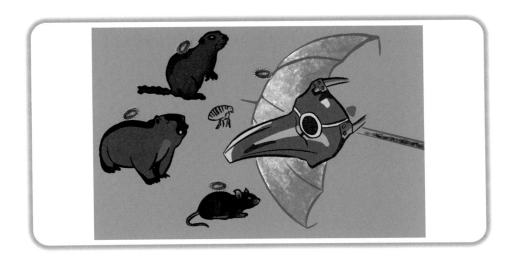

公共卫生的历史最早可以追溯到中世纪的欧洲。当时，由于宗教的影响，大部分人把生老病死视为上帝的意志。在那一时期，麻风、天花、鼠疫都是人们谈之色变的，具有高致死率和高致残率的传染性疾病。这些传染病不仅对人们的生命造成了巨大的威胁，而且也对民众造成了严重的心理阴影和精神创伤。中世纪最具毁灭性的瘟疫是 1348—1361 年的黑死病（鼠疫），根据学者们的估算，这场黑死病造成的死亡人数在 2 400 万到 5 000 万之间，几乎是当时欧洲人口的三分之一到四分之一。在英国，黑死病直接导致了社会秩序的普遍混乱。

黑死病流行的影响之一是人类从中认识到了公共卫生的重要性，使得隔离和检疫措施得到广泛认同。为了减轻疫病传播带来的危害，中世纪的城市管理和卫生机构都采取了一系列措施，现代公共卫生萌芽随之出现。当时的公共卫生措施，一方面是对感染流行病的患者采取隔离措施，限制和预防传染源的扩散。例如，将麻风病人隔离到麻风病院；另一方面则是

通过检疫阻止疫病的传播。人们对将要进入社区的可疑者或物品进行一段时间的隔离，密切关注疾病表现，直至确认其无法引发疫病为止。同时，教会与统治者也开始对食品卫生进行监督，设立公共卫生机构和公立医院，向穷人提供基本医疗服务和社会救济。尽管当时公共卫生科学知识非常薄弱，但是中世纪的城市已经具备建立公共卫生体系，应对基本的公众健康问题的能力。

随着封建时代的结束与资本主义时代的到来，欧洲社会经济不断发展，人口也迅速增长并向城市集中。当时的城市住宅空间拥挤逼仄，通风不良，光线昏暗，没有污水和垃圾处理设施，成为疫病滋生的温床。在经历过数次重大流行病爆发后，政府认识到必须采取措施改善人们的居住环境与健康状况。为了解决这些大城市病，政府开始对城市建设和公共卫生健康管理进行研究，并开启了公共卫生治理的征程。

三、公共卫生法制的诞生与发展

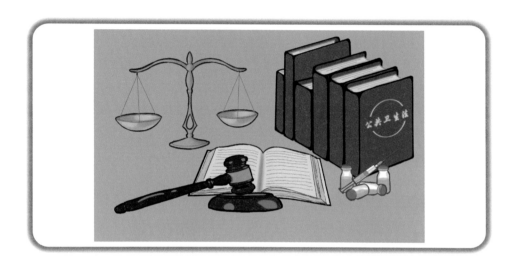

　　英国是最早开始近代工业化的国家，也最早面临由工业化和人口增长带来的城市居住环境恶化与公共健康问题。英国率先颁布相关法律，旨在解决这些公共卫生问题。在英国政府尝试采取措施解决此类问题的过程中，近代公共卫生法制也逐渐形成。

　　1834 年，英国首先通过了《贫穷法修订法案》（简称《新贫穷法》），由中央政府设立专门机构对穷人的健康和社会福利负责任，提高城市和社区应对环境和供水卫生问题的能力，这标志着政府主导的有组织的现代公共卫生时期的到来。1842 年，英国的社会改革家查德威克发表了现代公共卫生起源史上最重要的文件《大不列颠劳动人口卫生状况的调查报告》。这份报告成为正在兴起的英国卫生改良运动的蓝图和行动框架。该报告最大的影响是推动英国国会通过了人类历史上第一部现代公共卫生法——《1848 年公共卫生法》。该法明确规定政府必须设立国家和地方卫生委员会，为英国的卫生改良运动奠定了改善城市卫生和市民健康状况，控制结核病、伤寒和霍乱等传染病的基础。城市卫生委员会的出现首次确定了政府在公共服务领域监察和规范社区卫生状况的组织结构和职责，开启了政府主导现代公共卫生的先河。

1850年，伦敦流行病学协会成立，标志着现代流行病学的诞生。伦敦流行病学协会成立初期对现代公共卫生的最大贡献，就是通过对天花的调查和院外游说活动促使英国国会通过1853年疫苗接种法，开创了英国，也是人类历史上以公共卫生的名义强制全民接种疫苗的先例。1892年《国际卫生公约》生效，标志着全球公共卫生治理体系初步形成。一战后，中断的全球公共卫生治理体系得到恢复和升级，国际联盟于1921年在日内瓦成立了国际联盟卫生组织，1926年在巴黎召开了第十三届国际卫生大会，成立了国际公共卫生办公室。1948年世界卫生组织成立并召开第一届世界卫生大会，并于1951年通过《国际公共卫生条例》，开启了战后全球公共卫生治理的新时代。

当前的全球公共卫生治理体系已有150多年的历史，形成了以世界卫生组织为平台，以《国际卫生条例》为指导方针的多个国际行为体广泛参与的机制。新冠肺炎疫情的冲击为世界卫生组织主导的全球卫生治理体系提供了新的方向。目前，许多国家已经制定了相关的公共卫生法律，并建立了应急指挥中心，成为全球公共卫生治理体系的支撑点。

四、警察卫生制度：近代中国公共卫生制度的起源

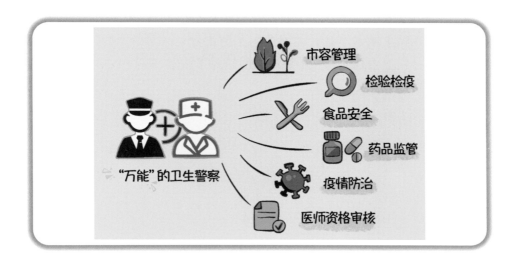

我国公共卫生事业的起源可以追溯到清末民初之际。当时，清政府曾派人学习警察制度，其中的卫生行政和卫生警察便可视为我国公共卫生事业的开端。事实上，在西方，警察卫生出现在科学公共卫生之前，当时人们对于传染病预防的认知还停留在清洁卫生层面上，人们在美学上觉得不干净的事物，就交由卫生警察去管理，这就是警察卫生制度。卫生警察的职责非常广泛，甚至囊括了当今的市容管理、疫情防治、食品安全、药品监管、检验检疫、医师资格审核等诸多职能，堪称"万能"警察。但由于那时专业卫生人员严重匮乏，卫生警察一般从普通警察中选择身强体壮之人充任。警察卫生是当时在清洁卫生的观念指导下产生的，实际上并不非常注重专业知识。不久后，西方国家开始了公共卫生革命，警察卫生在国际上逐渐被更加专业、科学的公共卫生取代。

尽管如此，警察卫生制度还是和城市道路清洁、医师管理、药品营业、体检化验等公共卫生相关制度一道，被引入了当时的中国，夯实了中国公

共卫生制度的框架基础。虽然警察卫生制度不同于真正意义上的现代公共卫生制度，当时的中国卫生警察也不认为自己是专业人员，他们不仅缺乏专业知识和技术，而且不具备相应的职业精神，但这些卫生警察还是行走在街头巷尾，将公共卫生知识带入千家万户，在一定程度上改善了当时的国民健康素质。然而，这种努力显然不足以改变彼时中国公共卫生贫弱的状况。

抗日战争爆发后，各级公安机关都无暇顾及公共健康，卫生警察和警察卫生制度也随之销声匿迹，逐渐退出了历史舞台。尽管警察卫生制度只是我国近代公共卫生制度的一个缩影，但它对于推动我国公共健康的发展，仍然具有重要的意义。

五、伍连德：开启中国近现代 公卫事业的标志性人物

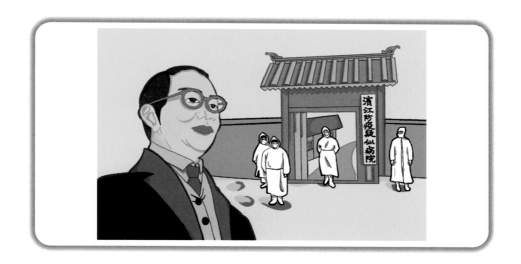

  1910 年 10 月，一场突如其来的鼠疫席卷东三省，来势汹汹，势不可挡。转眼间，东三省就成了疫情的重灾区，多个城市都接二连三地出现了鼠疫病例，死亡人数也在急剧上升。这场鼠疫改变了中国近代史上的公共卫生格局，成为中国近代公共卫生史上的一件重大事件。

  东北鼠疫爆发后，伍连德博士受邀回国处理疫情。到达哈尔滨的第三天，伍连德冒着被传染的危险，解剖了一名日本人的尸体，发现尸体的内脏和血液里都有鼠疫杆菌。伍连德确认这不是腺鼠疫，而是肺鼠疫，可以通过呼吸道飞沫传播。为了控制疫情的蔓延，他认为应采取不同于腺鼠疫的防疫政策，因为防治腺鼠疫要通过灭鼠切断传染源，而防治肺鼠疫则是通过隔离阻断病毒的传播。为此，他向清政府提出九项措施，包括交通管制、警务合作、经费保障、隔离疫区、调集医护人员等。所幸这些措施很快就被采纳，这些措施不仅立竿见影，还给世界留下了宝贵的防疫遗产。

1911 年 3 月 1 日，零点钟声敲响时，经历了几个不眠之夜的人们突然爆发出热烈的欢呼。哈尔滨 24 小时内无一人感染或死亡，吞噬了 6 万多条生命的鼠疫终于结束了。

1911 年 4 月 3 日，奉天（沈阳）召开了万国鼠疫研究会，这是中国首次举办国际性鼠疫防治学术研讨会。大会充分肯定了此次鼠疫防控工作，加快了中国医学界与世界接轨的步伐；加强了中国对西医药的引进与普及，将当时世界上几种刚刚发明的最先进的鼠疫疫苗引入国内。这对中国近代公共卫生防疫制度的建设起到了重要的推动作用。

回顾伍连德的一生，作为一名侨胞，他在英国接受医学教育后毅然回国，为中国卫生防疫事业奉献了一生。无论在国内还是海外，他都以身为中国人为荣，无论何时何地，都在努力维护中国主权，扩大中国的影响力。伍连德创办了中华医学会，创办了《中华医学杂志》，创办了多所医院和医学院校，收回中国港口卫生检疫权，参与中国禁毒斗争，出版《中国医史》，使世界了解中国医学。在他的自传中，他写道："我曾为古老的中国奉献了一生……中国是一个有着五千多年历史的文明古国，历经几代兴衰，才有了今天的地位，我衷心祝愿它能够更加昌盛。"

人无精神不立，国无精神不强。"鼠疫斗士"伍连德的精神将激励后人，继续前进！

六、近代中国公共卫生教育体系的建立与发展

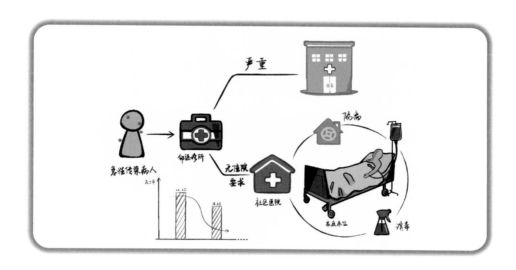

　　据史料记载，1909 年上海圣约翰大学医学院（今上海交通大学医学院前身之一）和广州博济医学院筹建了中国首批公共卫生专业学科。1924 年，中国公共健康事业的奠基人兰安生创办了北京协和医学院公共卫生系。

　　兰安生上任之初，就致力于推行公共卫生事业，创立了北平第一卫生事务所，其服务对象约为 10 万人，并要求在管辖区域内，一旦出现急性传染病病人，必须马上送至邻近的诊所就诊；如情况较重，将被送至协和医院；若无住院要求，将送至社区医院，并安排"家庭病床"，由有关的主管护士为其提供护理及治疗，并采取必要的隔离及消毒措施。十年来，该辖区人口的死亡率由原来的 22.2% 降至 18.2%。兰安生创建的卫生事务所的首要功能是作为公共卫生教育实习基地，其次是在所属区域内行使公共卫生管理的职能，因此，兰安生在建立我国近代公共卫生教育体系上做出了显著的贡献。王辰院士评价说："兰安生教授创立的北平第一卫生事务所和河北定县农村卫生试验区，不仅是中国医学教育史上专为医学院本科学生

和护理学生教授公共卫生学的开端，在世界医学教育史上也是一个创举，成为我国最早开展城市和农村公共卫生事业的典范。"

　　1932年至1935年间，兰安生与他的学生陈志潜等人一起，在河北定县建立了较为完备的医疗体系，并在定县根除了天花、黑热病、霍乱等疾病，有效地阻止了消化道疾病的传播。1935年，定县的乡村卫生体系发展到六个地区，为14万余人完成了牛痘疫苗接种工作。此外，陈志潜在定县卫生实验中创建了一种村设保健员、区设保健所、县设保健院，不同层级之间沟通协作，共同组成医疗保健网的三级医疗保健制度，该制度显著提升了当时农村的流行病防治能力。后来，这一模式得到了推广，并为20世纪50年代中国农村三级卫生网络的建设打下了基础。因此，将毕生精力都放在了中国公共卫生事业上的陈志潜，被称为中国公共卫生之父。

七、爱国卫生运动

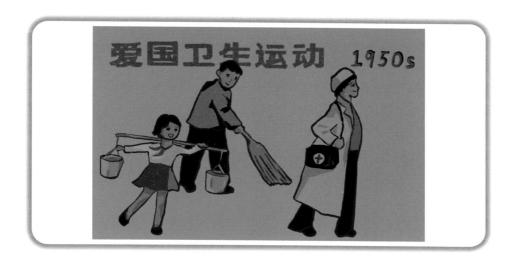

　　中华人民共和国成立后，百废待兴，卫生健康工作面临着传染病、寄生虫病和地方病普遍流行，医疗卫生资源短缺、医务人员专业水平低下的严峻形势。当时，中国共产党树立了"大卫生、大健康"的观念，确立了预防为主、治病次之的指导思想，从改造人民群众的生活习惯入手，动员人民群众行动起来，开展爱国卫生运动，为战胜病魔创造良好的前提条件。到如今，爱国卫生运动已经有了70多年的历史，它已成为中国人民生活的一部分。但是，对于许多人来说，这场运动是既熟悉又陌生的。例如，为什么要在"卫生"之前加上"爱国"？为什么要用这样一种"运动"的形式来进行工作？翻开历史尘埃，让我们先从20世纪50年代说起。

　　1950年，抗美援朝战争爆发，为了对抗敌人的细菌战，1952年3月1日，志愿军成立了以邓华为主任的总防疫委员会。紧随志愿军部队，全国各地也行动起来。1952年3月14日，政务院召开会议，成立了以政务院总理周恩来为主任的中央防疫委员会，号召全国人民紧急动员起来，开展防疫卫生运动。1952年3月24日，《人民日报》发表文章，首次使用了"爱国的卫生防疫运动"一词。1952年底，《关于一九五三年继续开展爱国卫生运动的指示》将中央防疫委员会改名为中央爱国卫生运动委员会，地方各级爱国卫生机构统称爱国卫生运动委员会。从此，爱国卫生运动作为中国人民卫生事业的重要组成部分一直延续至今。

之后，党和政府持之以恒地开展群众性爱国卫生运动，进行清除垃圾、疏通沟渠、消灭蚊蝇等活动，提高环境质量，改善卫生条件，防止疾病传播。全国规模的爱国卫生运动包括1952年掀起的以反对细菌战为目的的爱国卫生运动，1958年掀起的消灭老鼠、臭虫、苍蝇、蚊子的"除四害"运动和1965年前后全国农村掀起的管水、管粪，改水井、改厕所、改畜圈、改炉灶、改造环境的"两管五改"运动。爱国卫生运动为人们创造了较为良好的卫生环境，铲除了疾病生存的土壤，更为重要的是促使人们养成讲究卫生的良好习惯，对抑制传染性疾病发挥了长期持久的作用。

此外，在重大疾病防控、重大自然灾害应对中，全国各地区各部门发挥爱国卫生运动的统筹协调作用，群防群控，全民参与，使中国在"一穷二白"的国情下经受住了鼠疫、天花、血吸虫病等各类疫情的严峻考验。目前，爱国卫生运动的成果已转化为优美的环境、良好的生活习惯、健康文明的生活环境，更推动了社会健康治理体系的完善和治理能力的提高，使人民群众的健康和福祉得到了有效保障。

八、上海公共卫生体系的发展与应急管理体系的形成

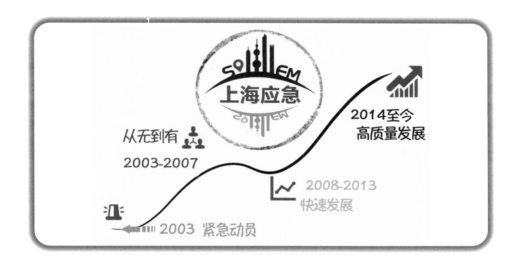

上海作为一座超大型城市，人口密度比较大，而区域又相对狭小，公共卫生安全是整个城市安全的非常重要的组成部分。中华人民共和国成立之初，上海曾是全国血吸虫病的高发地区之一，全市范围内的寄生虫感染率超过60％，疟疾发病人数高达300多万。70多年来上海公共卫生系统的发展，就是在消灭疾病的同时创造历史。

1949年11月，上海市经过广泛征询防疫专家的意见，制定了《上海市人民政府卫生局传染病报告暂行办法》。《办法》规定报告的传染病有天花、白喉、百日咳、流行性脑脊髓膜炎、猩红热、霍乱、赤痢、伤寒及副伤寒、斑疹伤寒、回归热、鼠疫、狂犬病12种，本市公私立医院、诊所、中西医师、工厂、学校、机关、团体、各检验机构等发现天花、白喉、霍乱、鼠疫可疑病例时，未确实诊断前立即作可疑病例报告各诊区卫生事务所；其他8种传染病，于诊断确实后48小时内报告。在广大医务工作者与人民群

众的不懈努力下，上海公共卫生制度逐渐确立，各种传染病也随之销声匿迹，市民的健康状况因此大为改观。

1988 年 1 月 17 日，上海一些医院的医生突然发现近期门诊肝炎病人数量剧增，从最初的 20 人发展到最终 30 余万人。政府果断采取措施，医院增加临时床位，并将学校宿舍、体育场、仓库全部改装成临时病房，用于隔离治疗。同年 2 月 23 日，上海市甲型肝炎发病人数已明显下降，日发病人数比最高的日发病人数下降了 80% 以上。上海甲肝防治工作的经验对于上海改善公共卫生条件、应对公共卫生突发事件、建立流行病预警机制、构建现代公共卫生安全体系等方面具有积极影响。

2003 年的 SARS 疫情，使人们对公共卫生的认识上升到事关国家安全、国民经济发展和建设和谐社会的高度。上海市的 SARS 疫情主要以外地输入为主，疫情呈散发状态。8 例病例发生时间跨度为两个月，所幸接触者发病率低，8 个病例共产生密切接触者 333 人，在隔离中仅有 1 例确诊。在SARS 疫情中，上海市此前建立的下沉到社区基层的防控体系发挥了重要作用，不仅实现了全部病例有源可查，而且在疫情中没有医护人员被感染。这是这座城市在 1988 年遭遇 30 余万人感染的甲肝疫情后，用数年教训积累而来的经验。2003 年后，上海市政府将原传染病医院整建制搬迁到距离市中心 65 公里的上海市公共卫生临床中心。为了加强运营管理，实现"平战结合"的目标，上海市加大市财政在公共卫生方面的投入，并给予上海市公共卫生临床中心人员薪酬财政托底的待遇，使其医务人员薪酬水平达到全市市级医院平均水平，保证中心的正常运营。

上海公共卫生应急管理体系以 SARS 疫情为起点，主要分为 4 个阶段：2003 年以前是应急系统紧急动员阶段。2003 年至 2007 年期间，应急系统初步建立。各种公共卫生应急条例、预案、新版传染病防治办法和突发事件应对方案也陆续颁布。2008 年至 2013 年应急系统进入快速发展阶段，上海市开始建设相应的应急队伍，建设传染病防控工作机制；2014 年至 2019年应急系统的工作质量进入快速提升阶段，上海市开始重视应急工作的品质发展，出台相应的管理办法、操作流程、工作指南。2020 年新冠肺炎疫情暴发后，上海市积极构建灵敏高效、科学精准、联防联控、群防群治的公共卫生事件应急处置体系；建立职责明晰、衔接有序、医防融合、中西医并重、保障有力的公共卫生综合服务机制；完善全人群、全周期、全流程的健康服务和管理模式。上海市先后出台《上海加强公共卫生体系建设三年行动计划（2020—2022 年）》《关于完善重大疫情防控体制机制健全公共卫生应急管理体系的若干意见》（上海"公共卫生建设 20 条"）、《上海市公共卫生应急管理条例》。

上海牢记建设人民城市的使命要求，始终把城市作为有机生命体，对照世界一流公共卫生标准，不断建立和完善健全疾病预防控制体系、公共卫生法治体系、重大疫情防控救治体系和应急物资保障体系，着力将上海建设成全球公共卫生最安全的城市。

第二章

防 疫 科 普

一、揭开新冠肺炎流行病学调查的神秘面纱

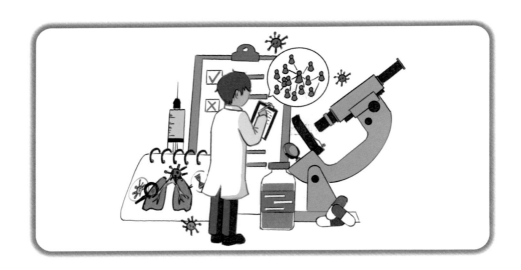

（一）调查传染源和追踪密切接触者的重要性

在新型冠状病毒（SARS‑CoV‑2）疫情防治过程中，对传染源的追踪溯源以及追踪和确定密切接触者对疫情防控意义重大。只有做好病毒溯源工作，才能知道病毒是从哪来的，在最短时间内将传染源控制住，将其传染链掐断，把危险因素控制住；确定了密切接触者后，才能将其继发的传

染链切断。

奥密克戎变异毒株具有更强的传染性，无症状感染者比例也大大提高。当感染者被发现时，实际上病毒可能已在社区中传播了很长时间。此时，再去调查之前半个月或更早之前的密切接触者及其活动轨迹确实是非常困难的。但即便如此，也不能因传播链过长而放弃病毒溯源工作。因为如果不能及早控制住传染源，或在流调中遗漏密切接触者，就会导致病毒的传播链迅速向外延伸。每延伸一个级别，新的感染者数量就会呈指数形式增长，疫情防控的难度也将同步增加。

通过对新冠肺炎确诊者和无症状感染者活动轨迹的摸排与核查，可以对其传播病毒的风险进行初步评估。如果他们的轨迹非常复杂，比如途径多个不同地点，途经地点人员密集，人员流动性强，或是他们去过的场所环境密闭，且感染者未采取个人保护措施，就意味着病毒传播的风险相对较大。通过追踪新冠肺炎确诊者和无症状感染者的活动轨迹，评估其传播风险，可以及早采取相应的防疫措施，尽快阻断病毒传播。可想而知，新冠肺炎的流行病学调查对专业性和时效性要求很高，甚至需要调查不过夜。在调查一线忘我工作的广大流行病学调查员常处于随时待命状态，希望读者在了解了这项工作的重大意义之后，能更加理解、配合和支持他们的工作。

（二）新冠肺炎流行病学调查的主要内容

新冠肺炎流行病学调查的主要内容包括调查对象的人口学信息、活动轨迹、与确诊新冠感染者的接触史（只针对密切接触者）、工作和家庭环境、基础性疾病以及疫苗接种史、吸烟和饮酒行为等。人口学信息一般包括姓名、性别、年龄、身高和体重、身份证号码、户籍住址、现住址、联系人（家庭某重要成员）姓名及电话等。

在活动轨迹方面，对于新冠肺炎确诊者而言，应追踪从核酸检测阳性前 2 周开始直至被隔离时的活动轨迹；对于密切接触者而言，应追踪从与确诊者或无症状感染者接触后直至被隔离时的活动轨迹。活动轨迹信息应包括每日从起床开始直至晚上睡觉截止的相关信息，同时需记录具体的时间、地点、接触人员、个人防护、快递接触史和冷冻食品接触史。对密切接触者与确诊新冠感染者接触史的调查需要详细描述与确诊新冠感染者的接触过程，具体包括事由、地点、接触开始时间和终止时间、接触方式以及个人防护情况。

对于工作环境的调查涉及调查对象的地理位置、总楼层和所在楼层、在楼层中的位置、空间大小、空调、同事的数量、卫生间的位置和使用人员等方面。在家庭环境方面，需关注调查对象的地理位置、总楼层和所在楼层、面积大小和居室情况、家庭成员数量和居住情况、通风情况，以及宠物情况等重要信息。

相关调查内容还包括调查对象是否患有高血压、糖尿病等代谢性疾病、免疫性疾病或肿瘤，以及其他需要额外说明的基础性疾病的罹患情况。此外，调查对象既往是否感染过新冠病毒，是否接种过新冠疫苗以及疫苗生产厂家、接种剂次和接种时间，是否接受过核酸检测以及检测时间和结果也是需要调查的内容。

在掌握以上信息后，流行病学专家会及时比对同一时期发现的两名及以上的新冠确诊感染者（包括新冠肺炎确诊者和无症状感染者）在前两周内的活动轨迹是否有交集。如果存在交集，则对于溯源非常有帮助，当然还要结合其他重要的证据，例如病毒基因组序列的同源性等；如果未发现存在交集，则需要考虑更深入地排查一下所收集的活动轨迹是否有遗漏，以及是否有接触进口冷链食品或快递等其他暴露史。

（三）新冠肺炎流行病学调查中的常见困难

困难一：调查对象对自己的活动轨迹，特别是较早之前的活动轨迹常记忆模糊，前后混搭。此时调查员会贴心地提醒他们查看微信和支付宝购物记录、公交和地铁刷卡记录等。另外，给予他们适当的时间询问亲朋好友不失为一个良好的办法。

困难二：如果调查对象的活动轨迹涉及公共场所，与他有近距离接触的往往以陌生人为主，且是否佩戴口罩也无从知晓。此时，调查员通常会请调查对象提供在公共场所逗留的开始时间和结束时间，以及一张个人照片，在公安等部门的协助下，通过调阅公共场所的监控录像，并借助人脸识别功能寻找和确定其密切接触者。

困难三：有些调查对象在刚接受调查时，常主动讲述许多与调查内容无关的信息，而在调查开始一段时间后又常表现出不耐烦的情绪。出现这种情况时，调查员就需要依靠娴熟的调查经验和沟通技巧，耐心地引导调查对象回归调查主题，特别是把握好调查开始后的"黄金一小时"，争取在这段时间内高效地收集所有有关溯源和活动轨迹的重要信息。

困难四：在外来流动人口较多的社区，常需调查一些只会讲方言的老年人或不会汉语的外国人，如何获得他们的活动轨迹信息也是摆在调查员面前的一道难题。这时，流行病学调查队伍中的方言或英文口语"达人"会立即切换语言模式，和他们进行无缝交流，当遇到来自小语种国家的外国人时，有时就只能依靠将调查内容整理成便于对方理解的问卷，通过要求其填写问卷的方式获取信息了。

困难五：极少数调查对象拒绝接受调查，或不愿提供真实的信息。调查员会对其宣传流行病学调查的重要意义，并在必要时向其介绍《传染病防治法》《上海市突发公共卫生事件应急条例》中的相关法律条文，使其意识到自己在这一过程中应承担的社会责任和法律义务，配合完成相关调查工作。

（四）新冠肺炎流行病学调查工作指南与密接判定标准

2020 年元月，国家卫生健康委发布了《新型冠状病毒感染的肺炎病例流行病学调查方案（第二版）》。随着疫情防控形势的不断变化，相关部门也不断对流行病学调查工作的指导方案进行必要的修改。2022 年，国务院应对新冠肺炎疫情联防联控机制综合组发布了《新型冠状病毒肺炎防控方案（第九版）》，其中包含的附件《新冠肺炎疫情流行病学调查指南》对调查目的、调查对象、调查方法、调查内容、信息的上报与分析等内容进行了翔实的描述，为指导各地疾控机构规范开展新冠肺炎的流行病学调查工作，掌握病例发病情况、暴露史、接触史等流行病学相关信息，分析聚集性疫情的传播特征和传播链，做好密切接触者的追踪判定，防范新冠肺炎疫情的蔓延和传播提供了重要的依据。根据这一版《指南》中的标准，在疑似病例和确诊病例症状出现前 2 天开始，或无症状感染者标本采样前 2 天开始，与其有近距离接触但未采取有效防护措施的人员，可被判定为密切接触者。具体判断标准包括：

（1）在同一房间中共同生活的家庭成员；

（2）直接照顾者或提供诊疗、护理服务者；

（3）在同一空间内实施可能会产生气溶胶诊疗活动的医护人员；

（4）在办公室、车间、班组、电梯、食堂、教室等同一场所所有近距离接触的人员；

（5）在密闭环境下共餐、共同娱乐以及提供餐饮和娱乐服务的人员；

（6）探视病例的医护人员、家属或其他有近距离接触的人员；

（7）乘坐同一交通工具并有近距离接触（1米内）人员，包括交通工具上照料护理人员、同行人员（家人、同事、朋友等）；

（8）暴露于被病例或无症状感染者污染的环境和物品的人员；

（9）现场调查人员评估认为其他符合密切接触者判定标准的人员。

二、深度揭秘抗原检测

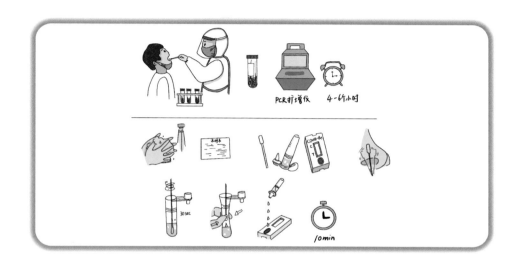

在新冠肺炎疫情防控中，抗原检测是另一种重要的筛查方式。那么，到底什么是抗原检测？它与核酸检测有什么区别？如果抗原自测阳性是否就意味着被感染了？而在抗疫的过程中，病毒检测方式发生了哪些更迭？以上便是本节将要回答的主要问题。

（一）什么是抗原检测

如图 2-1 所示，新冠病毒看起来像一个有吸盘的球体。在它的球壳上有许多抗原，当这些抗原进入人体时，就能刺激人体产生抗体，其中有些抗体可以帮助我们消灭新冠病毒。新冠疫苗其实就是一种能刺激我们的身体产生保护性抗体的抗原。抗原检测是用一种只能识别新冠病毒抗原的抗体去抓新冠病毒，然后通过一些生化反应把抓取的信号放大到可以观测的程度，从而直接检测新冠病毒的抗原的检测方法。

与核酸检测相比，抗原检测速度快、过程简单、不需要仪器，比较适

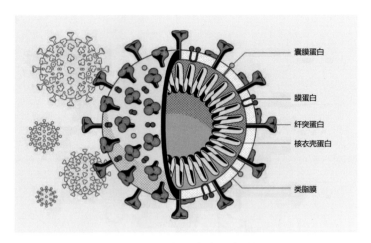

图 2-1　新冠病毒示意图

合居家自测，但核酸检测更加准确、灵敏，目前仍然是诊断新冠病毒感染的"金标准"。这是因为核酸检测会使用扩增技术，哪怕只采到少量新冠病毒，经过 4～6 小时的处理和扩增后，也能将新冠病毒的基因增加十万乃至百万倍，使检测更加精准；而抗原检测中没有使用扩增技术，故样本中必须含有大量抗原（10 万到 100 万个病毒）才能呈现出异常结果。这就意味着当抗原检测异常时，检测对象很可能已经感染新冠肺炎。

（二）"核酸+抗体"的新冠病毒双查方案

2020 年新冠肺炎疫情暴发伊始，我国采用的是"核酸＋抗体"的双查模式。具体来说，就是首先使用核酸筛查，当遇到病例的临床特征非常像新冠肺炎，而核酸检测的结果为阴性无法确诊的情况时，结合使用抗体检测确保筛查的准确性。

在介绍抗体检测原理之前，我们需要了解病毒感染对人体的影响。病毒感染人体后，我们的身体会生产很多武器和病毒斗争，其中一种武器是专门针对新冠病毒的抗体，这种抗体在新冠病毒感染 7 天以后开始产生，随时间推移逐渐增加到一定的量，并能长时间存在。在病毒和人体斗争时，病毒会经历一个由少到多、由多到少的动态变化过程。在感染的后期，患者的咽喉部可能已经采集不到病毒。此时，我们就可以将检测病毒感染后留在身体里的抗体作为一种辅助手段来帮助我们进行临床诊断。检测病毒抗体时我们需要用抗原去抓住血液中的病毒抗体，然后将信号放大到机器或肉眼可见，这就是抗原检测的一种反向操作。

那么，现在是否还能用抗体检测方法去筛查新冠感染者呢？答案是否定的。因为现在我国许多人都接种了新冠疫苗。接种新冠疫苗会刺激我们的身体产生和感染新冠病毒同样的抗体，抗体检测结果都会呈阳性。因此，"核酸+抗体"双筛查模式仅仅适用于新型传染病暴发的早期，是可以帮助识别更多感染者的一种辅助手段。

（三）何时应采取抗原自测

新冠病毒奥密克戎变异株具有传播速度快、传播力强的特点，短时间内可造成大规模疫情暴发。核酸检测对专业采样人员、场所以及检测设备的需求较大，在疫情大规模爆发的情况下，我们可以借助抗原检测这种快捷、方便、经济的方式，尽早发现感染者，尽早切断传染源，从而以更快的速度实现社会面的"清零"。

抗原检测有很多不同产品，不同厂家生产的产品的检测方式通常略有不同，居家自测时需要仔细按照说明书操作。抗原检测需要较大量的病毒，因此采样质量直接关系到检测结果的准确性。咽拭子采样需要用采样棒刮擦咽喉部分的细胞，鼻拭子采样则需要刮擦鼻黏膜细胞。因为要采集到上皮细胞，我们需要对自己下手狠一点。

如果抗原自测读出阳性的结果，请不要慌张，立刻向社区或单位报告，等待疾控部门的后续安排。同时，请对使用过的采样棒、试纸条进行反复消毒并封存，交给相关部门的专业人员处理，避免病毒污染环境。当出现新冠肺炎的疑似症状时，可以首先居家自测抗原，但最终判定是否感染仍取决于核酸检测结果。

接种疫苗会帮助我们抵抗病毒，降低病毒在体内的生长速度，降低病毒量，但不会影响抗原检测的准确性。抗原测试的准确性只跟测试用品的质量及个体体内的病毒量有关系。个体体内病毒的量越高，越容易通过抗原自测检测出来。

（四）如何判断无症状感染者

无症状感染者，包含两层意思：一是感染者，二是无症状。

感染者意味着其新冠病毒核酸检测结果呈阳性，具有传染性，需要隔离；无症状意味着患者目前没有发热、干咳、乏力、咽痛、嗅（味）觉减退、腹泻等可自我感知或可临床识别的症状与体征，且 CT 影像学无新冠肺炎影像学特征，根据目前的情况还不能够诊断为确诊病例。但是，一些无症状感染者可能发展为有症状的确诊病例，只是其体内的病毒目前还仅仅处于潜伏期，潜伏期定义为从接触传染源到出现症状的时间。当然，还有一些无症状感染者，在自身免疫力的作用下，或者是及时发现后接受了抗病毒治疗，没有出现临床症状，病毒得以清除。目前无症状感染者主要通过核酸检测或抗原筛查发现。

三、细说核酸检测中的 Ct 值

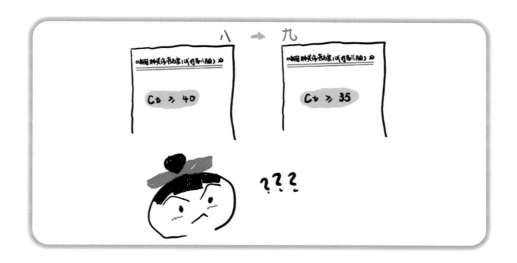

在新冠肺炎疫情中，核酸检测一直是重要的筛查手段。《新型冠状病毒肺炎防控方案（第九版）》将解除隔离管理及出院标准中的"连续两次呼吸道标本核酸检测阴性（采样时间至少间隔 24 小时）"修改为"连续两次新型冠状病毒核酸检测 N 基因和 ORF 基因 Ct 值均≥35（荧光定量 PCR 方法，界限值为 40，采样时间至少间隔 24 小时），或连续两次新型冠状病毒核酸检测阴性（荧光定量 PCR 方法，界限值低于 35，采样时间至少间隔 24

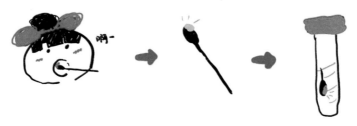

图 2-2　咽拭子标本采集

小时）"。那么，核酸检测是如何通过 Ct 值等参数判断检测对象是否为阴性的呢？

在核酸检测中，当采样员采咽拭子时，会从喉咙中取下一些细胞（如图 2 - 2 所示），病毒就躲在这些细胞中。通过这些细胞，我们能检测受测者体内的病毒量，从而判断他们是否受到感染。

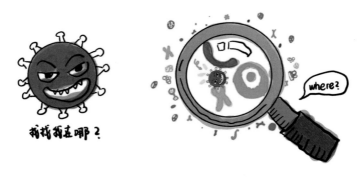

图 2 - 3　难以检测的"新冠病毒"

由于少量病毒难以检测（如图 2 - 3 所示），所以在样本分析过程中，医务人员通过技术手段使病毒破裂，以提取其中的外溢物质——RNA。通过技术手段捕捉核酸 RNA 中的 N 基因和 ORF 基因，并使之大量复制扩增（如图 2 - 4 所示），我们就能发现病毒。

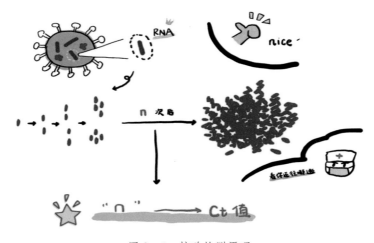

图 2 - 4　核酸检测原理

Ct值是指达到能检测出病毒片段的最小信号值所需要进行的扩增循环。通常，扩增总循环数为40，如果超过40仍未检测到信号，则认为样本中没有目标核酸片段，也就是说这份样本中没有病毒。

举个例子，现在我们有A和B两个含有病毒的样本，A样本的核酸需要扩增39次才能检测到信号值，B样本的核酸只需要扩增20次就能检测到信号值，则A的Ct值为39，B的Ct值为20（如图2-5所示）。

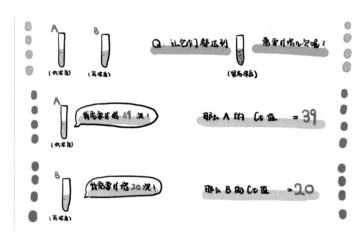

图2-5　Ct值与核酸浓度

那么，哪个样本中的病毒核酸浓度大呢？很显然，Ct值越大，原样本中的病毒核酸浓度越小；Ct值越小，原样本的病毒核酸越大。

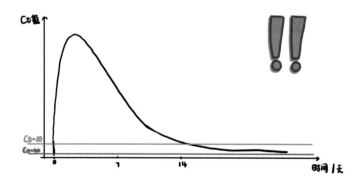

图2-6　Ct值变化曲线

从感染到恢复，人体内的新冠病毒核酸浓度变化会经历一个如同"过山车"（先上升后下降）的过程（如图 2-6 所示）。大量研究报告显示，处于恢复期的患者的 Ct 值大于 35 后，他们就不再具备传染性。此时，就可以放心地解除对他们的隔离。

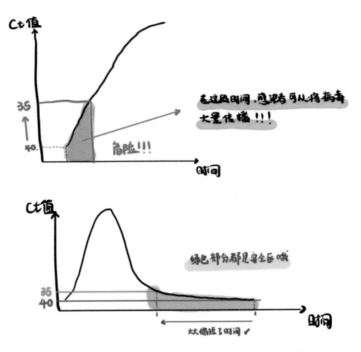

图 2-7　Ct 值作为入院/出院标准时的判读差异

不过，需要特别指出的是，由于在新冠肺炎感染初期，患者的 Ct 值在一段时间内会持续下降，其传染性也会随之增强。此时，如果将 Ct 值 = 35 作为诊断入院的标准，就不能第一时间将感染者隔离，从而大大增加病毒传播的危险！而在隔离治疗后期，Ct 值会慢慢增大，患者体内的病毒只会越来越少，所以在 Ct 值大于 35 之后，就可以放心地解除对患者的隔离，让他们重返工作岗位，与家人团聚（如图 2-7 所示）。

四、积极接种新冠疫苗

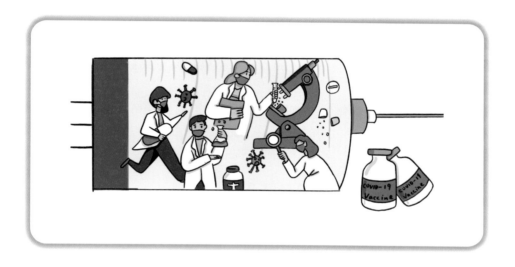

2022 年 3 月 17 日中共中央政治局常务委员会召开会议，分析新冠肺炎疫情形势，部署从严抓好疫情防控工作。会议强调"要加强疫苗接种科普宣传，推进加强免疫接种，进一步提高接种率，筑牢群防群控防线"。

近两年来，新冠病毒肆虐全球，接种新冠疫苗已成为全民共识。当前病毒仍在不断突变，接种疫苗后产生的抗体水平会随着时间推移逐渐下降。世界上许多国家已经采取向公众推广接种新冠疫苗加强针的应对措施。那么为什么要接种加强针？加强针对抵抗新冠病毒感染有何影响呢?

（一）新冠病毒的传播原理

新冠病毒体积非常小，主要由蛋白质外衣壳以及内部结合蛋白的核酸分子构成。在新冠病毒感染过程中，人体免疫系统会识别病毒来源的蛋白质分子（在此称之为"抗原分子"），进而通过树突状细胞进行抗原呈递反应，激活体内的获得性免疫系统（主要由 T 细胞和 B 细胞组成），其中 B 细胞能够生成特异性识别病毒抗原的抗体分子，这些抗体分子最终识别并"中和"掉入侵的病毒，使人体恢复健康状态。

然而，仅靠身体自发的免疫反应抵抗病毒感染有时会显得"力不从心"，对于免疫力低下或有基础疾病的群体而言尤其如此。这是由于病毒的感染与复制往往会迅速地对人体细胞造成不可逆的损伤，这些受损的细胞一方面会逐渐积累，最终影响受感染组织的正常功能；另一方面受损细胞会分泌一些促炎性的信号分子，诱导免疫系统产生异常反应，最终导致炎症的发生与持续。如若我们身体产生的抗体数量与质量不足，无法及时达到清除或控制病毒载量的目的，那么病毒感染将会对我们的身体健康造成严重的危害。

新冠病毒在感染人体呼吸道及肺脏相关细胞后同样可能引发炎症反应，进而导致肺脏气体交换功能的丧失，这就是新冠重症患者需要使用呼吸机进行救治的原因。

（二）新冠疫苗如何守护人体健康

早期研究发现，人体首次遭受病毒感染后，身体需要较长时间才能产生抵抗病毒的特异性抗体，而在此期间病毒的复制与感染往往已经对人体造成了不可逆的伤害，这就是在疫苗发明之前许多人死于病毒感染的原因。而对于首次病毒感染后幸存的人们而言，再次受到相同病毒感染时往往仅表现出轻症甚至无症状。科学家们发现：免疫系统中的 B 细胞成熟并且产生特异性的抗体分子之后，并不会全部消失，部分 B 细胞会藏在人的骨髓中，成为记忆 B 细胞。当人体再次遭受相同的病毒感染时，机体会快速产生抵抗病毒的特异性抗体，从而起到保护效果。

简单来说，接种疫苗这一行为是在模拟病毒首次感染过程，即在不发生真实病毒感染的情况下，让身体产生针对病毒抗原的特异性抗体分子，从而有效预防该病毒的感染。为了达到这一目的，我们需要人为地制造出一些类似于病毒的东西，让我们的免疫系统"误以为"病毒已然来临，从而储备抗病毒物资，提前做好战斗准备。与此同时，我们需要严格控制这些物质的生物活性，从而避免其对人体造成真实伤害。

病毒的衣壳蛋白中包含大量能刺激身体产生特异性抗体的抗原。我们可以通过生物工程技术制备病毒的衣壳蛋白，这即是我们常说的重组蛋白疫苗；我们也可以通过将野生的病毒分子灭活，使其失去感染能力，制成灭活病毒疫苗；我们还可以将编码病毒蛋白分子的基因"藏在"无害的工具化载体中，进而通过人体的基因表达功能将最终的抗原分子"生产"出来并被我们的免疫系统识别，这便是腺病毒载体疫苗。对于新冠病毒而言，中国研发的疫苗产品已涵盖了上述三类疫苗。除此之外，美国辉瑞公司以及莫得纳公司还研制了以 mRNA 分子为载体的疫苗，被称为 mRNA 疫苗。这类疫苗在接种后以 mRNA 的方式进入人体细胞内部，表达产生病毒表面抗原分子，诱导激活体内免疫系统，产生特异性抗体。总之，尽管形式上天差地别，但上述疫苗产品在对抗新冠病毒感染方面的底层逻辑是相通的，即让人体免疫系统提前识别病毒特征，并做好充分的准备，从而在真正的病毒感染来临时做到"有备无患"。

除抑制病毒复制，降低感染者重症风险之外，接种新冠疫苗对于防止病毒在人群中传播也起到了重要的作用。道理很简单，疫苗接种能够诱导人体产生特异性的抗体，进而控制病毒在携带者或患者呼吸道、肺脏中的复制，最终降低病毒浓度。我们知道，病毒的传播力度既受其扩散性的影响，也受病毒浓度的影响。病毒浓度的下降必然伴随着传播风险的降低。对于奥密克戎变异株而言，因其传播力度远远高于此前的任何株型，而且由于携带者普遍存在无症状的特征，难以识别并进行人员管控，因此，控制病毒载量尤为重要。

总而言之，接种新冠疫苗不仅有助于降低个体被感染的风险，减轻相关症状，还有助于控制病毒在人群中的传播，是十分重要的防疫举措。

（三）加强针有没有必要打

在介绍加强针之前，需要先简单介绍一下为什么常规接种需要两剂次。事实上，两剂次接种策略（被称为"初免—增强"）是科学家们在控制病毒感染方面长期探索的成果，这种策略在控制乙型肝炎病毒、丙型肝炎病毒、单纯疱疹病毒等病毒感染方面都展现出积极的成效。采用这种接种策略是因为人体内的记忆 B 细胞会随着时间流逝而逐渐减少，最终丧失快速反应的能力。在随后一段时间内接种第二剂疫苗，则能使记忆 B 细胞的数量和活性长期保持较高水平。新冠病毒灭活疫苗的临床研究显示，接种第二剂次以后，灭活疫苗可以产生很好的免疫效应与保护效果。

新冠肺炎疫情暴发早期，多数人积极接种了第一针及第二针新冠疫苗，为控制疫情的传播做出了重要贡献。然而，随着时间的流逝，疫苗诱导的相关抗体水平会逐渐降低。因此，即使已全程接种了两剂次疫苗，在经过一段时间后，人们仍需要补充接种加强针，以恢复体内的抗体水平。需要特别指出的是，有研究数据表明，除了增加抗体滴度之外，接种加强针还可以增强人体对奥密克戎变异毒株的抵抗能力，即随着滴度的进一步提升，抗体识别奥密克戎变异毒株表面抗原分子的能力也在加强。因此，接种新冠疫苗加强针对对抗奥密克戎感染是行之有效的办法。

五、"大白"们如何保护好自己

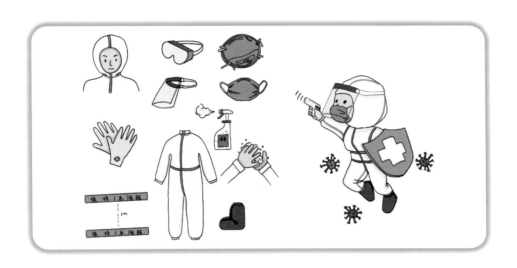

医务人员和社区志愿者在疫情期间为疫情防控和保障城市的正常运转做出了巨大的贡献。由于他们通常穿着白色防护服工作，因此我们亲切地称他们为"大白"。

（一）"大白"如何评估感染风险

医务人员和社区志愿者在新冠疫情防控中发挥着重要的辅助作用，然而，他们可能面临的病毒感染风险有所不同，这除了与工作地点的疫情风险等级有关之外，更与他们所从事的岗位和工作内容息息相关。因此，医护人员与社区志愿者都需要在走上岗位之前对自己的感染风险进行评估，并采取相应的防护措施。

1. 医务人员的感染风险与防护等级划分

一级防护：是指针对接触传播的传染病采取的基本防护措施，主要包括工作服、一次性隔离衣、一次性帽子、一次性医用口罩或者医用外科口罩、一次性手套或者乳胶手套。

加强型一级防护：指在一级防护的基础上加强防护，但未达到二级防护的程度。通常为使用 N95/KN95 颗粒物防护口罩或更高等级的防护口罩替代医用外科口罩/一次性使用医用口罩、增加护目镜/防护面屏。

二级防护：多指针对呼吸道传播的传染病采取的防护措施，主要的防护用品包括一次性帽子、N95/KN95 及以上颗粒物防护口罩或医用防护口罩、护目镜或防护面屏、医用连体的防护服、一次性手套、一次性鞋套或防水靴。

加强型二级防护：指在二级防护的基础上加强防护，但未达到三级防护的程度，通常为双层手套、防护服外加穿隔离衣，确有必要的，还可加戴防护面屏。例如医护人员在进行核酸采样时需要加强型二级防护。

三级防护：多用于含空气传播等多种传播途径的，可能接触大量血液、体液、分泌物等传染源的，且感染后果严重的传染病的防护（若遇长期滞留感染区、环境感染因子浓度高、感染风险大的情况，也应选择三级防护）。最主要的防护用品除了二级防护的所有防护用品之外，还增加了动力送风装置套装或者全面具套装，相应防护设备也更加昂贵。

2. 社区志愿服务工作的感染风险等级和防护建议

根据与病毒接触概率由低到高，可将社区志愿服务工作的感染风险分为低风险、中风险、较高风险以及极高风险四个等级，其工作场所、工作内容和防护建议参见表 2-1。

表 2-1　社区志愿服务的感染风险等级划分与防护建议

风险等级	工作场所	工作内容	卫生防护建议
低风险	无传染源和病原体的环境（如家中或办公室）	电话流调、协助联络、远程咨询、心理热线、资料处理等	不需要特殊个人防护
中风险	无确诊病例且几乎不接触他人的公共环境	抗疫物资整理分包、餐饮后勤服务等	应佩戴一次性医用口罩，有条件可佩戴防护手套，注意工作前后的手卫生和消毒

风险等级	工作场所	工作内容	卫生防护建议
较高风险	接触基本健康人群的公共环境	非隔离或非封控社区的出入口体温检测、人流管控、公共事务服务、协助核酸检测、协助扫楼、运送物资至隔离对象所在的楼栋、打包医疗垃圾等	医用防护帽、医用外科口罩、隔离衣、乳胶手套等一级防护，必要时应改用医用防护口罩，增加防护面屏
极高风险	可能接触病毒感染者或患者的环境	医院、隔离社区、封控区域内的协助核酸检测、物资配送、垃圾清运、医护辅助等工作，隔离点管理、隔离转运相关工作等	医用防护帽、医用防护口罩（N95或更高级别医用防护口罩）、防雾型护目镜或防护面屏、医用防护服、防护鞋套、乳胶手套等二级防护，必要时应改用双层手套，防护服外加穿隔离衣

此外，在分配防疫工作时，应充分考虑分配对象的健康状况、个人的卫生防护能力、工作经验和专业技能、对感染风险的科学评估，以及疫情防控工作的具体需要等因素。只有具有相关专业背景和执业资格，或经过专业防护知识和技能培训且考核合格，同时在具备相应级别的卫生防护保障的前提下，才能考虑派遣人员参加极高风险的志愿服务工作。此外，不建议外部青年志愿者进入隔离点，若确有需要，须经严格的专业培训且考核合格后方可。

（二）"大白"的常用个人卫生防护用品

医护人员与社区志愿者常用的个人卫生防护用品根据穿戴部位，可分为头面部防护用品、躯干和四肢防护用品、手部防护用品和足部防护用品四大类。所有防护用品在使用前务必检查其是否完好无损，同时还应避免随身穿戴或携带首饰、手表以及其他一切可能损伤防护用品的尖锐物品。各类防护用品的介绍和使用说明具体如下。

1. 头部防护用品

头部防护用品主要包括医用防护帽、医用口罩和防护面屏或护目镜。使用此类防护用品时注意不要佩戴首饰，在佩戴口罩、面罩等可能影响呼吸的防护用品时应时刻注意自身情况，避免因天气闷热、剧烈运动等因素造成窒息。

（1）医用防护帽：应有一定的牢固度，能阻挡液体的渗透。佩戴时，将帽子由额前罩于头部，长发者将长发盘成发髻，刘海向上梳理，确保头发不外露。

（2）医用口罩：建议根据感染风险由低到高，依次选择一次性医用口罩、医用外科口罩和医用防护口罩。佩戴时，应先正确区分口罩的正反和上下，用双手指尖向内按压鼻夹并向两侧移动，根据鼻梁的形状来塑造鼻夹，戴好后应通过增压做口罩气密性测试，即大口呼气后口罩轻微往外顶起，大口吸气后口罩轻微往内凹陷。口罩的连续使用时间一般不宜超过 4 小时，另外，如果佩戴两层口罩不仅不能增加安全性，还会影响口罩的气密性。

（3）防护面屏或护目镜：视野应清晰，事先可喷涂游泳镜除雾剂或均匀涂抹少量牙膏以防止起雾。佩戴护目镜时，应一手托住护目镜，另一手拉系带至于头顶部，调整位置和调节束带，确保面部的皮肤黏膜完全被防护用品遮盖。防护面屏一般为一次性使用，护目镜在使用后，可用 75％医用酒精浸泡 1 小时后用清水冲洗擦干，摆放时避免镜面朝下。

2. 躯干和四肢防护用品

医用防护服和医用隔离衣是常见的主要用于躯干和四肢部位的防护用品，医用防护服还能保护头部。穿戴和脱除它们时应注意避免污染。防护服和隔离衣较少同时穿，在需要进一步提高防护能力时，可在防护服外加穿隔离衣。

（1）医用防护服：应满足"三拒一抗"（即拒水、拒血液、拒酒精以及抗静电），以阻隔病毒、细菌等有害物质，要求干燥、清洁、无霉斑，穿戴前应确认其表面无粘连、裂缝、孔洞等缺陷。一般选择比自己日常衣服大一码的防护服，穿戴时应将防护服袖口束置于手套内，贴好胶条，确保拉链不外露。工作中应及时关注防护服的完整性，如果发现开裂与破损应第一时间更换。

（2）医用隔离衣：没有密闭性、防水性等特别要求，仅起隔离作用，要求长短合适，无破损。穿戴时应自前向后反穿，并系好后颈和腰部的内系带和外系带，紧密包裹自己的衣服，确保背部完全被包裹，使用中若遇血液、体液污染或破损，应及时更换。

3. 足部防护用品

在进行消毒处置或病原体检测，怀疑地面有污染物，或需进入污染区或负压病房时，需穿戴医用防护鞋或医用防护鞋套。

（1）医用防护鞋：应选择合适的规格，防护服裤口包裹在防护鞋或防护靴的外面，系带应系于脚踝外侧，而不要系于脚后跟，否则不容易解开。

（2）医用防护鞋套：鞋套内应尽可能穿着软底鞋，鞋套能包裹住防护服的裤脚，有系带的应系好系带，并将系带活结系于外脚踝侧，系带系好后注意避免接触地面。

4. 手部防护用品

手部防护用品主要为医用乳胶手套，佩戴手套前应清洗双手，并抖动手套使其灌气并鼓起，观察其是否漏气。在进行无菌操作的时候，应使用达到无菌级别要求的手套。在必要时，可戴双层手套。在接触不同患者或手套破损时应及时消毒，更换手套并进行手卫生。

（三）如何正确地穿脱防护用品

正确地穿脱防护用品对于个人防护非常重要。国务院应对新冠肺炎疫情联防联控机制综合组于 2022 年 6 月编制的《医疗机构内新型冠状病毒感染预防与控制技术指南（第九版）》对工作人员穿戴和脱除防护用品的流程有明确的指导。根据该文件，防护用品的正确穿脱流程具体如下。

1. 防护用品的正确穿戴方法

在穿戴防护用品时，应注意需在清洁区穿戴好防护用品之后，再进入污染区。基本程序是：①先进行手卫生（按七步洗手法进行），再戴医用防护口罩和帽子，并进行口罩气密性测试，确保密闭性良好；②检查并确认外包装密封完好后，穿戴医用防护服或医用隔离衣；③戴好护目镜或防护面屏；④戴手套，确保防护服袖口被完全包裹，必要时穿上穿鞋套。总体上要求操作规范，动作轻、稳、准、快。该流程具体可参见图 2-8。

2. 防护用品的正确脱除方法

在脱除防护用品时，特别要注意避免接触污染面，降低发生自我污染的可能性，通常应先脱除污染最严重的防护用品，然后按污染程度依次脱除其余防护用品，肉眼可见被污染的防护用品应最先脱除。如果防护用品污染比较严重的话，可先对防护服进行初步消毒之后，再进行脱除。以从污染区进入清洁区的脱除流程为例，其基本顺序依次是：①若戴双层手套，应在污染区先脱除外层手套，否则可直接从污染区进入一脱区，进行手卫

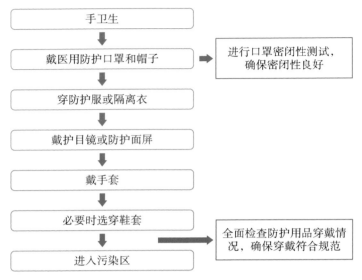

图 2-8 防护用品的正确穿戴流程

生，摘除护目镜或防护面屏；②脱除医用防护服或医用隔离衣、手套、鞋套，进行手卫生；③进入二脱区，进行手卫生，摘除帽子，最后摘除医用防护口罩；④进行手卫生，戴医用外科口罩；⑤进入清洁区。总体上要求操作规范，动作轻、稳、准、慢。该流程可具体参见图 2-9。

3. 防护用品穿脱中的其他注意事项

脱除防护用品时，还应注意以下问题：①脱除过程应严格按区域划分流程，切勿在污染区摘除口罩和帽子，一定要将所有的防护用品脱完之后才可进入清洁区；②留心观察周围环境，脱除区应相对独立，无易被污染的物品，如果人多，应依次有序脱除；③脱除区的空气流动性不能太强，避免可能含有病毒的气溶胶快速播散；④脱除区应准备好流动水、手消毒剂、医疗废物收集袋、备用口罩等，脱除过程的每一步均应进行手卫生，在所有的防护用品全都脱除完成后，还要再次进行手卫生；⑤脱下的非一次性使用的防护用品应直接放入盛有消毒液的容器内浸泡，其余一次性使用的防护用品应放入医疗废物收集袋中作为医疗废物集中处置；⑥佩戴眼镜的人应对所佩戴的眼镜进行消毒；⑦脱除护目镜或防护面屏时，双手不要接触其镜面或屏面。

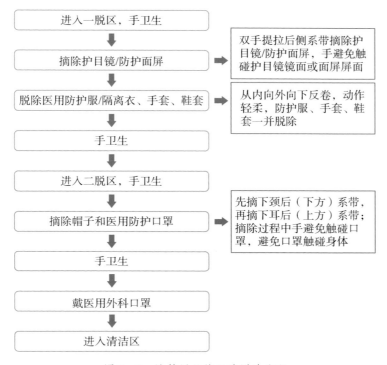

图 2-9　防护用品的正确脱除流程

（四）社区志愿者的个人防护注意事项

第一，社区志愿者应做好定期核酸筛查，建议重点岗位的志愿者坚持每 2 天 1 次的核酸检测，并可结合实际情况，在必要时适当增加核酸筛查频次，或同时进行抗原检测。

第二，志愿者应留意观察自己是否出现以下症状：发热、干咳、乏力、咽痛、嗅（味）觉减退、腹泻等，一旦有疑似症状，应立即电话联系居委或相关单位安排进一步核酸检测。

第三，注意个人卫生：在为他人提供服务时，要保持安全距离，尽量减少直接接触，避免用未清洁的手触摸口、眼、鼻，打喷嚏、咳嗽时应用纸巾遮住口、鼻或采用肘臂遮挡，勤洗手，多进行手卫生。

第四，勤洗浴晾晒：由于防护服的透气功能并不好，经过一段时间的工作，志愿者里面的工作服或贴身衣物常会被汗水浸湿，因此回家后应立即脱去这些衣物，及时洗浴并换洗和晾晒衣物。

第五，尽可能避免过度疲劳，注意营养搭配和食品卫生，通过心理疏导提升抗压能力。

（五）流调工作中的个人防护注意事项

在调查环节，对一些无症状的密切接触者或者密接的密接进行调查的时候，需要一级防护，在调查过程中原则上与调查对象保持一米以上的距离。对出现症状的密切接触者或密接的密接、新冠肺炎疑似、确诊病例和无症状感染者进行流行病学调查的人员应采取二级防护。

在样本采集和运输环节，对出现症状的密切接触者、次密接者或者疑似密接确诊者进行采样的时候，要求采样人员采取三级防护，目前很多采样人员采取的是加强型二级防护。在集中隔离点环境中进行采样时，采样人员采取二级防护。运送样本的人员在运送样本时应遵守生物安全相关规定，采取二级防护；运送样本的司机如不接触样本，可采取一级防护。集中隔离点样品采集及协助人员要严格落实 2 人一组的核酸采样小组工作制，2 人应相互配合开展采样工作，不可分开同时对不同隔离人员开展采样工作。全身防护用品应至少每 2 小时更换一次。

在采样人员和采样协助人员的防护与工作规范方面，采样人员需要在清洁区完成二级防护的穿戴。进入隔离人员房间采样前，在二级防护基础上再穿隔离衣戴防护面屏，并加戴一层乳胶手套；进入隔离人员房间之后要关闭门，打开房间的窗户之后，在窗户下对隔离人员进行采样，采完样品之后立即进行手卫生，并更换最外层的隔离面罩和手套；采样协助人员与采样人员一同在清洁区完成二级防护的穿戴，负责样品的传递，并配合采样人员进行手卫生和更换外层隔离衣、手套和面屏。

在进行医学观察时，进入密切接触者或次密接者的房间，需要与观察对象近距离接触的医学观察人员应采取二级防护，其他观察人员采取一级防护。社区医学观察管理人员或陪护人员与居家医学观察对象接触时，应采取一级防护，与其保持 1 米以上距离。

对出现症状的密切接触者或次密接者，新冠肺炎疑似、确诊病例和无症状感染者进行转运的医务人员和司机采取二级防护（需要升级防护口罩的级别，将医用外科口罩换成 N95/KN95 颗粒物防护口罩或者医用防护口罩就可以）。

六、闭环管理居家隔离小贴士

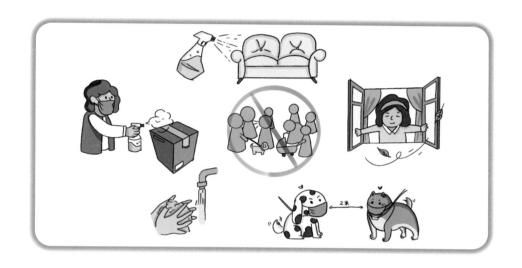

早上一睁眼发现小区闭环管理了？闭环管理居家隔离的意义何在？如何在闭环期间加强自我防护、构筑人群的隐形防线？本节主要介绍闭环居家期间的防护注意事项。

（一）闭环管理的必要性

奥密克戎变异株的特点决定了疫情防控挑战巨大。近期全球范围内广为传播的奥密克戎变异株具有以下三个特点：第一，超强的传播速度。已有研究认为它的传播速度是德尔塔变异株的 3～6 倍；第二，更轻微的症状表现。奥密克戎变异毒株的几个典型症状包括新出现或持续性的咳嗽、发烧、嗅觉或味觉丧失或改变，甚至是无症状感染；第三，人体危害未可知。当前关于奥密克戎对于人体危害的研究正在开展中，世界卫生组织认为奥密克戎会导致持续性神经系统症状的细胞缺陷，国际部分专家认为 30％的感染者可能有后遗症，包括新冠脑雾、胸痛、胃痛、晕眩、心悸、睡眠问题、味觉嗅觉失灵、针刺感、皮疹、情绪改变。因此，在病毒变异新常态下，变异毒株携带者的识别与管控难度非常大。

"减少流动＋核酸筛查"是疫情暴发时期主要的防控策略。所谓"减少流动"指的是通过社会干预让人员流动慢下来，从而降低病毒传播速度。同时，通过核酸筛查加快对重点人群与区域的风险识别与管控。通过"一慢一快"的方式拔点清面，尽快阻止病毒传播。

（二）闭环期间的自我防护窍门

首先，老幼群体应当尽量减少外出。部分隔离小区出现了小范围聚集、老人带着宝宝出门遛弯等现象，社区居委会与志愿者开展了大量劝解工作。有些居民对此可能不理解。这是因为老年人与婴幼儿较中青年人群有更高的重症风险，尤其是在没有接种疫苗的情况下。老年人重症比例更高这一点已成为医学界的共识，中国疾控中心专家披露，随着病毒持续变异传播，儿童感染率持续上升且重症或死亡病例时有发生。有鉴于此，老幼群体作为易感人群应当尽量减少外出活动，从而降低自身感染病毒的风险。

其次，室内消毒需要引起重视。当前研究表明，空气与水源是病毒传播的重要渠道，因此居家隔离期间屋内清洁与消毒工作要保持。这里有几个注意事项常常被忽略：开窗通风是必要的，不必过于担心与邻居发生交叉感染等情况；不同类型消毒液尽量不混用，比如含氯消毒液（如 84 消毒液）不能和其他洗洁剂混用，否则会产生氯气，大量吸入会咳嗽、头晕、甚至呼吸困难；酒精是易燃物质，喷洒酒精后要远离明火；备受青睐的紫外线灯、雾化加湿器消毒灯并不适合家庭空气消毒，使用不当可能对人体有害。

最后，收发快递时应当注意消毒。封闭管理的小区是否可以接收快递包裹？理论上是可以的。接收快递包裹被感染的风险大吗？要想回答这一问题，我们首先要了解冠状病毒在不同材质上的存活时间差异：病毒在塑料、不锈钢等非稀释性材料表面可存活 2～7 天；在稀释性材料表面可存活 3 小时～7 天；在棉质物品表面可存活 4 小时～5 天。在《柳叶刀》杂志上发表的研究表明，在温度 22 摄氏度、湿度 65％ 的环境下，新冠病毒在印刷品和薄纸表面只能存活 3 小时。因此不必过于担心通过快递包裹感染病毒，但是人们还是应当尽量购买生活必需品，采用少次多量的购买方式。那么，如何安全收取快递？

首先，应当在条件允许的情况下佩戴医用口罩与手套错峰取件。其次，使用酒精湿纸巾或喷剂进行快递表面消毒，取出快递包裹中的物品后再次消毒，全部完成后用肥皂或洗手液在流动水下洗手，或使用手消毒液做好手部的清洁消毒。注意，在清洁消毒前不要用手擦汗或者触碰眼、鼻、口。

（三）闭环期间的宠物防疫要点

新冠病毒是否会在人和动物之间传播？迄今为止尚未发现宠物将新冠病毒传染给人类的证据。尽管我们知道宠物的皮毛上可以携带某些细菌和真菌，但没有证据表明新冠病毒可以从宠物的皮毛传播给人类。然而，已有研究表明人类却可以将新冠病毒传播给动物，特别是在密切接触时。世界各地都有动物感染新冠病毒的报告，这些动物大多在与新冠肺炎感染者接触后感染，包括主人、看护人或其他密切接触者。荷兰进行的一项研究表明，被感染的动物最终会像大部分人类一样恢复健康，大多数报告表明这种感染可能没有症状。我们尚不清楚所有可能受感染的动物，已有研究发现雪貂、猫、果蝠和金叙利亚仓鼠可以通过实验感染病毒，并可以在实验室环境中将感染传播给其他同种动物。此外，研究表明猫的生物学特性可能使它们更易感染新冠病毒。因为与狗相比，猫睡觉时与主人的脸靠得更近，这增加了宠物猫感染新冠病毒的可能性。

那么如何在新冠肺炎疫情期间确保宠物安全呢？由于人类能够将新冠病毒传播给动物，因此要尽量避免与宠物近距离接触（比如拥抱、亲吻、让宠物睡卧在主人的房间甚至床上）；在它们周围时，人尽量佩戴口罩，以降低病毒传播的概率；在处理或触摸它们的物品（食物、零食、碗、玩具等）之前和之后洗手；不要让宠物与家庭外的人或其他动物互动；尽可能将猫放在室内，以防止它们与其他人或动物互动；遛狗时要与其他人或动物保持至少 2 米距离，并避免去有很多人和狗聚集的公共场所。

（四）闭环期间的情绪调节窍门

世界卫生组织提出健康概念包括生理、心理与社会适应三个方面。目前，全球有大量人口在疫情期间居家隔离，26 亿人正经历新冠肺炎疫情带来的情感和经济冲击。

《柳叶刀》杂志发文指出，"更多的社交隔离、孤独、对健康的焦虑、压力以及经济下行，这是伤害人们心理健康和幸福感的风暴"。为此，心理学家提供了一些建议：保持充足的睡眠和日常的生活习惯、适当锻炼、保证良好的饮食以及维持良好的社交关系。花时间做点事情，即使只是小事情带来的目标感，也能让人受益。

闭环管理与居家隔离只是起点，公众的安全和健康才是终点。只有人人参与防疫、人人遵守闭环管理规则、才能人人享有安全的生活环境、最终实现人人健康。

七、身边有人抗原阳性了怎么办

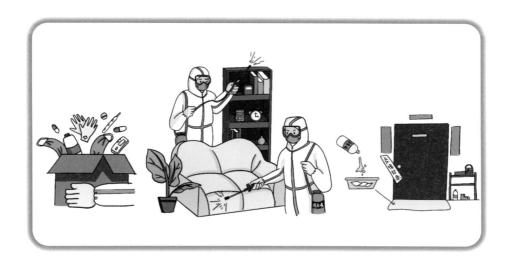

　　研究发现，与德尔塔变异毒株相比，奥密克戎变异株传播更快、更隐蔽。《新型冠状病毒肺炎防控方案（第九版）》明确了其传染源主要是新型冠状病毒感染者，在潜伏期即有传染性，发病后5天内传染性最强。传播途径为经呼吸道飞沫和密切接触传播，在相对封闭的环境中经气溶胶传播，接触被病毒污染的物品后也可造成感染。持续密切接触和交谈的室内，是新型冠状病毒传播的高危场所，一旦相对封闭的环境内有人员感染，其同住人被传染的风险非常大。

　　虽然奥密克戎变异株具有更强的传播能力，但如果在早期加强隔离措施，可有效降低其传播风险。2022年3月，一项针对美国境内的新冠肺炎的家庭传播风险的调查发现，在183户家庭中，有67.8％（124户）家庭接触者发生了传播。另外，与未隔离患者的家庭接触者（67.5％，112/166）相比，早期隔离患者（41.2％，99/240）的感染风险显著降低。

　　奥密克戎变异株流行期间，上海市全面开展抗原检测，作为核酸检测的补充，抗原检测具有方便、快捷、成本低等优势，非常适合在家中自行检测。但目前抗原检测试剂的敏感性为 75%～98%，特异性为 95%～99%，其精度仍低于核酸检测。核酸检测依然是诊断新冠病毒感染的金标准，一旦发现抗原阳性人员还需再次进行核酸检测确认。

基于以上研究，一旦家庭或封闭环境中出现抗原阳性人员，为了避免家庭同住人员及相关人员受到感染，非常有必要抓住等待再次进行核酸检测确认及被转运的"早期黄金防护时间"，立即采取针对家庭或相对封闭的环境的隔离消毒措施，该措施可以第一时间阻断疫情在家庭内部小环境，或者是住宅小区中的传播，减少疫情扩散的风险。

如何有效利用"早期黄金防护时间"，降低家庭内部小环境，或是住宅小区内的疫情扩散风险呢？接下来本节将从社区如何准备应急防疫消毒物资、社区针对抗原阳性人员如何进行暂时性隔离、相关人员如何进行房间消毒，以及如何第一时间进行健康防护等方面提出建议。

（一）社区如何准备应急防疫消毒物资

为了避免居民由于各种原因未能备齐应急防疫消毒物资，政府与社区应当提前做好应急防疫消毒物资的储备工作。针对发现抗原阳性人员的家庭及同一栋楼的其他家庭，第一时间发放居家隔离防疫消毒包，内含：含氯（溴）消毒剂 1 瓶、84 消毒液 1 瓶、1%过氧化氢湿巾或 75%的酒精棉球 1 包、一次性外科口罩 2 包、一次性乳胶手套 1 盒、医疗垃圾袋 1 卷、抗原检测试剂盒 3 盒/人、水银体温计 1 根、VC 泡腾片 1 盒、连花清瘟颗粒/胶囊 2 盒或其他中成药、消毒，营养和健康监测指导说明书 1 份、体温及体征记录表 1 张。

（二）抗原阳性人员如何进行暂时性隔离

抗原阳性人员的暂时性隔离应尽可能确保单人单间，带独立卫生间。选择全屋空气流通的出风口（下风向）有窗的房间，避免被污染的空气回流，每日开窗自然通风 30 分钟以上。

房间内放置能满足被隔离者基本生活需求的家具即可。推荐选用木质或玻璃材料的家具，以便于消毒，避免选用布质或皮质家具。若别无选择，可在此类家具表面铺上一次性塑料布。

隔离房间门口地面准备一块被消毒水润湿的毛巾（尽量穿防滑拖鞋），一个置物柜，便于摆放被隔离者所需物品及餐食，一个带盖垃圾桶套上医疗垃圾袋。隔离房间门把手旁边用双面胶固定抽纸，便于开门使用。

（三）隔离人员居住场所如何进行消毒

抗原阳性人员居住场所消毒参考《新冠肺炎现场消毒要求与技术指南》，消毒对象包括空气、物品、餐具、织物、卫生间、垃圾等，进行清洁消毒的操作者务必戴一次性口罩及一次性手套、帽子，来清洁表面或处理隔离者的污垢，处理中避免触摸自己的口、鼻、眼。具体消毒方法见表 2-2。

（四）其他抗原阳性应对注意事项

抗原阳性人员的同住或相关人员应注意健康防护。家庭其他成员应佩戴一次性医用外科口罩，避免触摸自己的眼睛、鼻子和嘴巴。如果儿童口罩和鼻梁贴合不紧密，可以用创可贴等保持口罩的密闭性，每 4 小时更换一次口罩；经常用流动的水和洗手液洗手，在吃东西之前或如厕之后要及时洗手；注意保持口腔卫生，用盐水漱口。每天刷牙 3 次以上，每次 5 分钟；所有同住和相关人员应勤洗澡，勤换衣。隔离期间，应尽量避免与隔离者直接接触。隔离者的餐具应单独存放，清洗消毒。进行清洁消毒时，须戴一次性口罩及一次性手套、帽子，在清洁表面或处理隔离者的污垢时应当避免用戴手套的手触摸口、鼻、眼等部位。

隔离者在隔离期间应做好常规健康监测工作。每日测量体温三次，并观察是否有发热、干咳、乏力、咽痛、嗅（味）觉减退、腹泻等症状；隔离者应隔天自测抗原 1 次，同时做好记录。若体温正常，无任何不适症状，且抗原检测均为阴性，说明暂无感染，继续观察；若体温异常，且出现发热、干咳、乏力、咽痛、嗅（味）觉减退、腹泻等症状，抗原检测阳性，立即电话联系社区居委会安排进一步核酸检测确认。

表 2-2 隔离人员居住场所消毒方法

序号	分类	具体物品	消毒浓度及方式	作用时间	消毒频次	备注
1	空气	无	开窗通风	30 分钟	每天至少 2~3 次	不能有效自然通风的使用排风扇等机械通风
2	环境物体表面	台面、门把手、电话机、开关、热水壶、洗手盆、坐便	500 mg/L 的含氯（溴）消毒剂或 75%酒精擦拭	30 分钟	每天至少 1 次	尽量保持湿润
		地面	500 mg/L 的含氯（溴）消毒液湿式拖地	30 分钟	每天 1 次	湿式拖地后用清水擦去消毒液残留
3	餐具	碗、碟及杯子等	煮沸消毒或使用 500 mg/L 含氯（溴）消毒液浸泡	煮沸 30 分钟或消毒液浸泡 30 分钟	每次使用后	不与同住人共用餐具且需清洗后再消毒
4	织物	毛巾、衣物、床单、被套等	煮沸或使用 250 mg/L 的含氯（溴）消毒剂浸泡	煮沸 15 分钟或消毒液浸泡 30 分钟	每次换洗后	单独清洗、消毒后用清水漂洗干净
5	卫生间	便池及周边	使用 2 000 mg/L 的含氯（溴）消毒液擦拭	30 分钟	每次用完同所消毒一次	清水擦净
		门把手、水龙头、马桶冲水按钮	使用有效氯（溴）为 500 mg/L 的含氯（溴）消毒液擦拭	30 分钟	每次用完同所消毒一次	清水擦净
6	生活垃圾	用过的纸巾、口罩、一次性手套、其他生活垃圾	2 000 mg/L 的含氯（溴）消毒液喷洒消毒至完全湿润	消毒后立即扎紧	每天清理	放置专用垃圾桶，由专人收集后按医疗废弃物处理。

序号	分类	具体物品	消毒浓度及方式	作用时间	消毒频次	备注
7	排泄物呕吐物	唾液、痰液	使用 1 000 mg/L 的含氯（溴）消毒液或 75% 酒精擦拭	30 分钟	随时消毒	消毒后用清水擦干净
		大量污染物	将 5 000 mg/L～10 000 mg/L 含氯（溴）消毒液浇在污染物上 30 分钟后将其消除，再用 1 000 mg/L 含氯（溴）消毒液擦（拖）被污染表面及其周围 2 米	30 分钟以上	随时消毒	处理完毕后应尽快沐浴，更换衣服。

八、超市菜场采购防感染的锦囊妙计

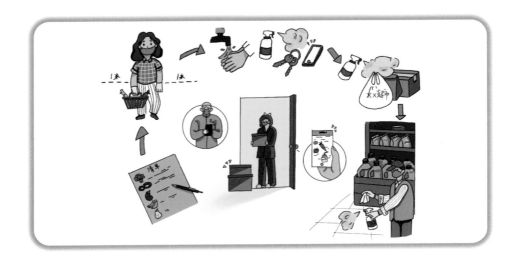

《新型冠状病毒肺炎防控方案（第九版）》中明确了新冠病毒的传播途径主要有三种：①经呼吸道飞沫和密切接触传播；②在相对封闭的环境中经气溶胶传播；③通过被病毒污染的物品传播。在疫情期间，以上三种传播途径在菜场或超市均可能存在。由于新冠病毒的传播特性，以及菜场和超市具有空间相对密闭、物品进出频繁、人员流动性强等特点，所以菜场与超市中发生物传人及人传人的风险较高，是防疫工作需要重点关注的公共场所。那么，超市和菜场中的传染风险因素有哪些？民众在超市和菜场中采购时应当如何降低感染风险呢？

（一）超市和菜场中的主要传染风险因素

近距离接触是超市和菜场中的首要传染风险因素。新冠病毒主要经呼吸道飞沫和接触传播，飞沫是一种大于 5 微米的颗粒，它在空气中会很快沉降，传播距离大概 1～2 米，由于菜场和超市人员密集，流动性强，采购及收银过程中工作人员与顾客，顾客与顾客之间存在近距离接触，且目前无症状感染者占比高，病情相对隐匿，不容易被发现，人传人风险较大。

其次，超市和菜场的密闭空间也增加了病毒传播的风险。新冠病毒的气溶胶传播主要发生在相对密闭的空间，一旦菜场或超市出现新冠阳性病例，感染者呼出的飞沫中粒径较大者由于重力作用很快沉降到地面，粒径较小者随即扩散形成飞沫核，悬浮在空气中。气溶胶的传播距离和范围比飞沫要大，若病毒浓度没有及时通过通风、扩散、传输等方式得到进一步稀释的话，则人体吸入病毒被感染的风险相对较高。

再次，超市和菜场中的商品包装表面可能沾有病毒，并在接触中传播给顾客。菜场和超市部分食品加工程序繁多，虽然监管部门已严格执行"集中监管、规范消杀、全程追溯"等工作原则，但一些食品，尤其是进口冷链食品，仍存在一定"物传人"的传播风险。市场内的工作人员及顾客可能存在被这些带有病毒的食品感染的风险。

最后，超市和菜场中的货架、台面等可接触面积同样存在"物传人"风险。菜场和超市冷藏、冷冻柜及商品货架较多，已有研究提示新冠病毒可以在不同材质物体表面存活数小时至数天。其在不同环境物体表面上稳定性排名依次为：塑料（72 h）＞不锈钢（48 h）＞纸板（24 h）＞铜（4 h）。因此，物体表面可以作为新冠病毒的传播媒介。

（二）民众购物时应如何降低感染风险

第一，由于菜场和超市的空间相对密闭，民众应尽量减少出入次数，避开密集人群，选择通过线上或街、镇组织的社区团购的方式购买生活必需品，并采用无接触配送。

第二，菜场、超市的主要顾客以老年人为主，这是由于部分老人无法熟练使用手机进行线上采购。若老年群体去实体店采购，应尽量减少次数，错峰采购，也可以适当增加一次性采购量，并将买来的食品存放在冰箱里。

第三，进入菜场、超市时要做好自我防护，正确佩戴口罩，遮住口鼻，与店内工作人员及其他顾客保持至少1米距离，切勿摘下口罩交谈。

第四，选购物品时，戴好一次性手套，避免用手直接触碰环境物体及食品外包装表面。

第五，采购完毕后，用洗手液或肥皂遵照"七步洗手法"清洗双手，用 75％酒精棉球或消毒湿巾对手及手机、钥匙等随身物品进行擦拭消毒，洗手前不触碰口、鼻、眼等部位。

第六，食物买回家后，划分潜在污染区和洁净区，在潜在污染区弃去有可能被污染的食品外包装袋，将食品换上干净的包装袋并储存在洁净区。

第七，工作人员需对菜场或超市门把手、称量工具等高频接触物体表面用 1％过氧化氢湿巾及消毒液进行擦拭消毒，每天 2～3 次；每日营业结束后，用 250 mg/L～500 mg/L 的二氧化氯消毒液对店铺地面和可能被污染的墙壁表面进行拖拭或常量喷雾器喷洒消毒，以上消毒均需在除去肉眼可见的污染后进行。

第八，菜场或超市若瞬间人流量过大，管理部门需进行限流。工作人员应拿到有效的核酸阴性检测报告后才能上岗。

九、社区团购安心买菜的锦囊妙计

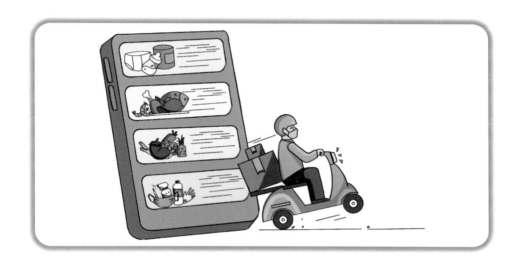

在闭环管理中，以社区为单位统一组织的社区团购成为民众购买各种生活必需品的重要方式之一。急需物品以食品类（蔬菜、水果、肉蛋奶等）、婴儿用品类（奶粉、纸尿裤等）和防疫用品类（酒精、84消毒液、一次性医用外科口罩）为主。但是要降低和避免社区团购中由"物传人"带来的病毒感染风险却不是件容易的事情。《新型冠状病毒肺炎防控方案（第九版）》中指出的新冠病毒的传播途径之一为：接触被病毒污染的物品。已有研究表明，新冠病毒可以在不同材质的物体表面存活数小时至数天。要想让整个社区团购过程有效可控，就需要我们仔细斟酌配送环节中的消毒防疫细节，将新冠病毒的传播风险降到最低。

目前，通过社区团购购买的商品从配送开始到送达市民手上涉及的人员较多，主要包括：外卖快递骑手、社区志愿者（包括物业员工）及社区居民等。他们接触物体表面或食品外包装的频次较高。如何降低这些人群感染的风险？采购的食品、物品该如何安全取购，如何消毒呢？本节在此对这三类人员的防护工作提出以下建议。

（一）快递外卖骑手

第一，做好健康监测工作。快递外卖骑手每天应开展 1 次核酸和 1 次抗原检测，检测结果为阴性者才能上岗，若为异常禁止外出工作。

第二，骑手在出发前用 75％酒精或 1％过氧化氢湿巾喷洒或擦拭快递置物篮、收纳箱及电动车把手处。

第三，骑手在每日工作时需佩戴一次性医用外科口罩，将口罩完全遮盖口鼻处，确保口罩与鼻梁贴合；手部应佩戴一次性手套，避免用戴手套的手触摸自己的口、鼻、眼。

第四，按照无接触配送原则，物品送达后，应放置在社区门口的指定货架上。

第五，骑手到家进门前对鞋底消毒，并用肥皂或洗手液在流动水中遵照"七步洗手法"清洗双手。

第六，骑手应做好个人清洁卫生，及时更换外面衣物并将衣物挂在通风处。

（二）社区志愿者

社区志愿者主要承担社区快递物品的消杀及转运工作，可分为外场和内场志愿者。

第一，所有志愿者都应当在参与志愿服务前出具有效的核酸阴性证明，工作时需佩戴一次性医用外科口罩，戴一次性手套。

第二，外场志愿者负责对放置在小区门口的取件货架先用 75％酒精喷洒消毒；快递送达后，再对纸盒外包装或塑料袋，尤其对拎手处重点消毒；物品统一配送时应使用已提前消毒的转运推车。货架及转运推车每天消毒不少于两次。

第三，内场志愿者将消毒处理后的物品无接触送至居民楼栋口，并通过微信群等方式通知社区居民。

第四，所有志愿者都应在到家进门前对鞋底消毒，并用肥皂或洗手液在流动水中遵照"七步洗手法"清洗双手。同时，做好个人清洁卫生，及时更换衣物并将衣物挂在通风处。

（三）社区居民

第一，到楼栋口取物品，需佩戴一次性医用外科口罩，手戴一次性手套，无接触拿取志愿者放置在楼栋口的快递。

第二，在通风较好的室外用 75％酒精全方位喷洒快递外包装盒或塑料袋拎手处，室外放置 15 分钟后再拿回家。

第三，进门前对鞋底消毒，将独立包装的食品外包装用 75％酒精喷洒消毒后，再将食品外包装去除，替换上干净的一次性保鲜袋后，储存在干净区域。

第四，有研究发现加热是对食品中的新冠病毒灭活最有效的方式，加热可以快速灭活病毒并减少病毒量。因此，居民应避免吃生冷食物，并将食物彻底加热（如煮沸 5 分钟以上）后食用。

十、"手"护健康：哪种洗手液最消毒

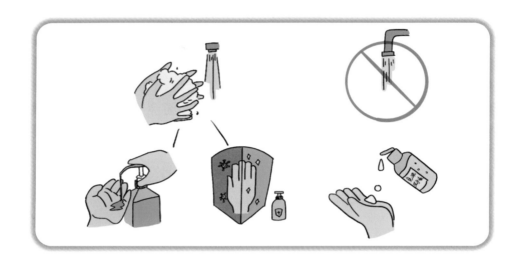

研究发现，新冠病毒主要经呼吸道飞沫和密切接触两种方式传播，当新冠肺炎感染者说话、咳嗽或打喷嚏时，病毒就可能随着呼吸道飞沫扩散到空气中或落在物体表面。如果接触了被病毒污染的物品且没有及时正确洗手，手上的病毒就可能通过手触摸口、眼、鼻等方式进入人体，使人患病。因此，手卫生需要作为一项重要的个人防护措施予以强调。在洗手时仅用清水冲洗仅能达到一定的清洁目的，搭配合适的清洁用品才会起到更好的清洁作用。近年来，随着新冠肺炎疫情的持续和公众防控意识的提升，越来越多的人在洗手时选择使用洗手液。如何才能选择一款适合的洗手液？哪种洗手液最能消毒呢？

（一）普通洗手液、抑菌洗手液、免洗洗手液有何不同

国家现行针对洗手液的标准有 GB/T 34855－2017 洗手液（推荐性国家标准）及 GB 19877.1－2005 特种洗手液（强制性国家标准），照此标准，

市面上品类众多、琳琅满目的洗手液大致可分为普通洗手液、抗菌/抑菌洗手液和免洗洗手液三类。

1. 普通洗手液

普通洗手液是一种以表面活性剂为有效成分的用于手部清洁的产品，它和肥皂的清洁原理几乎一致，表面活性剂大多为十二烷基硫酸钠、月桂酰肌氨酸盐和单油酸酰胺磺基琥珀酸二钠等。新冠病毒由头部亲水、尾部疏水的磷脂分子和单链RNA组成，磷脂分子在水中会自然形成头朝外、尾部相对的磷脂双分子层，将单链RNA包裹起来。表面活性剂是一种头尾具有两亲性的小分子，可以打破病毒磷脂双分子层外壳的规则性，使病毒失去完整结构后由两亲物包裹，形成泡沫，经流水冲走，从而达到清洁双手的目的。国标对普通洗手液的病菌去除效果没有明确要求，仅要求洗手液内细菌不得超标，因此普通洗手液更适用于没有特殊情况的日常手部清洁。

2. 抗菌/抑菌洗手液

当需要更强的手部清洁效果时，则应使用带有抗菌/抑菌功能的洗手液。抗菌/抑菌洗手液主要由表面活性剂和调理剂配制而成，具有清洁及抗菌、抑菌的特种功能，其中添加的抗菌/抑菌成分对手部常见致病菌，如金黄色葡萄球菌有明显的杀灭作用，可以达到清洁及消毒手部的目的。其中，抗菌型洗手液的杀菌率需要达到90％以上，抑菌型洗手液的抑菌率需要达到50％以上。从防护效果看，抗菌型洗手液优于抑菌型洗手液。

3. 免洗洗手液

除了以上两种水洗型洗手液之外，市面上比较常见的还有免洗洗手液，因其小巧便携、使用方便，颇受消费者青睐。免洗洗手液其实是一种消毒用品，多为喷雾型或凝胶型，由消毒成分、挥发性溶剂以及一些护肤成分配制而成，可分为含酒精免洗洗手液和不含酒精免洗洗手液两大类。含酒精免洗洗手液中的消毒成分是酒精，不含酒精免洗洗手液中的消毒成分多为季铵盐类（苯扎溴铵、苯扎氯铵等）、胍类（葡萄糖酸/醋酸氯己定、聚六亚甲基单/双胍等）、过氧化氢及次氯酸类等较为高效广谱的杀菌剂。但免洗洗手液不能代替水洗洗手液，它只能除菌不能去污，也不能带走手部的有害化学物质。在手上有明显污渍（如泥土、灰尘、血液等）时，其消毒效果会显著下降。因此，免洗洗手液是没有水洗条件时的优选手部清洁产品，在有水洗条件时，还是应该在洗手时配合水洗型清洁产品，这样才能有效地去除手部污染物及致病微生物。特别需要注意的是，不建议在手部有破损皮肤时使用酒精类免洗洗手液，含酒精免洗洗手液保存要注意远离火源，儿童及易敏感人群应慎重选择免洗洗手液，慎防儿童误食洗手液。

（二）选购洗手液时的注意事项

了解了洗手液的分类和作用原理之后，如何在实际购买时挑选到合适的洗手液呢？我们可以通过以下几个方面做出判断。

第一，看包装和生产日期。在选购洗手液时，应选择产品包装完整、清楚标识厂名厂址、具备卫生许可等批准文号的产品，确认产品形态没有出现油水分离的情况，再看质保日期确认是否过期，尽量选择知名日化品牌的洗手液。

第二，看产品许可证号。取得卫生部门的许可销售的产品都会标注相关许可证号，普通洗手液的包装上会标注卫生许可证号"卫妆准字"或执行标准号为 GB/T 34855‒2017，抗菌/抑菌洗手液的包装上会标注卫生许可证号"卫消准字"或执行标准号为 GB 19877.1‒2005。

第三，看杀菌成分及浓度。抗菌/抑菌洗手液瓶身上一般会标注其杀菌有效成分，常见的有对氯间二甲苯酚、水杨酸、苯扎氯铵等，但对氯间二甲苯酚具有低毒性，对皮肤有一定的刺激性，选购的时候应当注意其含量，家中小朋友使用含有该成分的洗手液时应注意将残留洗手液冲洗干净。免洗洗手液有效成分多是乙醇、正丙醇或异丙醇。洗手液的杀菌成分需要达到一定浓度，以含酒精免洗洗手液为例，酒精的使用浓度应在60％至80％之间（最好为75％以上），过浓或过淡都达不到杀菌效果。

第四，看添加成分。洗手液中还会添加不同的添加剂来满足不同需求。有的洗手液会添加柠檬酸等酸性物质，使洗手液呈弱酸性，与健康人体皮肤的 pH 值接近，减少洗手液对皮肤环境的影响。有的洗手液会添加起泡剂，在其他条件相同的情况下，泡沫洗手液相对于液体洗手液覆盖面更广、更细致，清洁力更高。有的洗手液中会添加保湿成分（如精油、甘油等），缓解洗完手后皮肤紧绷干燥的情况。

此外，由于免洗洗手液并不能完全代替水洗洗手液（普通洗手液及抗菌/抑菌洗手液），如果具备使用流动水清洁的条件，建议优先选择水洗洗手液，若在户外等不方便取水的地方，可以选择免洗洗手液。

十一、疫情期间的校园个人防护指南

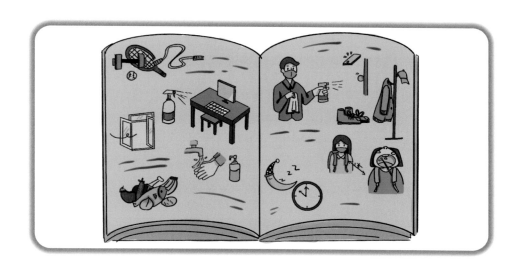

在疫情期间，学校由于人员密度较高，一直是防疫工作的重点。作为普通学生，在校园生活中应当遵循以下注意事项。

（一）校园生活中的个人防护要点

首先，学生在日常出入寝室时应做好消杀工作。先用"肥皂/洗手液＋流水"清洁双手；然后将外套轻轻脱下，悬挂于通风处晾晒；脱下的鞋子放在门口，用75％酒精喷洒鞋面和鞋底；对于手机、钥匙、眼镜等随身物品，用75％酒精擦拭消毒；完成消杀后，将口罩摘下，再次洗手，并洗脸、漱口，做好个人卫生。

其次，要注重寝室卫生，做好日常消毒工作。寝室每天上午、下午应各至少开窗通风1次，每次30分钟以上；地面可用含氯消毒液进行喷洒、擦拭或拖拭消毒，10～30分钟后再用清水擦净、拖净；时常使用医用酒精擦拭门把手、水龙头、各种开关、桌椅、键鼠等；每天用含氯消毒液擦拭或喷洒卫生间、淋浴间、盥洗池等两次，在如厕完毕后，先盖上马桶盖再冲水。

最后，宿舍生活垃圾要及时清理。对于一般生活垃圾，可正常分类丢弃和处理。如果怀疑受到污染，在生活垃圾扎口封袋前，可对其进行喷洒消毒，扔完垃圾后要做好手部卫生。同时建议对垃圾桶定期消杀，可使用消毒液喷洒，亦可使用浸有消毒液的抹布擦拭，每次消毒时间应不少于 10 分钟。

（二）大学生防疫志愿者的个人防护注意事项

大学生防疫志愿者可结合志愿服务的工作场所和内容，对可能面临的健康风险提前形成正确的认识，在经专业培训并具备相应级别的卫生防护能力后，再从事力所能及的志愿服务工作。

工作过程中应听从指挥，做好个人防护，严格遵循各类防护用品的穿戴和脱除流程规范，注重各项消毒工作，妥善处理医疗垃圾，做到有序可循，循序应对，心中有底，遇事不慌。

结束志愿服务工作回到宿舍后，应及时换洗和晾晒衣物，注意开窗通风，做好个人日常健康监测，重视营养搭配和食品卫生，调节心理压力。

（三）宿舍内的运动健身指南

运动与机体免疫功能密切相关，规律适当的运动可以增强人体免疫能力，增强对感染性疾病的抵抗力。一般认为，中等强度的有氧运动对提高人的免疫功能的作用最大，每天 30 分钟中等强度的有氧运动是比较合适的。

所谓有氧运动就是指较长时间（最好 10 分钟以上）全身肌肉参与的、心跳加快（心率在最高心率的 60%～79%之间）的运动，一个人的最高心率可以简单用"220 减去年龄"来推测。运动中感觉心跳加快，微微出汗，练完后人感觉舒服，睡得好，第二天精神足，是比较好的状态。

建议室内运动的方式：健身操、仰卧起坐、平板撑、深蹲、原地半高抬腿、瑜伽、打太极等。在训练结束后，应做好充分的放松和整理活动，保持饮水充足，以消除训练过程中的身体疲劳，促进机体恢复。

（四）疫情期间校园生活中的情绪调节

情绪与免疫之间通过神经—内分泌—免疫调节网络关联，人体的"神经—内分泌—免疫"系统是一个整体，神经系统分泌的很多神经递质将直接作用于免疫系统和内分泌系统。

压力和过度焦虑会"打击"我们的免疫系统，影响血液中白细胞和抗体的数量，以及免疫细胞的功能，使机体免疫力低下。相反，积极乐观的情绪可以增强人的免疫力，降低机体炎症反应，增加机体在疫情期间对病毒感染的抵抗力。因此疫情期间调节好心态，时刻保持愉快心情和乐观积极的生活态度是十分重要的。

充足且有质量的睡眠有助于提高机体免疫力，睡眠时人体的免疫系统能够得到某种程度上的修复和提升，体内具有免疫功能的细胞及其产生的免疫活性物质增加，产生抗体的能力也在同时增加。反之，睡眠剥夺会在各方面削弱人体的免疫系统，长时间的睡眠不足或者睡眠质量差，可抑制免疫反应，导致人体免疫力降低。因此，保持每天 7 到 8 小时的健康睡眠，减少或避免熬夜，对于预防病毒侵袭，战胜疫情至关重要。

每日通过电话或微信与家人和朋友聊聊天，交流一下近况。在上网课的同时，建议同学们养成良好阅读习惯和其他有益的社交方式，培养自己正面乐观的心态和情绪，树立正确积极的人生观。

十二、在疫情中呵护好"祖国的花朵"

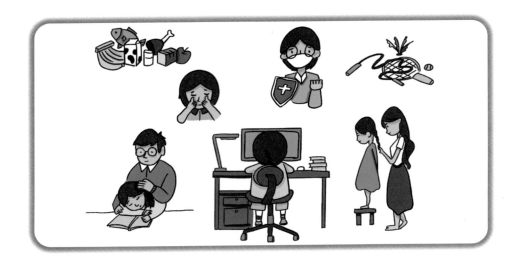

中共中央政治局常务委员会于 2022 年 3 月 17 日召开会议，分析新冠肺炎疫情形势，部署从严抓好疫情防控工作。会议强调："要加强学校等重点场所常态化防控，压实主体责任，做实做细防控措施和应急预案。"在"停课不停学"和"居家办公"的双重突发变化下，如何在特殊时期做好青少年疫情防护工作？如何在特殊时期亲子相处时间增加的情况下，应对各种亲子问题？以上便是本节将要回答的主要问题。

（一）奥密克戎变异毒株对青少年的危险性

奥密克戎变异毒株已成为当前中国疫情的主要流行株。国际权威学术期刊《自然》近期发表的研究结果表明，在感染该毒株的住院病例中，儿童的比例是新冠肺炎大流行以来最高的。研究表明，奥密克戎变异毒株在儿童和青少年中的感染率、住院率和重症率分别是德尔塔毒株的 4 倍、2.3～5.4 倍和 1.4 倍。由于儿童鼻腔通道相对较小，更易堵塞，所以需要特别注意由奥密克戎变异毒株引发的儿童上呼吸道感染（尤其是"哮吼"症状）。此外，即便儿童从奥密克戎变异毒株的急性感染期中恢复，这些患病的孩子也可能会长期遭受后遗症困扰，甚至发展为一种很罕见但很严重的"儿童多系统炎症综合征"。深圳市的统计数据表明，在收治的奥密克戎变异毒株感染者中，儿童占比为 20％，该比例明显高于德尔塔毒株。

由于疫情蔓延，全国多地采取了线上教学、延迟开学等措施，上海在疫情期间曾将全市中小学全部调整为线上教学，幼儿园、托儿所停止幼儿入园，各类培训机构和托育机构不得开展线下培训和提供托育服务。同时，为有效切断传播途径、尽早发现潜在传染源，各城市普遍采取了网格化核酸筛查、小区封控管理等防控措施。在居家线上教学期间，儿童与青少年应注意以下防疫事项。

（二）儿童与青少年居家期间的自我防护要点

1. 室内消毒与个人卫生防护

在疫情特殊防控和春季传染性疾病多发时期，每日多次开窗通风是必要的。通风时，在天气较冷的情况下要注意保暖，可采用居室轮流通风的方式。如果有居家隔离者，必须单独隔离。公共区域或其他房间通风时，必须关闭隔离者所在房间门窗。不要用风扇等高流速设备通风。做好居室日常清洁和消毒工作，但清洁时要注意酒精、消毒剂、洁厕灵等的使用安全，大面积消毒后要及时通风。

长期居家期间，所有家庭成员仍然要勤洗手，并及时擦干。在下楼进行核酸检测、拿取物资等离家期间，要全程佩戴口罩，回家后应及时用洗手液或肥皂水正确洗手。为有效做好青少年防护工作，鼓励青少年单独使用生活用品。

2. 健康饮食法则

第一，要贯彻一条原则：早餐要吃好，午餐要吃饱，晚餐要吃少。

早餐要吃好：所谓"一日之计在于晨"，一顿质量高、营养足的早餐至关重要，不仅能够有效地给人们提供能量，补充身体所需要的精力，还能使人提高工作学习效率，感到气定神闲。在居家期间，应当确保孩子在早餐中至少吃到谷薯类、肉蛋类、奶豆类和果蔬类四大类食物中的三类。

午餐要吃饱：午餐吃饱有利于应对下午繁重的学习和活动，并且可避免晚餐吃太多，有利于控制体重。

晚餐要吃少：当一家人经过一天繁忙的工作或学习后，许多小朋友家将晚餐作为正餐，准备得很丰盛，也容易导致孩子过量进食。但居家后的晚上活动量更少了，能量消耗更低，多余的能量就会转化为脂肪。所以吃晚餐时，七八分饱为宜。

第二，要控制好每天摄入食物的量。居家后，食物触手可及，我们不知不觉地摄入过多的食物，尤其是零食。吃太多零食会影响正餐的食欲，导致营养摄入不足，短期会导致每天精力不足，长期则危害身心健康。所以我们在正常合理地吃三餐外，要少吃零食，尽量选择新鲜水果、乳制品、豆制品和坚果等低能量的食物。

3. 自我健康管理

在居家期间，儿童与青少年作为易感人群，应当在保持规律作息、合理膳食、足量饮水的前提下，每日进行自我健康监测，测量记录体温并注意观察有无其他可疑症状。密切监测传染性疾病（例如流感）的初期症状。一旦发现疑似症状，应当第一时间做好居家自我隔离、佩戴口罩，避免家庭成员之间的交叉传染，同时第一时间上报信息，寻求医护人员的帮助。

此外，用眼卫生也是儿童与青少年居家期间需要关注的重点。儿童和青少年在居家线上教学期间难免要长时间使用手机、电脑等电子产品。国内外多项研究表明，长时间使用电子产品，容易造成青少年视疲劳、眼干涩、视力下降等问题，还可能造成肥胖、生长发育不良、社会适应力下降等问题。家长应密切关注并保护青少年的眼健康，推荐措施包括：调整室内光线（避免过亮或过暗）、眼保健操、远眺或闭眼休息（放松睫状肌，每30～40分钟连续上课/看书/做作业，休息至少10分钟）、增加接触户外自然光、避免乱用滴眼液等。

控制用眼时长：在上完一节课后，要立于窗前、阳台或门前，向远处眺望10分钟左右，闭眼休息5分钟左右或做视力保健操。

线上学习环境要科学：尽可能给孩子使用大屏幕、清晰度高、对视力影响小的设备，缓解用眼疲劳。要使显示屏和周围环境的亮度接近，避免二者的亮度差过大。

坐姿要正确，姿势要端正：一方面，青少年在学习时要保持正确的坐姿：后背保持平直，双脚着地，避免悬空。眼睛与电脑显示屏距离应大于50厘米，与手机屏幕距离应大于33厘米；另一方面，青少年应注意保持"三个一"读写姿势：身体距离书桌一拳，眼睛距离书桌一尺，食指距离笔尖一寸。

不增加用眼负担：学习后少玩电子游戏或不再观看其他视频，避免增加用眼负担。

4. 避免电子产品成瘾

电子产品成瘾是指无法自控地过度使用电子产品，而导致生理、心理和社会功能受到损害的行为。研究表明，在特殊防控期间，青少年接触电子产品的机会增多，亲子亲合（积极的亲子关系）、亲子冲突（消极的亲子关系）、家长和孩子的负性情绪，都会对青少年电子产品成瘾产生影响。

但家长不宜对青少年使用电子产品行为采取过激干预，这可能会增加亲子冲突，进而加重孩子对电子产品的依赖程度。家长可以通过与孩子共同使用电子产品获取信息或娱乐，从而控制孩子使用电子产品的时间。通过陪伴孩子做更多之前想做而未付诸行动的家庭亲子活动、鼓励孩子参与简单家务劳动和室内运动、与孩子制定双方认可的规则等方式，可以减少亲子冲突、促进亲子亲合、营造良好家庭氛围，从而鼓励青少年减少使用电子产品的时间。

5. 谨慎外出就医

疫情期间前往医院会导致感染风险增加，儿童和青少年免疫力通常低于成人，应做好各种常见病、多发病的预防工作，尽量避免外出就医。如确需就医，应注意以下要点：第一，提前准确掌握可接诊的医疗机构的信息，了解就诊流程，准备好所需材料。第二，尽量预约非高峰时段就诊，减少在医院逗留的时间。第三，就医时做好个人防护，回家后做好消杀措施。

（三）居家期间的亲子关系调节

面对居家线上教学、居家办公、教养压力、疫情变化等诸多压力和矛盾，孩子和家长都不同程度地受到紧张、焦虑、烦躁、抑郁等不良情绪的困扰，亲子冲突显著增多，亲子关系受到巨大冲击。这样一个特殊时期，其实也是一个难得的亲子相处期，只要方法得当，在压力、矛盾和冲突中也可以收获更亲密的亲子关系！

1. 体育锻炼增进亲子关系

体育锻炼可以通过改变个体感知压力的阈值来改变个体应激与心理健康的关系，是改善亲子关系的一个重要因素。已有研究表明，运动可以减少居家线上教学和封控措施对个体情绪的不良影响，降低亲子冲突的可能性。父母支持是激励孩子参与运动的重要因素之一。父母作为孩子的榜样，其参与体育活动的积极程度与孩子参与体育锻炼的概率相关。由此可见，在长期居家生活中，父母可以创造条件与孩子一起进行体育锻炼，这样不仅能培养良好的亲子关系，还能促进孩子的身心健康发展。

在特殊防控时期，在无法外出（包括下楼）的情况下，家长可以利用有限条件，积极开展室内运动，例如健身操、广播操、仰卧起坐、俯卧撑、跳绳、踢毽子、原地跑、高抬腿等。但应注意在运动时尽量选择软底运动鞋或在垫子上进行，注意运动幅度，在保护自己的同时也避免给邻居带来困扰。那么有哪些适合居家锻炼的活动呢？

（1）基础体能类：有助于增强力量、柔韧和耐力，如原地蹬地跑、原地小步跑、弓步下蹲和手足行走等。

（2）训练平衡性类：有助于提高身体平衡性，如单脚接球、跳跃单腿站和单腿转身跳等。

（3）基本动作运动类：有助于提高全身肢体灵敏协调性，如健身操、呼啦圈、跳绳等。

同时，根据自身实际状况控制运动负荷，家庭运动一般以中低强度运动为主，身体略微出汗；每天可安排2～3次运动锻炼，每次时间为20～30分钟；注意运动安全，要穿着运动装，运动前做好准备活动，运动中采取保护措施，运动后及时放松身体。

2. 成长型思维缓冲不良情绪

亲子关系与思维模式密切相关，成长型思维模式的发展能通过缓冲负性情绪的影响，改善亲子关系；而良好的亲子关系又能进一步促进成长型思维的发展。成长型思维模式包括7个核心理念，即：①认为智力是可以提高的；②能够产生学习的欲望；③在遇到挑战时会选择迎接挑战；④遇到阻碍时能面对挫折、坚持不懈；⑤认为努力可以熟能生巧；⑥能从批评中学习；⑦从他人的成功中学到新知识、获得灵感。这种思维模式最终能够促进孩子取得更高的成就。

研究表明，在居家防控时期，家长可以每天额外花 15 分钟与孩子进行有效互动，通过在线视频、阅读、聊天等方式，向孩子传递"能力可塑性"理念（即上述 7 个理念）。建议家长要允许孩子犯错，用成长的眼光看待孩子的错误。在 15 分钟的有效互动与陪伴过程中，让孩子意识到犯错是学习的最佳时机，也是大脑成长的关键时刻，并引导孩子正确进行失败归因，采取更加积极的应对策略。例如，可以与孩子一起讨论能够从失败中收获什么以及他们以后该如何进行改进。此外，家长要包容孩子的错误，也有必要提升自身的成长型思维水平，不断鼓励自己尽量表扬孩子的努力过程，而不是仅仅关注结果，促进自己与孩子的交流和互动。

3. 妥善应对化解亲子冲突

孩子和家长长期居家，学业、工作、生活等方面的变化和压力带来了更多矛盾，亲子冲突增多。此外，处于青春期的青少年，个体独立自主的需求增加，与父母的关系逐渐转化为具有相互性的对称关系，亲子关系的温暖和亲密性有所下降、冲突增加。更值得注意的是，一项涵盖 3 000 多名初三学生的调查表明，处于升学年级的青少年，更容易出现焦虑、恐惧等负性情绪，因而会带来更多亲子冲突。

家长要以平常心看待这一时期增加的亲子冲突，并且认识到这些冲突不只有消极作用，也具有积极的发展功能。利用好亲子冲突，不但能够增强青少年应对事件的能力，还有助于青少年在向成人转变的过程中形成社会责任感、积极探索自我。家长面对亲子冲突，可以鼓励自己与孩子共同分析冲突后的应对策略，帮助孩子提高社会适应性。此外，一项对初高中生的研究表明，父母可以根据自身与孩子的关系与角色差异，减少亲子冲突对孩子的不良影响。例如，父子冲突更多集中在学习方面，而积极的母子关系可以减少父子冲突的不良影响；母子冲突更多集中在生活方面，而父亲通过对孩子的高质量陪伴，能够减少母子冲突对亲子关系质量的影响。

对于子女而言，在处理亲子冲突时，应秉持"多沟通，少争执"的原则。俗话说"三岁一代沟"，居家后，与家人相处的时间更长了，发生矛盾的机会也增加了。而频频与家人争吵，不仅影响与家人的关系，还可能加重自身的负面情绪从而影响学习和生活，最后形成恶性循环。那么如何避免与父母争吵呢？那就是合理的沟通。当家人过于干涉自己的自主活动时，我们需要明确表示自己需要一些私人空间，请家人理解；若是自身没有按时学习时，应及时改正错误。此外，主动承担家务是维持家庭关系的一大利器。

在"停课不停学"和"居家办公"的双重突发变化下，亲子关系受到巨大冲击。家长要通过与孩子的亲密交流和互动，利用难得的亲子相处期，促进孩子身心健康全面发展。

十三、准妈妈防疫科普指南速递

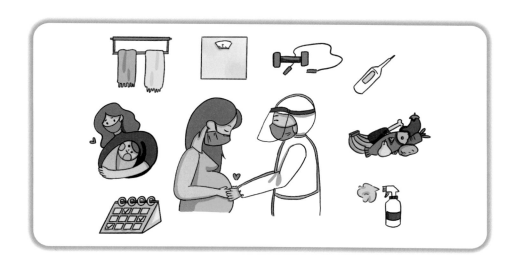

　　国家卫健委发布的《关于做好儿童和孕产妇新型冠状病毒感染的肺炎疫情防控工作的通知》中明确指出，孕妇是新冠肺炎的易感人群。孕产妇应当做好胎儿与自身的健康监测，注意生活中的方方面面，在出现相关症状时及时就医，避免耽误最佳治疗时机。

　　首先，在居家期间，孕产妇应做好健康监测。孕产妇每天需测两次体温，注意身体状况有无异常，尤其是发热、咳嗽、鼻塞、咽痛、呼吸短促、胸闷、乏力、肌肉痛等症状。新冠肺炎的症状表现不一，有些患者起初表现为腹泻，随后才出现发热及呼吸道症状，或仅出现乏力而其他症状轻微。若孕产妇出现以上症状，请及时电话联系社区并及早诊治。同时，孕产妇还要注意定期测量血压，如血压超出 140/90 mmHg 且有头晕、头痛等症状应及时就医。患妊娠期糖尿病的孕妇应注意定期使用血糖仪监测血糖，空腹血糖（禁食 8 小时后测量）应低于 5.3 mmol/L，餐后 2 小时血糖应低于 6.7 mmol/L，夜间血糖应不低于 3.3 mmol/L。此外，孕产妇若出现腹痛、阴道流血、子宫收缩、头晕头痛、视物模糊、血压血糖异常升高、下肢严重水肿、夜间无法平卧等症状，要及时就诊。

其次，处于居家期间的孕妇还应注意胎儿的健康监测，包括胎动监测和胎心监测。在胎动监测方面，数胎动是居家时较为简单的对胎儿情况的监测方式，适用于妊娠 28 周后的孕妇。孕妇可以选择一个固定时间计数胎动并做好记录，每天计数 3 次，每次 1 小时，将计数结果乘以 4 即可得到 12 小时的胎动。正常胎动数≥10 次/12 小时，若胎动数小于该范围或减少 50％表明胎儿可能缺氧，必须及时就诊；在胎心监测方面，孕妇在怀孕 18～20 周时便可使用听诊器进行胎心监测。胎心的正常范围是 110～160 次/分钟，如果听诊异常可间隔半小时再次听诊，仍有异常应及时就诊。高危孕妇可使用远程胎心监控，便于及时了解胎儿情况。若胎心出现异常，不必过度惊慌，而是应通过电话及互联网联系医院寻求帮助或及时就医。

最后，孕产妇在居家期间应在条件允许的最大范围内保持膳食均衡，适量运动并注重情绪调节。孕妇在孕早期应每天补充 0.4～0.8 mg 叶酸，以预防胎儿神经管产生缺陷。孕吐严重时，尽量选择易消化食物，少食多餐，保证必要的碳水化合物摄入量。若受制于主客观条件无法达到以上膳食标准，请尽量避免膳食焦虑，由此带来的负面影响要远大于某些膳食细节问题；简单的体操、瑜伽、健身操中的伸展运动等能帮助孕妇控制体重、调节情绪、增强抵抗力、预防血栓形成；孕产期是妇女生理保健的重要阶段，更是心理保健的关键期，受妊娠影响，孕产妇在疫情下也更易出现焦虑等心理问题。积极接受社会支持、学习自我放松方法、增加亲子（包括胎儿）互动交流等方式可帮助孕产妇纾解焦虑情绪，保持心理健康。

根据中国营养学会妇幼营养分会指导，孕妈妈们最好遵循以下每日饮食建议：①饮水 1 500～1 700 mL（白开水最佳）；②1～2 个鸡蛋；③100 g 瘦的红肉；④500 g 蔬菜（绿叶等有色蔬菜占 2/3 以上）；⑤水果类 200～400 g；⑥少吃烟熏、腊制、油炸类食品；⑦孕早期每日饮用 300 mL 液体奶，孕中晚期每日饮用 400～500 mL 液体奶（优先推荐配方奶或鲜奶）；⑧一定要选择加碘食盐。

此外，即使孕产妇不幸罹患新冠肺炎，也不必过于惊慌。目前国内外的研究结果显示，新冠病毒在宫内传播的概率较低，通常也不会造成胎儿发育不良、畸形甚至胎停流产等严重后果。但患有新冠肺炎的孕妇在治疗期间，仍需加强产科检查。若在隔离期间出现出血、腹痛等情况，需及时就医；尤其是对于没有 B 超明确孕囊位置的早孕患者，还需警惕宫外孕的发生。新冠病毒不会通过母乳传播，即使母亲感染新冠病毒，使用母乳进行喂养也是安全的。但病毒可能会通过母亲的飞沫传播给婴儿，所以建议患有新冠肺炎的母亲在接触孩子或吸奶器前，至少洗手 20 秒，同时戴上面罩（完全遮盖面部）和口罩，母乳喂养期间避免说话或咳嗽。若手动或使用机械提取乳汁，全程应注意消毒，并由健康的人使用奶瓶或杯勺等喂给婴儿。

十四、银龄专属防疫宝典

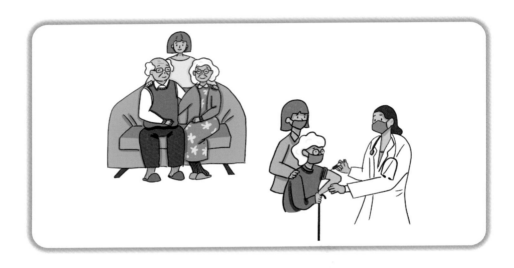

　　许多研究表明新冠病毒的奥密克戎变异株对于老年人，特别是没有接种过新冠疫苗的老年人以及同时患有慢性基础性疾病的老年人来说，健康危害还是非常大的，其发展为重症和死亡的风险远高于其他人群。根据第七次全国人口普查的统计结果，我国60岁以上的人口已超过2.6亿，且老年人口的规模还将长期继续增加。因此，必须高度重视针对老年群体的新冠肺炎疫情防控工作。

　　奥密克戎变异株不仅传播速度快，而且过程隐匿，尽管接种新冠疫苗不能完全阻断病毒传播，但是对于预防重症和死亡仍被证明是极为有效的。因此，建议符合疫苗接种条件的老年人应接尽接，做到早接种，早保护。现有临床研究结果显示，疫苗大约在全程接种两周后，就能产生良好的免疫效果。已完成全程接种的老年人，在接种满6个月后还应尽快接种加强针。

　　截至2022年7月，我国已累计接种新冠疫苗逾34亿剂次，大规模接种充分证明了国产新冠疫苗是安全可靠的，其一般反应、异常反应、严重异常反应的报告率均低于脊髓灰质炎疫苗、麻疹疫苗、流感疫苗、乙肝疫苗等全国其他常规接种疫苗的报告水平。

有许多老年慢性病患者担心接种新冠疫苗会加重自己的病情或导致严重的健康损害，实际情况并非如此。健康状况稳定，药物控制良好的慢性病人群，以及高龄老人都并非新冠疫苗接种禁忌人群，老年人只要不是处于疾病急性发作期、有严重过敏、各种疾病正处于发热阶段，或因严重疾病生命已经进入终末阶段等特殊情况，均建议接种新冠疫苗。当然，每个老年人的具体情况有所不同，不确定是否能接种时，还是建议在接种前咨询有经验的临床医务人员，并在其指导下进行接种。

那么那些长期居家的老年人是否还有必要接种新冠疫苗呢？答案是肯定的，因为即使不与外人接触，与家人共同生活仍会使老人面临家庭内传播的风险。

老年人在接种疫苗前还应提前了解接种流程和相关知识，提前预约，避免由于等待时间过长而导致疲劳或紧张。接种前保证充分休息，最好不要空腹接种，并建议家属全程陪同。接种当天，老年人宜穿宽松、易穿脱，且保暖的衣服，接种后需留观半小时，若出现气短、心慌、无力、高热等情况，应尽快及时就医。

除接种疫苗之外，老年人在日常生活中还应保证良好的膳食营养供给和充足的睡眠休息，生活规律，保持良好的个人卫生习惯，以提高机体的免疫力；有基础病的老年人不要中断治疗，家中要准备一些常用药和必备药品；尽可能不去人群密集的场所，外出时可选择一次性医用口罩，不建议老年人使用 N95、KN95 等密封性强、呼吸阻力大的防护口罩；居家生活时，应经常开窗通风，但老年人在通风时要注意保暖，避免感冒；在对物品进行消毒时，应尽可能选择刺激性较小的消毒剂，优先用 75％的酒精棉擦拭，也可用稀释的 84 消毒液清洁家具和地面；子女等家属应和老年人多交流，了解他们是否存在生活、医疗方面的困难，观察他们是否处于焦虑和担忧等心理状态，并及时解决和疏导。

十五、闭环期间如何保持主动健康？从科学膳食开始

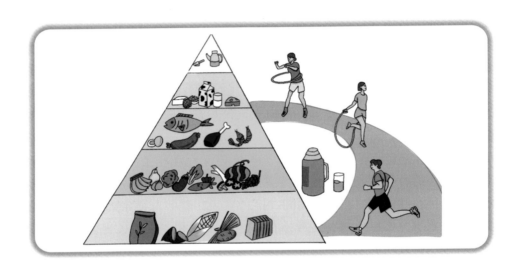

在闭环隔离期间，远离了外出堂食和外卖，在家做饭如何吃出健康？哪种膳食模式能够帮助您保持主动健康，提升自我免疫力？本节主要介绍闭环期间如何通过科学膳食实现主动健康。

（一）什么是主动健康

当前中国最大的公共卫生问题是慢性非传染性疾病和老龄化加重，新冠肺炎这一突发传染病也给人们的健康敲响了警钟。同时，各类慢性疾病如肿瘤、心血管病、肥胖和代谢综合征出现年轻化趋势。社会对健康需求的增加和卫生资源有限的矛盾亦促使传统疾病防控理念发生转变，主动健康理念应时而生。

主动健康强调充分发挥个体的主观能动性，以培养健康行为为主，综合利用各种医疗措施，从而达到提高居民体质，将人体保持在健康状态的

目的。人体是一个复杂系统，具有强大的自我修复和自组织能力，主动健康的任务是在充分发挥个体能动性的前提下，综合利用各种可控的方法，激活人体潜能，达到消除人体疾病和提高机体能力的目的。

（二）主动健康对免疫力的促进作用

免疫系统是人体自愈系统中最重要的一部分，免疫能力的维护是人类追求主动健康的题中之意。免疫力是指机体抵抗外来侵袭，维护体内环境稳定性的一种能力，也是人体识别和排除"异己"的生理机制。研究证实，良好的生活方式是改善机体免疫力的重要途径，也是实现主动健康的重要手段之一。因此，主动健康的任务是在充分发挥个体能动性的前提下，综合利用可控的方法，激活机体自愈能力，识别外来有害物质以及人体本身可能产生的损伤因子和肿瘤细胞等，达到防治疾病和提高机体免疫力的目的。

随着科学不断发展，人们可以从很多方面维护和"修理"自己的免疫系统，免疫系统维护方式大致分为医学方式和非医方式。医学方式包括我们常见的用于新冠肺炎防治的疫苗接种等；非医方式主要是改变生活方式和习惯，包括调整食物营养结构和摄入量、选择合理运动时间和强度、保证睡眠质量和调节心理情绪等。通过合理搭配饮食结构，可以实现主动健康，进而增强自身的免疫力。

（三）不同膳食模式对主动健康的影响

根据最新的《中国居民膳食指南》和国际顶尖医学期刊《柳叶刀》杂志介绍，膳食营养因素对人体健康存在显著影响。在过去几十年中，学者们对营养和疾病的相关性评估逐渐从单一营养素的研究转向针对膳食模式的探索，先后发现多种具有显著特点的膳食模式，包括地中海、西方、日本和东方等膳食模式。由于组织炎症是各类疾病的重要特征，而饮食是炎症的重要调节剂，所以根据不同膳食模式的炎症调节潜力，可将它们分为促炎和抗炎两种类型。

1. 促炎膳食及其对健康的危害

西方膳食模式是促炎膳食的典型代表，它的特点是大量摄入红肉和加工肉类、甜品、炸薯条，其中不饱和脂肪酸主要来自乳制品和猪油类产品。

由此可见，促炎膳食具有高盐、高糖和高脂的特点。

在西方膳食中，食盐（氯化钠）含量丰富。高盐具有促炎症作用。钠是细胞外液的基本成分，摄入过量的盐会导致细胞间质处于高渗状态。固有和适应性免疫细胞可以感知间质中的高渗钠，高渗钠会影响免疫细胞的功能，从而导致免疫内稳态的整体失衡。

研究表明，盐能使脂多糖诱导的巨噬细胞促炎活化，延迟皮肤伤口愈合；高盐饮食会使小鼠脾脏和肺部自然杀伤细胞的数量显著减少，引起肠道细菌群落失衡，降低先天免疫反应；同时，高盐饮食会增加高血压、心血管、肿瘤和自身免疫疾病的发病风险。因此，世卫组织推荐健康人每天食盐摄入量不应超过 5 克。

摄入过量的糖会引起机体血糖增高，可削弱机体的免疫能力，从而降低抗感染能力。在摄入大量的糖后，餐后 1～2 小时中性粒细胞的吞噬能力降低了 50％，5 小时后吞噬能力仍然显著低于空腹状态。高糖饮食易使血糖升高，引起胰岛素抵抗，加剧炎症，损害免疫系统，包括造成固有免疫缺陷（如中性粒细胞、巨噬细胞和自然杀伤细胞功能障碍）和获得性免疫缺陷（如抑制补体、抗体效应），从而降低人体抵御感染的能力。高血糖会影响中性粒细胞、巨噬细胞的吞噬能力，引发自然杀伤细胞功能障碍。

随着人们的饮食结构从低脂到高脂的转变，很多国家的肥胖和其他心脏代谢性疾病的发病率显著上升。长期高脂饮食对肠屏障的完整性有许多不利影响。肠屏障系统由黏液层、肠上皮细胞、免疫细胞和肠道微生物群等组成。高脂饮食破坏肠屏障，增加通透性，会引发炎症性肠病、坏死性小肠结肠炎等肠道疾病。此外，研究发现，高脂肪和加工肉类的摄入量与心血管疾病发生概率呈正相关。因此，2015 年美国心脏协会建议调整饮食模式，将饱和脂肪酸的摄入量由占总能量 11％减少到 5％～6％，以期降低心血管疾病风险。

2. 抗炎膳食及其对健康的助益

抗炎膳食主要含有具有改善慢性炎症的食物成分，包括 ω-3 型脂肪酸、多酚、膳食纤维以及天然抗氧化剂。抗炎膳食模式包括地中海饮食模式、东方膳食模式、江南膳食模式等。目前地中海饮食模式与人体健康的关系的研究报道较多。

地中海饮食富含植物性食物、食用橄榄油。每日摄入奶酪或酸奶，每周适量摄入鱼禽蛋，每月吃少量红肉，便是很典型的地中海饮食模式。研究发现，采用地中海饮食模式的人群肠道菌群中的有益菌，如拟杆菌、双歧杆菌等会大量增加。地中海饮食模式可以缓解代谢综合征，预防心血管疾病。然而，由于中国人有自己的遗传特质和长期形成的饮食方案，地中海饮食模式对于中国人的健康是否具有益处还需要进一步的科学研究支撑。

膳食纤维在抗炎膳食中有着重要地位。现在已经有很多研究表明膳食纤维可以调节并改善人类肠道菌群状况，并借此提高整体免疫力和缓解炎症反应。富含膳食纤维的饮食可以降低冠状动脉疾病、结肠癌和 2 型糖尿病的发病率。膳食纤维的结构复杂，人体的消化酶不能分解消化，因此膳食纤维可以进入大肠，成为部分细菌发酵产能的底物。细菌把这些碳水化合物分解发酵获得能量，同时产生一类叫作短链脂肪酸的副产物，包括乙酸、丙酸和丁酸等。大量研究表明，这些短链脂肪酸可以参与人体的多项生理过程：第一，为肠道细胞的生长更新提供能量；第二，调节肠道内分泌，增加胰岛素的产量；第三，调节大脑食欲中枢，增加饱腹感；第四，调节免疫，减轻炎症反应，特别是减轻肺部过度的炎症反应。菊粉和其他寡聚果糖是被研究得最多的膳食纤维，它们能在一定程度上刺激结肠中的双歧杆菌的生长，使其产生短链脂肪酸并刺激免疫系统，对循环淋巴细胞的类型和数量有正向的影响。

抗炎膳食中还包含大量水果、蔬菜、坚果、豆类和全谷类等植物食品。这些植物食品中含有大量对健康有益的植物化合物。植物化合物是指植物生长过程中产生的对人体健康有着特殊的非营养作用的有机化学物质，具有抗氧化、抗癌和抗炎的作用，是潜在的免疫调节剂。黄酮类植物化合物如姜黄素、阿可拉定、芹菜素及醌类天然产物，是一类天然的免疫调节剂和新型肿瘤免疫预防剂；多酚类化合物如绿茶提取物可以通过增强先天免疫应答，预防慢性炎症相关的自身免疫病和肿瘤；黄酮醇和槲皮素在不同肿瘤相关信号通路和生长因子中具有调节作用。由此可见，植物化合物不仅可降低致癌物质的活性，而且可以增强机体免疫力，帮助人体抵御致癌物质的侵袭。常见的植物化合物如表 2-3 所示。

表 2-3　常见植物化合物的种类、食物来源与活性

名称	代表化合物	食物来源	生物活性
多酚	原儿茶酸、绿原酸、白藜芦醇、黄酮类	深色水果、蔬菜、谷物	抗氧化、抗炎、抑制肿瘤、调节毛细血管功能
类胡萝卜素	胡萝卜素、番茄红素、玉米黄素	玉米、绿叶蔬菜、黄色蔬菜、水果	抗氧化、增强免疫功能、预防眼病
有机硫化物	异硫氰酸盐、丙烯基硫化合物	十字花科和葱蒜类蔬菜	杀菌、抗炎、抑制肿瘤细胞生长
皂苷	甾体皂苷、三菇皂苷	酸枣、枇杷、豆类	抗菌、抗病毒、增强免疫力
植物雌激素	异黄酮、木酚素	大豆、葛根、亚麻籽	雌激素样作用
植酸	肌醇六磷酸	各种可食植物种子	抗氧化、抑制淀粉和脂肪的消化吸收
植物固醇	β-谷固醇、豆固醇	豆类、坚果、植物油	抗炎、退热、抑制胆固醇吸收

　　此外，由于人体免疫系统正常发挥作用需要有足够的营养物质支持，在日常生活中，需要摄入足量且比例恰当的营养素来维持免疫系统的正常运作。首先应当保证蛋白质、脂肪、糖类三大营养物质均衡，其中蛋白质是构成机体的重要物质，缺乏蛋白质会使机体无法产生足够的免疫细胞和免疫分子，从而影响机体免疫力。因此，为了提升机体免疫力，需要确保足量优质蛋白摄入。优质蛋白质是指各种氨基酸的比例接近人体蛋白质中氨基酸的比例的蛋白质，这类蛋白质更易被人体吸收利用。优质蛋白质主要源自动物蛋白和豆类蛋白，也就是鱼、瘦肉、牛奶、蛋类、豆类及豆制品的蛋白。动物蛋白质中鱼类蛋白质最好，植物蛋白质中大豆蛋白质最好。

　　最后，参照《中国居民膳食指南》健康饮食，牢记 8 条 "膳食经典"：①食物多样，合理搭配；②吃动平衡，健康体重；③多吃蔬果、奶类、全谷、大豆；④适量吃鱼、禽、蛋、瘦肉；⑤少盐少油，控糖限酒；⑥规律进餐，足量饮水；⑦会烹会选，会看标签；⑧公筷分餐，杜绝浪费。

十六、如何增强免疫力？您有一份运动处方待领取

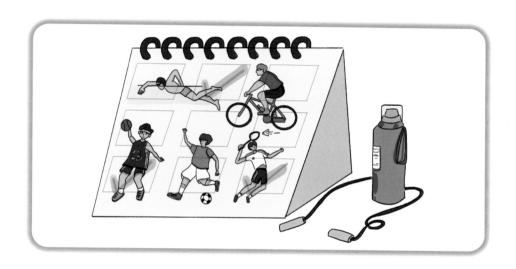

虽然疫情限制了人们的活动范围，但是人们仍然需要尽量通过室内运动增强自身免疫力。接种新冠疫苗虽然可以降低感染新冠病毒的风险及严重度，但是通过运动增强自身免疫力同样重要。长期缺乏运动可能改变肌生成素的分泌、降低胰岛素敏感性、减少肌肉量、导致餐后脂质代谢减弱并加快内脏脂肪积累，增加罹患 2 型糖尿病、心血管疾病和骨质疏松的风险。此外，运动在抵抗衰老，预防癌症、病毒感染和炎症等适应证上发挥着多种积极作用。如果人体免疫力低下，感染新冠肺炎的风险和死亡率就会随之提升。相反，免疫力高的人，可以较好地抵御病毒的侵袭。主动选择运动，可增强免疫力，降低新冠病毒对人体的伤害。

（一）锻炼骨骼肌可提升免疫力

研究发现，运动延缓衰老的关键因素是骨骼肌。骨骼肌是人类非常重

要的免疫器官之一，由骨骼肌纤维产生、表达和释放并发挥内分泌作用的细胞因子或其他肽称为"肌生成素"。骨骼肌可以通过肌生成素进行免疫调节。

在运动时，骨骼肌能够分泌细胞因子，如 IL-6。研究显示，运动后骨骼肌分泌的 IL-6 具有抗炎的作用，同时能刺激肾上腺分泌第二个抗炎信号——皮质素。除了 IL-6，骨骼肌还能分泌 IL-7、IL-15 等细胞因子，使初始 T 细胞激活和增殖，增加 NK 细胞数量，使巨噬细胞极化并抑制脂肪产生。不仅如此，定期运动也会降低病毒感染的风险，增加肠道内微生物群的多样性。

（二）中等强度运动有益健康

中等强度运动的判定条件包括：运动时的心率在最大心率的 60%～70%；稍微感觉累；运动时的代谢当量是 3～6 MET；运动时的吸氧量相当于最大吸氧量的 40%～60%。在这 4 条中，满足任意一条即可视为中等强度的运动，例如快走、跳舞、休闲游泳、打网球、做家务等。以快走为例，中等强度的下限速度是每小时步行 4 公里。《中国居民膳食指南》建议每周至少进行 5 天中等强度运动，累计 150 分钟以上，至少隔天 1 次。成年人可以选择快走、游泳、乒乓球、羽毛球、篮球、跳舞等运动方式，老年人可以选择中速走、乒乓球、羽毛球、游泳、广场舞等。

该指南还建议所有年龄段的人群都要定期进行肌肉力量训练。此外，建议所有年龄段的人群减少静坐少动的行为。适当的运动能有效地释放出高浓度的儿茶酚胺来结合白细胞上的 β-肾上腺素能受体（β-ARs），促使高细胞毒性效应淋巴细胞向外周排出，它们与肌动素（如 IL-6）信号相结合，可能会增强人体的免疫监视、加快免疫细胞排出并提升抗肿瘤活性。

（三）科学运动提升免疫力

运动对免疫系统的有益影响取决于运动的强度和时间，有规律的适度运动对免疫系统有正面影响，高强度长时间的运动可能会降低免疫细胞代谢能力而导致免疫功能障碍。研究人员建构了运动负荷和上呼吸道感染风险关系的 J 曲线模型。通过运用该模型可以发现，高强度的运动训练会使运动员免疫细胞代谢能力降低，导致短暂的免疫功能障碍。值得注意的是，剧烈运动对免疫功能的负面影响是短暂的，免疫细胞数量和功能通常在 24 小时内就可以恢复到运动前的数值，但若运动期间恢复不足，如运动员长时间进行强化训练，此时细胞暂时的功能下降可能发展为慢性的免疫抑制，可能会削弱人体的抵抗力。

已有随机临床试验和流行病学研究证明，适度运动与上呼吸道感染发病率负相关。中等到高强度少于 60 分钟的运动可促进免疫系统功能，刺激循环和组织之间高度活跃的免疫细胞亚型持续交换，每次运动都能提高巨噬细胞活性，增强免疫球蛋白、抗炎细胞因子、中性粒细胞、NK 细胞、细胞毒性 T 细胞和未成熟 B 细胞的再循环，有规律的运动带来的抗炎和抗氧化作用随着时间推移在预防肿瘤、动脉粥样硬化等疾病中有累积效应。

含光篇

2020 年，世界卫生组织总干事谭德塞博士在阐述新冠肺炎疫情的教训时，重申了全民健康覆盖是世界卫生组织的首要任务，也是全球各国在可持续发展目标中共同确定的愿景。"健康不是奢侈品，而是社会和经济发展的基础。"同样，健康不仅与发展相关，更与每个人息息相关。世界卫生组织同样曾指出，每个人的健康与寿命，60％取决于自己的行为。生活方式对健康的影响远超我们的想象，不当的生活方式正是疾病的来源。所以，要当心那些不以为然的坏习惯，这些坏习惯每一个都可能给健康埋下隐患。同时，也要养成有益健康的好习惯，以改善自身健康状况。到底哪些是需要我们养成的健康习惯呢？让我们一起在"含光篇"中揭开谜底。

第三章

健 康 习 惯

一、一日三餐要定时，规律作息不熬夜

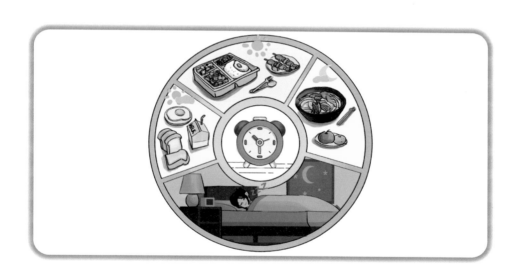

　　清晨的阳光唤醒昼行动物，而日落则催人入眠。人类的日常活动节奏是由人体的生物钟主导的，这种节奏被称为昼夜节律。生物钟分为中央时钟和外周时钟，中央时钟位于下丘脑的视交叉上核，受到光或暗周期的影响，也会受到咖啡、茶等食物的影响；外周时钟位于大多数哺乳动物的外周细胞，除了受到中央时钟的调节以外，还受到饮食节律和营养物质的调节。昼夜节律系统保障着人体的能量平衡，包括食物摄入、脂肪积累和热

量消耗，昼夜节律的中断可能会导致人体的代谢紊乱。既往研究主要关注吃什么，而很少去研究什么时间吃更健康。近年来，用餐频率（每天进食次数）和进食时间对健康的影响逐渐引起科学家们的兴趣，营养学与生物钟领域的交叉研究催生了一门新兴学科：时间营养学。

时间营养学包括两个方面：一方面，时间营养学关注营养成分或食物成分对生物钟系统的调节作用。例如，咖啡因延长了生物钟周期和运动节律，高脂肪饮食改变了脂肪生成、脂质循环、运动活动和进食行为的节律；另一方面，时间营养学研究进食时间对生物钟系统输出的影响。例如，不吃早餐和夜间进食会增加肥胖的风险，而限时进食可以防止高脂肪饮食引起的代谢紊乱。规律进食或限时进食会使生物钟节律同步并增强，不规律的进食会导致生物钟节律不同步并减弱，可能导致代谢紊乱。

在现代社会中，人们的饮食习惯越来越多样化，典型的早餐、午餐和晚餐往往很难区分。不吃早餐、间歇性禁食、深夜食堂（夜间进食）等饮食文化也受到很多人的追捧。今天，我们就来聊一聊一日三餐定时吃和这些饮食文化背后的科学故事。

（一）早餐应当按时吃

现代社会人们的生活和工作节奏越来越快，"夜猫子"越来越多。由于平时工作或者学习繁忙，人们往往忽视了吃早餐。到了周末，睡个懒觉是每个打工人的追求，不吃早餐的情况也是越来越普遍。然而，早餐作为一天中的第一餐，距离前一天晚餐的时间最长。此时，人体内的糖原已经消耗殆尽，如果不能及时补充能量，可能会出现低血糖、头晕的情况。大多数流行病学研究，包括长期的临床干预研究，都表明吃早餐是有益健康的。俗话说，一日之计在于晨，早餐是开启一日能量之门的钥匙。早餐与人体外周时钟的时相密切相关，对肝脏时钟相位的影响尤为重要，在模仿人类饮食模式的动物研究中，早餐是确定肝脏时钟相位的最有效的一餐。吃早餐对一天中其他时间的膳食营养摄入、健康状况、工作和学习效率都至关重要。特别是对于青少年群体来说，是否按时吃早餐不仅会影响认知发育和学习成绩，还会影响其代谢健康和体重状况。2010 年的一个涵盖多项研究的综合分析，纳入了 57 481 名儿童，结果显示不按时吃早餐的儿童体重身高指数（BMI）更高，表明按时吃早餐与降低超重或肥胖的风险有关。另外，什么时间吃早餐也很关键。在早上八点半前吃饭的人，血糖水平和胰岛素抵抗程度均低，得 2 型糖尿病的风险也较低，所以美国内分泌学会在 2021 年年会上提出建议：早餐最好不晚于八点半。当然人们偶尔睡个懒觉，会导致错过了最佳早餐时间。此时，有人也许会问，早餐是吃还是不吃呢？其实，中饭之前可以适当地吃一些填填肚子，俗话说得好，迟做总比不做好，早餐也是一样，吃了总比不吃强。

有人认为，少吃一餐，能量摄入减少了，当然可以减肥。其实不然，目前还没有任何证据表明不吃早餐是一种有效的减肥策略。相反，按时吃早餐可以促使个体形成更健康的饮食模式，改善心血管疾病相关的代谢因素，并将血糖控制在比较稳定的水平。有研究者在超重人群中做了一项随机对照试验，比较了吃早餐和不吃早餐对体重的影响，结果发现两组人群的体重减少并没有明显差异。研究者同时还在体重较轻的人群中开展了类似的研究，结果发现每天吃早餐可以消耗更高的身体活动热量，与此同时，吃早餐的人摄入了更多的膳食能量，对当天晚些时候的食欲有一定的抑制作用。每天有规律地吃早餐还可以将血糖水平控制在比较稳定的水平。所以，研究结论就是吃不吃早餐对体重影响并不大，对于有减肥需求的人来说，更重要的是扩大全天消耗的总热量与摄入总能量的缺口，缺口越大，减肥的效果越明显。一晚上没有进食，早上再不按时吃早餐，身体就会有很强的饥饿感，到了中午反而会狼吞虎咽，或者吃更多不健康的零食犒劳自己，无形之中摄入了更多的能量，就会进入越减越肥的死循环。从这个角度看，养成按时吃早餐的习惯，更易于养成健康合理的饮食习惯，这也许是规律吃早餐的人拥有更健康的身体的直接原因。

总的来说，从热量摄入方面考虑，不吃早餐就没有饱腹感，反而会导致一天中总热量摄入增多。从进食时间方面考虑，不正常的进餐时间会影响外周时钟，甚至会改变血脂代谢相关基因的转录水平。而且，不吃早餐导致空腹时间延长，会进一步引起机体的氧化应激和胰岛素抵抗。近年来，国内外多项研究发现，不吃早餐会增加脑出血、动脉硬化、蛋白尿甚至心血管病死亡、全因死亡的风险。流行病学研究为不吃早餐和心血管疾病代谢风险之间的关系提供了强有力的证据。这些疾病包括超重和肥胖、糖尿病、心血管疾病和高血压。与规律吃早餐的人相比，不吃早餐的人甘油三酯、总胆固醇、低密度脂蛋白胆固醇、空腹血糖均有显著升高；高密度脂蛋白胆固醇水平显著下降。也就是说，不吃早餐会导致"坏的胆固醇"和血糖升高，而"好的胆固醇"降低。对于那些肥胖或不运动的人来说，不吃早餐对血脂和血糖的影响更大。我们知道高脂血症和糖尿病是心脑血管疾病的主要原因。不吃早餐，就会增加患心脑血管疾病的风险。有研究表明，吃早餐可能使死亡风险降低 31％，患心血管疾病的风险降低 55％。

（二）深夜进食有害健康

正常的晚餐时间约在晚上 6 到 8 点之间，这里的夜间进食指的是至少25％的食物摄入是在晚餐后摄入的，或者每周至少有两次夜间进食，也被称为夜食综合征，这个概念于 1955 年首次提出。来自欧洲和美国的研究的证据表明，夜食综合征在严重肥胖人群中具有很强的特征。与不吃夜宵的人相比，吃夜宵的人 BMI 更高，患肥胖症的风险更高。此外，一项纳入60 000 多名日本成年人的研究表明，吃夜宵和不吃早餐与更高的代谢综合征风险相关。不过，目前为止的结论仅限于横断面调查，只有一项前瞻性队列研究调查了深夜进食和心血管疾病风险之间的联系。结果表明，深夜进食的男性与那些不在深夜进食的男性相比，患心血管疾病的风险高 55％。所以，喜欢深夜进食的人们最好在想要大快朵颐之前赶紧睡觉，在保证睡眠的同时，又避免了深夜进食，一举两得。

（三）间歇性禁食是否值得提倡

人类在农业革命之前以狩猎和采集浆果为生，由于食物时常短缺，不得不受限于这种自然的间歇性禁食模式，因而无法形成定时进餐的饮食模式。在现代社会中，随着饮食习惯的改变，超重、肥胖或者患有代谢性疾病的人群比例逐渐增加。近年来，在超重人群中非常流行一种轻断食饮食，也称为间歇性禁食。间歇性禁食通常有两种模式，一种是每日限时进食，将进食时间段缩窄至 6～8 小时之间；另一种就是 5：2 间歇性禁食，即每周 7 天有两天仅吃一顿中等量的餐食。这种间歇性禁食对健康的影响研究多在超重、肥胖或患有代谢性疾病的人群中开展。美国约翰斯·霍普金斯大学医学院的神经科学家马顿教授在《新英格兰医学杂志》上撰文，他认为间歇性禁食确实可以更健康的方式调节机体的代谢。文章指出，间歇性禁食使机体发生了代谢转换，这种转换能够改善血糖调节，抑制炎症因子，增强了抗压能力，在动物和人类实验中发现间歇性禁食可以降低血压、血脂，改善与肥胖和糖尿病相关的风险因子。而且有证据表明，隔天禁食和定期禁食都可能对减肥有效，有助于降低甘油三酯浓度和血压。另外，间歇性禁食也有利于大脑健康，改善学习和记忆。

在上文中提到的代谢转换主要指的是生理时钟在调节营养和能量平衡方面的广泛作用。我们知道中央时钟控制活动、休息和相关的进食、禁食行为的日常节律。因此，代谢功能在饱足期的营养消化和能量储存与饥饿期的营养排泄和能量调动之间来回摆动。这种营养和能量的平衡涉及多个器官。在分子水平上，代谢节律与基因网络活动、蛋白表达、代谢物水平和氧化还原状态的日常振荡有关。中央时钟和外周时钟在这些过程的日常时间协调中起着至关重要的作用。慢性昼夜节律紊乱是代谢性疾病的危险因素。间歇性禁食将每天的热量摄入限制在 8～12 小时内。这种模式对多个器官系统都有普遍的好处。

不过，科学界也存在不同的声音，同样发表在《新英格兰医学杂志》上的一篇文章，首次明确了时间限制性节食的肥胖治疗模式之所以能起效，是因为其缩短了进食时间，从而控制了热量摄入。这个结论革新了之前人们对节食模式的传统认识。目前关于间歇性禁食对健康的影响，科学家们还没有达成共识。不过，值得注意的是，关于间歇性禁食的大部分研究是针对超重、肥胖人群或者患有代谢性疾病的人群，对于现代社会的一般健康人群来说，按时吃早、中、晚餐是机体在长期的进化中与现代的社会环境相适应的一种饮食模式，也是健康生活的一部分。

（四）一日三餐应定时定量

我国的饮食文化源远流长，不久前发布的《中国居民膳食指南（2022）》也首次提出了规律进餐的膳食准则，建议人们合理安排一日三餐的时间及食量，从而做到进餐定时定量。该指南指出，近 20 年来的数据显示，我国居民每日三餐规律的人群比例有所下降，不吃早餐的比例显著增加，零食消费率呈大幅增加趋势。这些进餐不规律的行为可能会增加超重/肥胖、糖尿病等发生的风险。目前，三餐加零食是现代社会最常见的饮食模式。然而，从科学的角度来说，全天的能量应基本按照早餐 25%～30%，午餐 30%～40%，晚餐 30%～40%的比例分配。该比例可根据个人职业、劳动强度和生活习惯的不同进行适度调整。特别需要注意的是，零食作为一日三餐之外的补充，可以合理摄入，但是来自零食的能量应计入全天能量摄入之中。关于进餐的时间安排，一般情况下，早餐在 6：30～8：30，午餐在 11：30～13：30，晚餐在 18：00～20：00 进餐为宜。除此之外，要坚持天天吃早餐，并保证其充足，不经常在外就餐，不暴饮暴食，不吃夜宵，尽可能与家人共同就餐，并营造轻松愉快的就餐氛围。

（五）睡眠对健康的重要性

人类一生中约有三分之一的时间是在睡眠中度过的，良好的睡眠对身心健康非常重要。美国睡眠科学家赫特夏芬曾说："如果睡眠没有提供绝对重要的功能，那么它一定是人类进化过程中最大的罪过。"为了探索睡眠的意义，人类进行了一次又一次奇妙的探索。1938 年，芝加哥大学的纳塞尼尔·克莱德曼和助理布鲁斯·理查德森一起开展了为期 6 周的科学研究，他们住到了地球极深的洞穴之一，肯塔基州的猛犸洞里。研究者发现在完全黑暗下，身体会形成内源性的昼夜节律，而非随机的醒来与入睡，而是保持 15 个小时清醒，9 个小时睡眠依次循环。

每个人体内都有一个看不见的生物钟，它能让生理情况随昼夜时间变化而变化，形成昼夜节律。在太阳东升西落的周期中，地球生物会优先参考自然这种优先级最高的节律，无论人们是否睡着，其身体都会遵循循环的昼夜节律，它控制着人体，使之在白天保持清醒，在夜晚变得迟缓。什么时候该睡觉，是人体的睡眠需求和体内生物钟共同决定的行为表现。既然节律在循环，为什么有的人喜欢早睡早起，而有的人却习惯晚睡晚起？这或许与基因位点相关。2019 年，英国的一项研究分析了近 70 万人的基因组信息，这一大规模全基因组关联分析（GWAS）发现了 351 个过去未发现的与睡眠节律偏好相关的基因位点。在调查参与者中，携带早起型等位基因最多的 5％的人群和携带早起型等位基因最少的 5％的人群相比，平均入睡时间要提早 25 分钟。

古人日出而作，日落而息，遵循自然的规律，顺从与自然节奏合拍的时间安排。工业化进程的加快和社会竞争的加剧导致了社会需求和人体内源性生物节律相冲突。尽管人类是昼行性生物，但火的使用以及后来的人工照明使人类能够延长光相，在晚上也能享受社会和家庭休闲活动。再加上电子设备和多种形式的社会通讯的普及，人们的就寝时间就这么被推迟了。在工业化社会之前，起床时间是自发的，与日出时间有关。事实上，现代大多数人在天亮后很久才起床，通过闹钟来确保我们能够准时上班。如果外部强加的时间安排与体内昼夜节律不一致，就会造成昼夜节律紊乱。睡眠—觉醒调节与昼夜节律和稳态特征有关的特质，不可避免地会导致昼夜节律存在个体间的差异。由于每个人的生活环境、生活习惯各不相同，加之光线、温度、药物、年龄等因素的影响，人们的昼夜节律也会随之发生变化，产生不同的睡眠—觉醒的早晚偏好。在人群中，中间型节律者大约占50%，晨型人和夜型人各占剩下的50%。

（六）睡眠推迟与睡眠障碍的产生

当代社会节奏日益加快，时间变成了稀缺资源，人们往往因为在规定的时间内难以实现工作或学习目标而挤压个人休息时间。在2022年世界睡眠日，《中国睡眠研究报告（2022）》显示，在过去10年中，国人的入睡时间晚了两个多小时，睡眠平均时长从2012年的8.5小时缩减到2021年的7.06小时。报告指出，影响睡眠时长的因素包括：看手机或上网导致睡眠拖延、工作或学习时间挤占了睡眠时间，睡眠时长缩短会导致失眠等睡眠障碍。在新冠肺炎疫情期间，人们居家时间变多，但整体入睡时间延迟了2到3小时。

2022年的睡眠报告针对"双减"政策对中小学生睡眠的影响进行了专题分析，指出"双减"对中小学生睡眠问题的改善有着积极的意义。"双减"政策实施前，各地中小学生睡眠普遍不足。在"双减"政策实施后，61.53%的中小学生家长表示孩子上床睡觉时间提前了，69.98%的中小学生家长表示孩子的睡眠质量有所改善。但仍有50.48%的中学生家长和37.77%的小学生家长认为，孩子在工作日和休息日的每天平均睡眠时长无法达到8小时，这一现象表明中小学生睡眠问题仍值得持续关注。

《2022中国职场青年睡眠质量报告》显示：仅有6%的人会在22点前入睡，晚睡、熬夜在成为当代青年流行趋势，与之相伴的缺觉、失眠也成为他们的烦恼。研究数据显示，中国有约1.3亿的年轻人有晚睡熬夜的习惯，熬夜等睡眠障碍已成为全球性的问题。

（七）熬夜对人体的影响与危害

2007 年，世界卫生组织（WHO）就已经把"熬夜"定义为 2A 类致癌因素，与高温油炸食品同属一类。那么在日常生活中，几点入睡算熬夜呢？良好睡眠的重点是"规律"和"充足"。如果生物钟不规律，睡眠不充足，大脑无法完全清除代谢废物，就会对神经健康造成损伤。睡眠不足还能造成中枢神经昼夜节律紊乱，影响外周生物钟运转，导致各类心脑血管、代谢、免疫疾病。正如前面所说，每个人都有不同的节律偏好，对于习惯了凌晨 3 点睡，中午 11 点起的"夜猫子"来说，其睡眠仍然同时满足"规律"和"充足"两大要素。虽然这种作息严格意义上来说不算熬夜，但是处在社会活动中，白天人们需要跟随主流生活作息进行工作，再加上阳光对生物钟的影响，"晚睡晚起"可能会导致生理节律失调。

那么每天都比前一天少睡一会儿，算熬夜吗？长期的慢性睡眠不足比起急性通宵熬夜产生的负性健康效应往往更加难以被察觉。一项发表在《睡眠》杂志上的研究曾纳入 48 名参与者进行了为期两周的测试。其中，一组参与者获得 8 小时的充足睡眠，另一组只能睡 4～6 个小时，最后一组参与者在三天中无法睡觉。结果发现，每天将睡眠时间限制在 6 小时及以下的参与者们，其认知表现相当于经历了两天睡眠剥夺的参与者。更危险的是，虽然那些每天只睡 6 小时的参与者们表现出较差的测试结果，但他们中的大部分人完全没有意识到自己的认知障碍，说明长期缺少睡眠更加狡猾，造成的健康影响远超自身想象。

熬夜会对人的脑功能产生负面影响。正常的大脑功能需要大量的能量供应，达到人体全身能量的 20％。这些能量从哪里来呢？是脑糖原在星形胶质细胞中发生糖酵解生成的，而脑糖原是大分子，无法通过血脑屏障，只能在睡眠过程中合成积累。在经过一天的学习或工作后，大脑会产生大量代谢废物，如果不及时清理便会损害大脑健康。这些代谢废物是在人进入睡眠状态时被清除的。清理大脑代谢废物的介质叫作脑脊液，在我们颅腔中有 125～150 毫升的脑脊液，大脑内的脑脊液能够通过重吸收过程清理代谢废物，维持大脑的动态平衡状态。携带代谢废物的脑脊液会沿脊柱向下转移到淋巴系统，其携带的代谢废物经过层层转运，最终进入肝脏被分解。

1991 年，β-淀粉样蛋白被发现对大脑神经元有毒害作用。2012 年的研究发现，大脑中的类淋巴系统具有废物清理功能，睡眠时大脑中的脑脊液会清除 β-淀粉样蛋白的代谢废物。2013 年的一项研究再一次证实了睡眠与大脑代谢和相关的清理机制有关。2020 的最新研究进一步证明，类淋巴系统的功能不仅取决于睡眠或清醒，还受生物钟的昼夜节律调节。

大脑的清理系统在晚上睡眠时处于最为活跃的状态，因为在清醒状态下大脑要处理各类感知信息，在进入睡眠状态后，处理信息的神经中枢活跃降低，清除代谢废物的系统，也就是类淋巴系统变得活跃起来。清除代谢废物时，大脑细胞缩水 60%，细胞间隙增加，以帮助脑脊液更加顺畅地通过大脑组织间隙以清除废物。之前人们并不认为大脑中存在淋巴管，直到 2015 年，研究者发现大脑中的代谢废物是通过淋巴管来实现转运的，而淋巴管也是大脑和免疫系统之间的运输通道。2019 年波士顿大学的一项研究展示了睡眠清除代谢废物的过程，该研究表明睡眠状态下脑脊液会受到睡眠时大脑慢波的影响，在周期性的震荡过程中清除大脑中的 β-淀粉样蛋白。当处于清醒状态时，这种有规律的周期性变化会随之消失。这是因为在清醒状态下，大脑需要足够的血液供氧。当大脑血液充盈时，脑脊液只能活动在大脑的表面，很难有进入大脑内部的机会。此时，进入大脑的脑脊液仅仅是睡眠状态下的 5%。

不仅仅是 β-淀粉样蛋白，大脑白天积累的代谢废物中还存在大量活性氧。虽然我们依赖氧气分解糖原来提供能量，但氧气这种强氧化物以及它衍生的活性氧，会对机体健康造成损害。虽然我们的身体对活性氧自由基有一套清除机制，但在大脑中的清理主要在睡眠时进行。活性氧如果得不到及时清理，大脑健康就会受到损害。

虽然睡眠可以使大脑完成清除废物的主要工作，但睡眠的作用并不仅限于此。通过脑电活动模式的研究可以知道，处于睡眠状态时，大脑在两种模式中转换：快速眼动睡眠和慢波睡眠。慢波睡眠的特征是大量脑细胞的脑电活动节奏缓慢（每秒产生 1 至 4 次）。随着睡眠的进行，快速眼动睡眠占据主导地位。慢波睡眠能够反映所谓"陈述式"记忆的存储，有利于长期记忆的形成。睡眠时大脑皮层与海马体通过记忆巩固完成记忆转移，一项动物实验进一步揭示了相关的神经机制。在经历迷宫练习后，小鼠处于睡眠状态时，大脑中会重现走迷宫的路径。这种记忆重现有助于加强脑细胞之间的联系，对于在记忆巩固的过程中形成长期记忆十分重要。

此外，还有研究表明，睡眠不足可能会从以下几方面影响人的身心健康。

第一，睡眠不足会导致免疫力下降。人体的免疫系统容易受到睡眠不足的影响，使得身体对抗感染和病毒的能力降低，增加人们患感冒和其他上呼吸道疾病的风险。美国加州大学的一项研究表明，在美国成年人中，自我报告的睡眠不足与过去一个月内感冒和/或感染增加有关。此外，睡眠不足还可能造成对疫苗接种的抗体反应减弱。另一项研究表明，充足的睡眠可帮助免疫系统抵御感染，也有助于提高疫苗接种的效力。

第二，长期睡眠不足会增加肥胖、高血压、糖尿病等慢性病的患病风险。当人们经历睡眠不足时，影响饥饿和饱腹感的激素（如瘦素、生长激素释放肽）会出现紊乱，从而导致他们在夜间渴望更多的食物，倾向于吃更多的夜宵。美国威斯康星州的一项睡眠队列研究发现，习惯性的短睡眠（即睡眠不足）与较高的身体质量指数水平有关。这表明，睡眠不足可能是导致肥胖的一个重要因素。长期睡眠不足，会造成皮肤营养障碍、内分泌紊乱，诱发慢性疾病。当长期睡眠不足造成肾上腺素分泌紊乱时，高血压、糖尿病等慢性疾病患病的概率均会增高。皮质醇是一种与压力相关的激素，会随着睡眠不足而升高，该激素不仅会影响我们应对压力的方式，而且会影响身体对葡萄糖和脂肪储存的利用。此外，睡眠不足还会引起胰岛素分泌紊乱或胰岛素敏感性发生变化，从而导致血糖升高，增加患糖尿病的风险。

第三，长期睡眠不足会影响记忆力和注意力。睡眠不足会减慢大脑额叶之间的联系，特别是空间、视觉和听觉领域的联系，进而影响注意力。工作记忆或短期记忆是大脑对信息的暂时性保存和加工。额叶承担了大部分工作记忆的基本功能，包括对声音、语言信息，以及视觉空间信息的加工处理。工作记忆受损时会影响注意力，并使执行复杂任务变得困难，从而影响人们在工作和学习中的表现。一些研究还发现，睡眠不足会影响长期记忆，包括随意回忆记忆和面部识别的能力。此外，记忆被认为能在睡眠期间得到维护和改善。

第四，长期睡眠不足会影响情绪。长期睡眠不足，引发生物钟紊乱，会造成人体生理机能失调，导致人的情绪出现变化起伏。一项研究表明，情绪会受到睡眠不足的影响：当睡眠不足时，与抑郁和情绪反应相关的大脑区域变得更加活跃；当人体处于疲倦时，对负面情绪的反应可能变得更激烈，并且由于前额叶皮层受到阻碍，人们调节情绪的能力可能会降低。

（八）如何减轻熬夜的危害

在人们不得不熬夜时，仍然可以采取各种措施减轻其危害。熬夜主要分为：临时熬夜、晚睡早起、晚睡晚起、夜班轮班四种类型。如果面临紧急情况不得不通宵熬夜，这种急性睡眠剥夺带来的神经元损伤大约需要一周的时间来恢复，提前补觉可能是一个比较好的补救方式。熬夜造成的认知受损程度会因为之前的睡眠量的多少而不同，事先多睡能减少通宵带来的认知能力损伤。熬夜时每隔半小时走动一次，这样可以尽量减轻熬夜对脊椎、心脑血管带来的损害，增加脑部血流量，提高效率。熬夜时要多喝水，减少甜食、咖啡因的摄入，补充维生素，并抽空小睡。从凌晨 2:00～3:00 开始，小睡 20～40 分钟能显著降低疲劳感，并降低熬夜对身体的伤害。但是睡得太久反而会导致醒后困倦感加剧。在经历偶尔一晚的熬夜后不用过度紧张，人类经过长达几百万年的进化，大脑对熬夜有适应性的应对机制。当第一天熬夜后，第二天进入睡眠后大脑中的慢波睡眠状态会持续更久，以进行更深度地废物清理。不过大脑的这种弹性适应性是有限的，如果长期熬夜超过大脑的适应阈值，就会对大脑造成不可逆的损害，此时就算补觉也无济于事了。

而像"晚睡早起"这种慢性睡眠不足会造成各种身体危害，包括情绪失调、免疫抑制、代谢紊乱等。慢性睡眠不足还会对心脑血管造成伤害，导致熬夜时发生猝死。慢性睡眠不足最危险之处在于使人们陷入亚健康状态而不自知。所以对慢性睡眠不足的人来说，首先要意识到自己处于睡眠不足状态，并逐渐通过培养良好睡眠习惯，提高睡眠时长，改善睡眠质量。

"晚睡晚起"虽然在一定程度上保证了睡眠时长，但是由于社会活动和阳光影响导致的节律失调会使细胞生物钟节律被破坏，从而导致癌症等疾病的易感性上升。所以，"晚睡晚起"的人需要在睡眠时尽量避免光照和蓝光暴露，在白天尽量保持自主作息状态，保持自己的节律，多喝水，多吃新鲜果蔬，保持健康的饮食模式，避免节律失调导致肠道微生物紊乱对健康造成负面影响。

对于"夜班轮班"这一特殊工作性质，补救方法主要为尽量将外界环境模拟为与人体昼夜节律一致，在夜晚工作时充分接受光照，并进行适量小睡，最好不超过 1 小时。在白天休息时，采取充分的遮光措施，营造适宜的环境温度。此类人群也可以采用两轮补觉法，在第一轮补觉期间睡足 3～4 小时，注意选择固定时段并按此形成节律。第二轮补觉可自由安排，但两轮睡眠时间总和应在 7～9 小时之间。

即便各类熬夜均有其补救方式，但是熬夜造成的各类负性健康效应很难完全抵消，其中包括罹患代谢疾病、心血管疾病和精神疾病的风险均会增加。有人会觉得熬夜时灵感迸发，思路清晰，这是因为熬夜迫使身体启动了神经系统的代偿机制，使多巴胺水平上升，而非真正增强了认知功能，反而是由于情绪认知功能和理性决策功能下降导致对自己的评价更高，更容易去做一些极端和冒险的事。睡眠不足导致白天情绪低落和决策迟钝，而熬夜的大脑在短暂兴奋情况下形成正循环，导致熬夜依赖。规律睡眠，保持充足的睡眠时长，良好的睡眠质量，才能保证有充足饱满的精力去应对每天的学习、工作、生活。

二、让手机早点休息，让自己睡个好觉

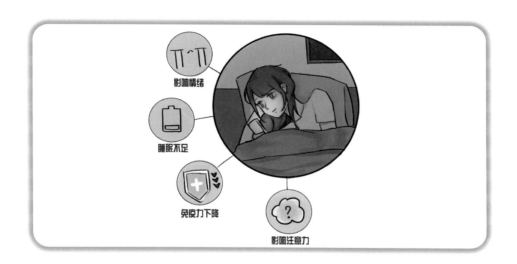

个人电子设备在现代生活中无处不在。第 49 次《中国互联网络发展状况统计报告》显示，截至 2021 年 12 月，中国手机网民规模达 10.29 亿，较 2020 年 12 月增长 4 373 万，网民使用手机上网的比例为 99.7%；中国网民的人均每周上网时长为 28.5 个小时，较 2020 年 12 月提升 2.3 个小时。Quest Mobile 数据统计结果显示，从 2019 年初到 11 月底，中国人平均每天在移动设备上花费 6.2 小时，每月使用的应用程序平均数量从 2018 年的 21.3 个增加到 2019 年的 23.6 个。中国城镇和农村未成年人互联网普及率基本一致（约 95.0%），但城镇未成年网民使用搜索引擎、社交网站、新闻、购物等社会属性较强的应用比例明显较高，而农村未成年网民则更偏好于使用短视频、动画或漫画等休闲娱乐应用。大多数人无法想象长时间没有手机、iPad 或电脑的生活，但是它们对于人们睡眠的不良影响需要引起重视。

（一）睡前玩手机影响睡眠质量

美国一项纳入 2 012 名调查对象的研究显示，睡前使用手机 8 分钟，会

让大脑持续兴奋超过 1 小时，78％的人存在"报复性睡眠拖延症"，即推迟入睡，而去做其他白天没有时间做的不重要的事情，这表明此类人群平衡工作和生活的能力较差。有研究表明，匹兹堡睡眠质量指数（Pittsburgh Sleep Quality Index，PSQI，总分越高代表睡眠质量越差）与手机使用时间之间存在"J"形关联，这表明过度使用手机可能与较差的睡眠质量有关，而适度使用手机是可以接受的。Meta 分析结果显示，儿童睡前使用媒体设备与睡眠量不足、睡眠质量差、白天过度嗜睡之间存在显著且一致的关联。一项针对青少年的研究发现，近三分之二（62.9％）的人带着手机睡觉，超过一半（56.8％）的人在睡觉时也开着手机，约 7.9％的人表示入睡后被短信吵醒的次数每周达两次及以上。一项在大学生中进行的研究表明，每天看手机屏幕的时间超过 8 小时、关灯后睡前至少使用手机 30 分钟以及将手机放在靠近枕头的位置与睡眠质量差呈正相关。对江苏某高校学生的一项研究也发现，过度使用手机会降低睡眠质量，引发睡眠障碍。以上研究结果表明，睡前玩手机对各年龄段人群的睡眠质量都有影响。

睡前玩手机不仅会降低睡眠质量，久而久之还会导致睡眠不足。健康的成年人每晚通常需要 7～9 小时的睡眠，但最近的一项调查显示，相当一部分美国成年人的睡眠时间要少于推荐的睡眠时间。美国疾病预防控制中心估计，多达 30％的人每晚平均睡眠时间不足 6 小时。美国国家科学基金会调查显示，多达 60％的美国成年人每周有几个晚上或更多时间出现睡眠问题。一项涵盖英国伦敦 39 所学校的 6 616 名青少年的大型研究发现，超过三分之二（71.5％）的青少年在睡前至少使用一种媒体设备，包括电视、电脑和手机等。入睡前使用手机和电视均与睡眠不足有关，并且在黑暗中使用手机和电视对睡眠的影响更甚。由此可见，长期在睡前过度使用手机会导致人们的睡眠时间不断缩短，使人们陷入睡眠不足的状态。

（二）睡前玩手机为何会影响睡眠质量

关灯睡觉时，手机屏幕发出的蓝光会刺激大脑，增强警觉性，使大脑更加活跃和清醒，进而降低睡眠质量。褪黑激素是控制睡眠/觉醒周期或昼夜节律的激素，但是蓝光会减少褪黑激素的释放，进而使人难以入睡。观看各种短视频会促进肾上腺素和多巴胺的释放，虽然用手机观看这些视频能带来瞬时的快感，但事实上这并不能帮助我们在睡前放松下来。

手机通过射频电磁场（Radiofrequency Electromagnetic Fields, RF-EMF）接收和传输信号。虽然关于 RF-EMF 暴露是否会对人的健康产生不利影响的研究结论尚不一致，但手机产生的电磁场被国际癌症研究机构认为可能使人罹患癌症。动物实验结果表明，RF-EMF 可以穿过颅骨，到达大脑。学者们的初步研究证据显示，RF-EMF 可能会影响大脑功能。但是另外一些研究则未发现手机使用产生的 RF-EMF 对睡眠质量有长期影响。

此外，蓝光和辐射可能并不是导致夜间失眠的全部原因，聊天、浏览网页、看视频和玩游戏等行为也容易使大脑保持清醒，从而延迟睡觉的时间，影响睡眠质量。

（三）健康入睡的五点建议

在当今人们由于各种原因经常失眠的情况下，如何才能缓解入睡困难，尽快入睡呢？本书给出以下五点建议。

第一，培养良好的睡眠卫生习惯。有运动习惯者在睡前 2 小时尽量不要激烈运动；健康、规律饮食，不吃夜宵；睡前不要抽烟、喝酒、喝含咖啡因的饮品，也不要玩手机，可阅读纸质书、听舒缓音乐、进行冥想练习等；可通过关闭卧室大灯、保持卧室安静、保持卧室内空气流通等方式营造良好的助眠环境。

第二，采用睡眠刺激控制疗法。有些人在睡不着时，往往会强行躺在床上酝酿睡意，但这种行为非但不能让他们进入睡眠，甚至还会造成失眠的恶性循环。睡眠刺激控制疗法的核心就是帮助人们重建床与睡眠的关系，让"床"这个条件刺激的唯一反应就是睡眠，以达到解决失眠的目的。要想做到这一点，首先要确保除了睡眠外尽量不要在卧室进行其他活动，尤其是避免在床上工作、学习、吃东西。其次，只有在感到困倦时才上床睡觉。如果躺在床上 20～30 分钟仍然毫无睡意，则应当起床甚至离开卧室。这段时间尽量避免"看时间"的行为。再次，只有再次产生睡意时才能回到卧室。有些人大脑警觉度高，很难感受到困意，即使刚刚感受到困意，躺下去又没有困意了。不过，即便没有睡意，建议最多在卧室外待 40 分钟就回到床上。最后，每天保持规律作息，尽量在同一个时间段入睡，同一个时间段早起。午休时间尽量别太长，保持在 1 小时内最佳。

第三，进行放松训练。压力较大时，放松训练可以减少生理唤醒，从而提高睡眠质量。人们可以在睡前做一些简单的伸展运动。此外，还可以在睡前通过冥想、呼吸训练、渐进式肌肉放松等心理学技术来缓解压力，使自己进入睡眠状态，提高睡眠质量。

第四，采用睡眠限制疗法。睡眠限制疗法就是通过适当减少卧床时间，累积睡眠驱力，让人能够在达到困倦最高值时快速入睡，从而帮助人们减少睡眠开始前的辗转反侧，提升睡眠质量，减轻夜醒的频率。在运用这种方法时，首先要以上一周平均每晚睡眠时间作为本周每晚可躺在床上的时间，但要固定起床时间，且卧床的时间不能低于 4 小时。如果本周平均每晚的睡眠效率达到 90％以上，则下周可提早 15～30 分钟上床；如果睡眠效率在 80％～90％之间，则下周维持原来时间；如睡眠效率低于 80％，则下周上床时间要推迟 15～30 分钟。

第五，采用认知疗法。这种方法主要通过了解睡眠知识，减少对失眠的恐惧、焦虑，打破因为失眠而焦虑，越焦虑越失眠的恶性循环。例如，可以在睡前记下影响自己情绪的想法或事件，可以是焦虑、抑郁，或某个担忧的念头。如果当下想不出解决方法，可以第二天醒来后再合理评估；也可以提前记录明天的待办事项，帮助自己对此刻脑海中的各种杂念按下暂停键，提高入睡效率。

三、爱牙护齿，健康投资

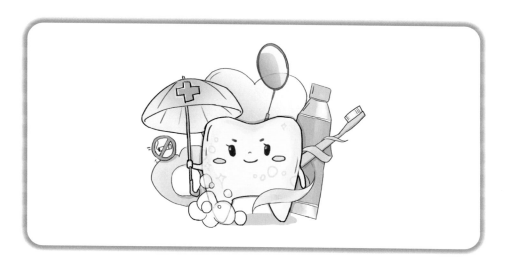

　　自古以来，"唇红齿白""明眸皓齿"就是人们对姣好面容的重要评价标准，也反映了人们对美好事物的向往。虽然人人都想拥有一副洁白无瑕的牙齿，但在日常生活中，人们却常疏于保护牙齿，直到牙疼时，才急于求医问药。在现代社会中，随着人民群众生活水平的日益提升，过多摄入含糖食品、饮用碳酸饮料的现象广泛存在，吸烟、不注意口腔卫生等现象也在不同程度上危害着牙齿健康。

　　事实上，牙齿健康不仅与容貌有关，也会影响口腔的咀嚼、发音等生理功能，更是全身健康的重要组成部分。牙齿健康与心脏病、脑卒中、糖尿病、消化系统疾病等全身系统疾病均密切相关。因此，无论男女老幼，一定要关心爱护自己的牙齿。只有这样，我们的健康和生活质量才能得到保障。

　　那么什么样的牙齿是健康的呢？简单地判断牙齿是否健康可参照以下4个标准，分别是牙齿形状、颜色正常，排列整齐，没有蛀牙、牙周炎等口腔疾病，上下牙的咬合关系正常。能完全达到这 4 项标准的牙齿就可以被认为是健康的。

（一）我国居民的口腔健康概况与常见疾病

2017 年发布的第四次全国口腔健康流行病学调查结果显示，虽然中国居民口腔健康水平在逐步提高，老年人的存牙状况也呈向好趋势，但国民口腔健康的总体状况仍然不容乐观。龋病和牙周疾病仍是危害中国居民口腔健康的两种主要疾病。

中国成年人中龋病的患病率（即患龋率）高，患病程度重，且严重程度随着年龄的增加不断加重。35 岁以上人群患龋率达 60％以上，其中 65 岁至 74 岁老年人的患龋率为 76.7％，人均龋、失、补牙数（以下简称龋均）高达 13.33。中国牙周疾病的患病率也较高，成年人各年龄组的牙周健康率均不足 10％，特别是中年人的牙周健康仍有待提升，35～44 岁年龄组口腔内牙石的检出率达 96.7％，牙龈出血检出率达 87.4％，均表现为男性高于女性，农村高于城市。

龋病和牙周疾病不仅治疗过程复杂，而且需要花费大量的时间和金钱，还会严重影响患者的生活质量。从科学的角度来说，在龋病和牙周疾病防治中，预防重于治疗。对于普通民众而言，要想避免龋病和牙周疾病的侵扰，最好的办法就是平时养成良好的口腔卫生习惯，防患于未然。

（二）龋齿的成因、症状、危害与防治

龋病，俗称龋齿、虫牙或蛀牙，是一种由口腔中的多种因素复合作用导致的牙齿硬组织的进行性病损，好发于窝沟、邻接面和牙颈部等部位，龋坏牙齿的硬组织会发生质地、颜色和形态的改变，其中颜色和形态的改变是质地变化的结果。龋齿发病的过程较慢，对大多数成年人来说一般约需 1.5 年至 2 年；而对于青少年儿童、孕妇，以及健康状况不佳的人，进展则相对较快。

在龋病发生的初期，通常没有明显的疼痛不适。如果不进行口腔检查，牙面上的白斑或黑点常会被患者忽视。如果不及早诊治，任由其发展，则会导致龋洞形成，这时遇到酸甜、冷热、辛辣的食物刺激，患者就会感到明显的牙痛。此时若仍未得到治疗，则会进一步导致牙体受损，变成残根、

残冠，甚至引起牙齿脱落和功能缺失。

龋病是怎么形成的呢？当人们进食时，食物中的糖分遇上了牙菌斑里嗜糖的细菌，这些细菌会在分解糖分时释放出带有腐蚀性的酸性物质，使牙釉质表面的钙磷脱落，出现粉笔状的白斑。在牙齿刚出现颜色改变时，只要形态上还没有发生缺损，就可以通过医疗修复使之恢复健康。但白斑一旦发展成龋洞，即使通过专业治疗，也无法使牙齿恢复到自然的健康状态。

目前看来，大量摄入含糖食品、含糖饮料与龋齿的高发病率有着密切关联。特别是碳酸饮料，由于其具有一定酸度，在长期饮用又不注意防护的情况下，会对牙齿产生明显的酸蚀作用，诱发龋病；其较高的糖含量，也会进一步加快病程的进展。此外，所谓无糖饮料中同样含有大量柠檬酸和磷酸等酸性成分，也会导致龋病发生。

龋病不仅影响牙齿的美观，严重影响患者的生活质量，还会造成各方面的健康危害。龋齿如果破坏牙根，就会严重影响咀嚼功能，加重肠胃负担；如果破坏牙髓，就会引起牙髓炎。此外，龋齿还会引发牙根尖等部位的炎症。未得到及时处理的龋齿可能出现化脓性病灶，当细菌由病灶侵入血液后还存在引起败血症的风险。

对于老年人来说，严重龋病导致的失牙以及由此引发的咀嚼功能障碍会严重降低其生活质量，龋病还与老年营养不良、残疾失能、心血管疾病甚至过早死亡都有一定的联系；对于儿童来说，龋病还会导致乳牙根尖周炎，影响恒牙牙胚，导致恒牙生长位置异常，口腔黏膜组织受损。由此引发的营养不良还会影响孩子的生长发育，损害其健康。

在龋病预防方面，首先要养成良好的口腔卫生习惯，坚持饭后漱口，早晚两次正确刷牙，每次 3 分钟左右，有条件者可辅助使用牙线、冲牙器等。其次要尽量少吃巧克力、饼干、糖果等高糖分、高酸度的食物。摄入甜食或饮料后应及时漱口或刷牙。最后，应定期进行口腔检查，一般 12 岁以上的人应每年检查一次，儿童应每 3 个月到半年左右检查一次。

（三）牙周疾病的成因、症状、危害与防治

牙周疾病是常见的口腔疾病，即发生在牙齿周围支持组织（牙骨质、牙槽骨、牙龈、牙周膜）的各种疾病，根据累及组织的不同，可分为仅累

及牙龈组织的牙龈病和波及深层牙周组织（牙周膜、牙槽骨、牙骨质）的牙周炎两类。牙周疾病是引起成年人牙齿丧失的主要原因之一，也是危害牙齿和全身健康的主要口腔疾病。研究表明，牙周疾病与心血管疾病、自身免疫性疾病、关节炎、肾病等慢性病，甚至某些精神疾病均有一定的相关性。与正常人相比，牙周疾病患者罹患精神疾病的风险会增加37％，罹患自身免疫性疾病的风险增加33％，罹患心血管疾病的风险增加18％，发生心脏代谢紊乱的风险增加7％。有学者发现，牙周疾病可能会对糖尿病患者的血糖控制产生负面影响，增加早产和新生儿低体重的发生风险。

　　牙周疾病的早期症状通常很隐匿，往往仅表现为刷牙出血、咬物出血，以及早晨起床后唾液中带血，因此不易引起人们的重视。如果已出现咬物无力、牙齿松动、牙缝变大或牙齿变长等症状，就表明牙周疾病已经比较严重了，应尽快到正规医疗机构进行检查和治疗。牙龈炎是最常见的牙周疾病之一，它属于慢性感染性疾病，是牙齿颈部和牙龈沟内堆积的菌斑中的微生物及其产物作用于牙龈而导致的牙龈炎症反应，常见症状有牙龈红肿、刷牙或咬硬物时出血等。人们在人生不同阶段都可能反复发生牙龈病，3～5岁的儿童就可发生牙龈炎，之后随年龄增加发病率上升，至青春期达到发病高峰。虽然该病的诊断和治疗均相对简单，预后良好，但若不及时诊治就可能继续发展成牙周炎，因此预防其发生和及早治疗非常重要。

　　当牙龈炎未得到及时治疗时，炎症就可由牙龈向深层扩散到牙周膜、牙槽骨和牙骨质等深层牙周组织而发展成牙周炎，其患者的年龄多在35岁以上。与牙龈炎类似，牙周炎在发生早期也多无明显自觉症状，许多患者通常只有继发性牙龈出血或口臭，因此牙周炎很容易被人们忽视。随着炎症的进一步发展和扩散，牙周炎会导致牙龈与牙根分离，使牙龈沟加深而形成牙周袋；同时，牙周炎还会导致牙周袋壁发生溃疡以及形成炎症性肉芽组织，出现牙周溢脓、口腔异味。当牙周组织被破坏导致牙槽骨支持牙齿的力量不足时，就会出现牙齿的松动或移位，患者就会感觉咀嚼无力和钝痛，口臭也会加重。牙周炎发展到最后，会导致牙齿脱落或拔除。牙周炎在病程晚期会严重影响患者的健康和生活质量，建议读者对其保持警惕，早发现，早治疗。

　　日常生活中的许多不良习惯均与牙周疾病的发生相关，包括口腔卫生状况不良、吸烟、偏食、精神压力过大、偏侧咀嚼等。糖尿病、骨质疏松症等疾病因素和妥英钠、硝苯地平、环孢霉素等药物因素也可能诱发或加重牙周疾病。如果不注意口腔卫生，牙菌斑、食物残渣、软垢就很容易在牙面上附着沉积并与唾液中的矿物质结合，逐渐钙化形成牙结石。牙结石又成了菌斑附着和细菌滋生的良好环境，它除了本身会妨碍口腔卫生的维护之外，还会进一步加速新的菌斑黏附和形成，不断对牙龈组织形成刺激。吸烟是牙周疾病的重要诱因。吸烟时口腔内常有烟雾滞留，其中的焦油会直接沉积在牙面上形成烟斑，继而发展为牙结石。烟雾中的有害物质和温度还会降低牙周局部的免疫力，使牙周组织更易受到细菌和炎症的攻击。此外，吸烟还会妨碍牙周组织创伤的修复和愈合，导致骨质疏松和牙槽骨吸收，使牙周疾病恶化。

长时间的偏食很可能引起蛋白质和维生素 A、维生素 C、维生素 D 等营养物质的缺乏，从而引发或加重牙周病。其中，蛋白质是口腔组织生长发育的基础，维生素 D 对于骨量的维护和调节免疫功能均至关重要，缺乏这些营养物质都会对牙周组织产生负面影响，引发牙周病。过多摄入精细食物较易导致牙垢、牙结石的堆积，再加上由于咀嚼减少而对牙周组织缺乏机械刺激，使牙周组织萎缩退废。精神压力过大易导致人体免疫力下降和口腔菌群失调，从而诱发或加重牙周疾病。长期高度紧张会导致急性坏死性溃疡性龈炎的发生概率明显增加。长期只用一侧牙齿咀嚼食物的偏侧咀嚼习惯，会导致废用侧的牙齿长期缺乏食物的摩擦，使牙冠表面、牙与牙之间堆积大量的牙垢和牙石，不仅易发生龋病，也容易引发牙龈炎和牙周炎。

牙周疾病重在预防。在牙周疾病预防方面，首先要保持良好的口腔卫生。除坚持用正确的方法刷牙漱口之外，还应定期进行口腔检查，及时洁治牙齿，最好能坚持每半年进行一次口腔检查（备孕期的妇女可适当增加口腔检查的频率），每年至少一次找口腔科专业医生进行洁牙。其次，要对口腔异味、食物嵌塞等牙周疾病的预警信号有足够的敏感性，尽可能在牙菌斑刚出现时及早通过各种方式将其清除。当刷牙时发生牙龈出血，牙龈变得轻微红肿，口腔异味加重，以及牙齿舌侧或颈部出现刷不掉的牙结石时，一定要尽快寻求专业诊疗。最后，及时纠正与牙周疾病有关的各种不良生活习惯也非常重要。烟民应当尽快戒烟；有偏食习惯的人应注意膳食结构和营养素的均衡并多摄入一些耐咀嚼的富含膳食纤维的食物；有偏侧咀嚼习惯的人应及时查找原因并进行矫正。

（四）正确的刷牙方法

刷牙是维持口腔卫生的重要方式，正确地刷牙有助于保持和改善口腔卫生。刷牙前，应当选择合适的牙刷，备好水温适宜且清洁的漱口水。应尽量选择小刷头、软毛的牙刷，牙刷一般应每三个月更换一支。漱口杯应勤清洗以保持清洁，水温以 35℃ 左右为宜。在刷牙的次数和时间方面，没有牙周疾病的人通常每天应至少在早晚各刷牙一次，每次 3 分钟左右；有牙周疾病的人则建议在每日三餐后都要刷牙，同样每次 3 分钟左右，这样才能保证所有牙齿的外侧、舌侧、咬合面以及各处死角都能被刷到。如果使用的是刷牙效率更高的电动牙刷，一般 2 分钟左右即可。

在刷牙的步骤方面，一般是首先刷牙齿外侧面，将刷毛与牙齿表面形成 45 度角，将牙刷斜放并轻压在牙齿和牙龈的交接处，轻轻地以小圆弧状来回刷，上排牙齿自牙龈处向下轻刷，下排牙齿自牙龈处向上轻刷；再将牙刷倾斜，并与咬合面垂直，采用适中力度平握牙刷前后短距离颤动轻刷咬合面；接下来，再将牙刷竖起来，利用牙刷前端的刷毛以小圆弧状轻柔地沿牙缝上下清洁牙齿的内侧面；最后，可轻刷舌头的表面，以去除食物残渣及细菌，保持口气清新。刷完牙后，建议将牙刷在漱口杯的杯沿上磕一磕，或用力将刷毛的水甩干，以将刷毛里残余的牙膏甩出来，再使用流动的清水彻底冲洗干净刷头和刷柄。

四、出门随身备口罩，公共场所及时戴

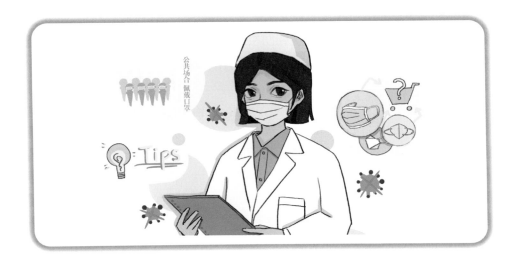

对于普通居民而言，口罩是重要的日常防护用品。唯有正确选购具有防护效能的口罩，才能保护自己和家人免受疫病侵袭。同时，只有科学佩戴口罩，才能最大限度地发挥口罩的防护效果。本节主要介绍口罩选购与佩戴的各种"窍门"，以帮助读者买到质量合格的口罩，并指导读者在日常生活中正确佩戴口罩，从而走好科学防疫中的重要的一步。

（一）科学选购口罩

在选购口罩时，应选购由正规医药公司制造的医用口罩。合格的口罩通常都是密封的，包装上含有制造商、生产日期、有效期和说明书等，且正规口罩拆封后不会发生变形，也无任何气味。在国内，口罩被分为医用和民用两种，这两种口罩的生产标准具有很大区别，故二者不可混用。医用口罩是一种医疗器械，必须要经过注册备案登记才能售卖，同时其产品标签上须标明医疗器械注册证或注明"械"字等，而普通口罩是不具备这些的。在购买口罩时，可通过查看口罩适用标准来判断其是否为具有病毒防护功能的医用口罩。

民用口罩适用标准包括：GB/T32610－2016《日常防护型口罩技术规范》、GB2626－2006《呼吸防护用品自吸过滤式防颗粒物呼吸器》、GB/T38880－2020《儿童口罩技术规范》。医用口罩适用标准包括：YY/T0969－2013《一次性使用医用口罩》、YY0469－2011《医用外科口罩技术要求》、GB19083－2010《医用防护口罩技术要求》。有些民用口罩不具备病毒防护功能，但医用口罩则普遍具有病毒防护功能。通过观察和识读口罩包装上的生产标准，就可以判断口罩是否属于具有病毒防护功能的医用口罩。

（二）规范佩戴口罩

在佩戴口罩前，应检查口罩包装是否完好，不要佩戴包装破损、可能受到污染的口罩。在佩戴口罩时，要确保口罩紧贴鼻子和下巴。若口罩过于松弛则不能阻止病毒进入；如果过紧的话，会对皮肤造成摩擦伤害。只要正确佩戴口罩，就可以起到应有的防护效果。目前，民众对佩戴口罩仍有诸多误解，此处将这些误解澄清如下。

第一，有谣言认为，口罩出厂消毒时会沾染致癌物，使用前需要抖一抖。这个谣言里所谓的致癌物质，名为"环氧乙烷"，其在医学和其他方面应用颇多。的确，摄入过多环氧乙烷会对身体造成一定的伤害。但中国的医疗器械生产对环氧乙烷的用量有严格的规范。只要使用正确、合理，并将环氧乙烷的残留量限制在国家规定的范围内，就能保证口罩的安全性。专家们表示，由于环氧乙烷具有一定的挥发性，所以在口罩制作完成后，还要经过 14 天的解析。这段时间足以让环氧乙烷挥发干净，因此对口罩使用者的健康不会造成损害。由此看来，只要是佩戴由正规医药公司制造的医用口罩，大家都无须对此担忧。

第二，有民众认为，"只有中间层烧不着的口罩才是真口罩"。但事实上，口罩能否点燃并不能作为判断其真假的依据。口罩是由聚丙烯等原料制成的，聚丙烯是一种热塑性树脂，且是由丙烯制成的。有关的标准在口罩的易燃性方面做出了明确规定。比如，医用口罩的一切原料都不应具有可燃性，续烧必须在五秒以内结束。而这其中并无"不可燃"的规定。因此，不能用中间层是否可燃判断口罩是否合格。

第三，还有民众认为，在口罩内垫一张纸巾，就能使口罩反复使用。但专家指出，虽然纸巾具有良好的吸水性，在一定范围内可以吸收呼出的水汽，但预防新冠肺炎的关键在于将空气中的微粒有效滤除，因此相应材质就必须具有阻隔或吸附的功能，而纸巾并不具备这些功能，所以对病毒的防范作用微乎其微。另外，如果只是将纸巾放在口罩内不固定，那么面部的运动会导致口罩内纸巾移动，甚至会影响口罩的气密性而增加感染病毒的概率，因此在口罩内放一张纸巾是不可取的。实际上，在口罩内垫一张纸巾，不但不能增加它的使用时间，还会让空气从它的侧面穿过，从而降低它的气密性，影响它的功效。按理来说，一次性口罩是不能反复使用的，但如果是保存较好的 N95 口罩，可多次使用，不过一只口罩的使用次数尽量不超过 5 次，不然会对身体造成伤害。

（三）"眼镜一族"如何舒适佩戴口罩

疫情防控正处于关键期，我们必须时刻保持警惕，做好自我防控措施。口罩是我们的日常必备品，但对"眼镜一族"来说，戴口罩对他们来说无异于一种"酷刑"。在他们看来，口罩和眼镜就是"八字不合"，因为只要戴着口罩，口中呼气就能将眼镜蒙上一层雾气，这就需要他们一次又一次地脱戴口罩，从而大大增加了他们的感染风险。那有什么办法能让眼镜和口罩"和平相处"呢？要解决起雾的问题，我们得先了解为什么戴上口罩就会起雾。简单来说，我们呼气时会有温度较高的水蒸气逸出，而当其接触到温度低的镜片时，便会遇冷液化，形成一些细小的水滴，从而产生了雾气。根据这个原理，我们可以把口罩和脸之间的空隙缩小，让热气不往外逸散，就能避免镜片出现雾气。以下是一些佩戴口罩时防止眼镜起雾的小窍门。

第一，可以将一张纸巾折叠起来，形成条状，并放置于口罩金属条下，然后根据鼻骨的形状使金属条弯曲，让口罩与面部完全贴合。用这种方法，可以把口罩与脸部之间的空隙用纸巾填满，从而很好地减少了水蒸气的逸出，降低眼镜起雾的可能性。

第二，最方便快捷的方法就是将眼镜架在口罩上面，其原理和第一个方法大同小异。我们可以在戴口罩的时候把口罩尽量往上戴，大约提至眼镜鼻托处，再将口罩的金属条调节至与鼻骨牢牢贴合，从而使喷出的热气不易外泄。然后把眼镜放在口罩上，如此即使有少量气体散出也不会接触到镜片，从而避免了热气遇冷凝固而产生雾气。不过这种方式也有一个缺点，那就是眼睛和眼镜之间的距离会被拉近，会影响到眼镜的正常使用，而无法达到理想的矫正效果。因此，该方法仅适合短暂佩戴口罩时使用。

第三，可以使用防雾镜布或防雾喷雾。大部分人的眼镜都没有防雾的能力，再去配一副眼镜来防雾也貌似不太现实，不如使用防雾镜布或是防雾喷雾。防雾镜布的功能源于镜布上的防雾纳米因子，其能形成一层保护膜来保护镜片，从而阻止水汽在镜片表面凝结，以此起到防雾的作用。防雾喷雾的主要功能是洁净、去渍、防雾，可以将其喷洒于镜片表面，无特殊情况下可使镜片持续 3 天无雾。

第四，在镜片上涂抹洗洁精、沐浴露。防止眼镜产生雾气还有一个办法，便是在眼镜的镜片上抹一层具有亲水性的表面活性物质，例如洗洁精、沐浴露等。这个方法的原理在于，这些清洗剂中均含有阴离子表面活性剂，其既具有亲水性也有亲油性，因此当镜片上有一层阴离子表面活性剂形成的薄膜时，便可以将遇冷凝结的雾气变成一层水膜，这层水膜分布均匀并能极大地降低光的散射，从而使眼镜的透光率更高。我们可以用水将这些含有表面活性成分的清洁产品溶解，再将镜片浸在该溶液里，最后用镜布或卫生纸把水擦干。如此，只要眼镜不再遇水，一整天内眼镜片上就不会再有雾气了。但使用这种方法时也要注意：它的实际效果虽然显著，但对眼镜镜片具有较大的损害，因此也不宜频繁使用。同时还要注意浸泡后擦干镜片表面的水时，不要前后搓揉，而是按压擦干，这样可以降低对镜片的损害。

（四）佩戴口罩谨防"口罩病"

佩戴口罩时要注意防范"口罩病"。"口罩病"是指因不正确佩戴口罩而引起的各类皮肤性疾病，主要症状为局部皮肤有刺激性皮炎，如红疹、瘙痒、痤疮、水疱等，若是不加注意还会发生细菌感染。口罩病的成因主要有以下几点。

第一，口罩质量不达标。现在市场上出售的口罩种类杂乱，很多劣质口罩都出现在市场上，而这些口罩质量低下，没经过严格的消毒，持续佩戴易引起皮肤过敏和感染。

第二，口罩的佩戴方式不正确。在戴口罩的时候，金属条没有紧贴鼻梁，或是耳挂松紧异常，都会导致脸部长期受到口罩挤压摩擦，使面部皮肤血液运行不畅，出现疼痛、瘙痒或红肿。

第三，佩戴者体质异常。口罩常为三层，包括两层无纺布和一层过滤式喷绒布。有些人可能会对这两类材料过敏，从而导致接触性皮炎，主要症状为局部皮肤发痒、肿痛、起水疱或是溃烂。

第四，长时间佩戴口罩。人在呼气时会有大量的水分聚集在口罩中，若是长期佩戴，会导致皮肤一直处于潮湿状态，从而引发皮肤性疾病。可能有人会认为口罩里面的水蒸气会让皮肤保持水分充足，不会导致皮肤干燥，但其实当皮肤角质层吸水过多时，就会如同海绵一样被撑破，失去锁水功能，从而造成二次干裂。同时由于皮肤长期在潮湿、温暖环境中，极易滋养细菌，进而引发痤疮。

根据以上病因，口罩病的预防应当做到以下几点。

第一，选用符合标准的口罩。合格的口罩通常都是密封的，包装上会标明制造商、生产日期、有效期等，且正规口罩拆封后不会发生变形，也无任何气味。

第二，正确佩戴口罩。正确佩戴口罩不仅可以阻挡病毒，而且对"口罩病"的预防也能起到很好的作用。口罩要紧贴鼻子和下巴，过于松弛不能阻止病毒进入，如果过紧的话，会对皮肤造成摩擦伤害。同时，在戴口罩时可以使用痘痘贴，因为它是亲肤的，即使长时间粘贴也不会引起过敏。

第三，戴口罩时尽量不化妆，并做好护肤工作。部分化妆品中的微粒会被锁在口罩内，极易引起各类疾病。在佩戴口罩时，一定要保证皮肤水分充足，不仅要"加水"，还要"锁水"。研究证明，保湿霜对于皮肤屏障的修复具有一定的作用。人们也可以在皮肤表面涂抹油脂类护肤品，从而在表层形成一层油膜，以减少水分流失。

第四，缩短口罩佩戴时间，并及时更换口罩。尽量减少外出，避免佩戴口罩，如有必要，可以在一些空旷之处，适时摘下口罩，让自己的皮肤呼吸一下新鲜空气。同时建议更换佩戴 4 小时以上的口罩。

五、七步洗手，健康潮流

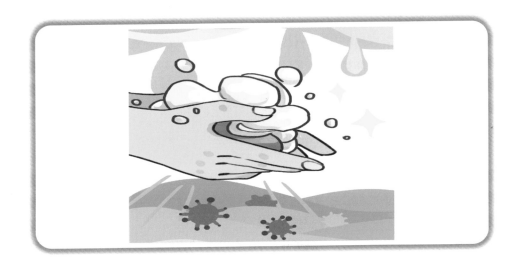

俗话说，"病从口入"，但在病原学的角度看来，"病从手入"才更为贴切。手是人体的"外交官"，我们做的许多事情都要依靠手来完成，比如扫地、上厕所、敲键盘……只要仔细观察自己的手，就会发现它们所过之处，都有潜在的危险。美国一项最新调查显示，在没洗手之前，手上细菌数量可达一千万，比抹布都要多。本节主要从病原学的角度介绍病菌是如何从手部潜入人体的，同时也介绍如何科学洗手，预防"病从手入"。

（一）手部的菌落分布

手上有两种细菌，一种是常居菌，一种是暂居菌。常居菌又名固有性细菌，是皮肤上具有一定数目和类型的微生物。如果皮肤上的微生物群被扰乱，它可以对原来的菌落结构进行重建。常居菌可以在手掌的最深处生长和繁殖，其主要分布于皮肤的褶皱和毛囊，是一种定植于表皮的微生物，其类型和数目大多保持不变，一般不能用机械方法清除，但大多数常居菌不会引起细菌感染，它们还能抵抗外来的微生物病原体，并与其进行营养竞争。研究表明，常居菌主要包括：52％的放射菌门、24％的厚壁菌门、17％的变形菌门以及7％的拟杆菌门，主要有白色念珠菌、类白喉杆菌属、凝固酶阴性葡萄球菌、表皮葡萄球菌、需氧性孢子菌、丙酸菌属、近平滑念珠菌、糠秕孢子菌属、板状杆菌类、不动杆菌属等。

暂居菌是一种生存在表皮上的微生物，这些微生物均来自外界的污染，其生存期很短，仅在数小时至数日内就会自我死亡，且易清除，不会形成永久性的根植，但这些细菌是可致病的，这些细菌包括八叠球菌、链球菌和金黄色葡萄球菌等革兰氏阳性菌、革兰氏阴性菌、粪便产检杆菌、绿脓杆菌、肠杆菌、变形杆菌等。暂居菌可以通过各种途径生存在我们的手上，但其大多是靠皮肤接触而黏附在手上，并借手进入人体引起各类疾病。由于暂居菌并非紧贴在肌肤上，因此是可以通过肥皂或洗手液用流水洗净的。

（二）病原如何"从手而入"

首先，一些肠道病毒、肝炎病毒、细菌、寄生虫的虫卵等不仅可以通过污染的食物经口进入人体内，而且也可以通过手部不健康的动作，像是咬手指甲，或是一些不健康的卫生习惯，例如便后不洗手就餐，借由手进入体内，手足口病的主要传播途径就是通过手部接触传播。有研究证明，餐前、便后不洗手或不用肥皂、洗手液洗手是导致手足口病发生的主要原因，洗手是预防手足口病的关键。同时，洗手也是亚洲霍乱流行时最常用的一种防控方法，对于儿童腹泻，洗手也能有效地降低其发生频率。

其次，生活中很多东西都需要我们用手去触碰，病菌就会通过揉眼睛、抠鼻孔、摸耳朵等动作传递到我们身上。曾有报道显示，每个人在一小时内会下意识地摸眼睛、鼻子、嘴巴25次。这些动作会导致各种各样的病菌从我们的眼睛黏膜、鼻腔黏膜等进入人体，引起鼻炎、结膜炎、外耳道炎，以及甲型H1N1流感等传染病。流行病学研究发现，洗手在SARS的流行中起到了预防和控制病毒传播的作用。此外，洗手还能降低儿童急性呼吸道传染病发病率。

由于抗生素的大量使用，各种细菌、病毒都产生了耐药性，导致抗生素失效，所以要防治各种疾病，最好的办法就是阻断细菌和病毒的传播途径。据有关调查显示，80％的细菌和病毒都经由我们的手传播，如果只是单纯地洗手，只能减少 18.18％的细菌，若是在使用普通洗手液的基础上采用七步洗手法，则可将细菌减少率提高至 97.26％。因此通过肥皂或洗手液洗手可以杀灭暂居菌并减少常居菌，所以正确及时地洗手非常重要。但同时也要注意不要由于过度焦虑而反复洗手，因为在洗手的同时要注意对手部常居菌的保护，我们洗手的频率要保持常居菌和暂居菌的平衡。

(三)"不洗手"的严重后果

日本曾有一个综艺节目，通过一个实验直观地反映了流感病毒通过接触可以进行多远距离的传播，从而充分说明了勤洗手是多么的重要。虽然该节目是以流感病毒为主要实验对象，但是新冠病毒的传播方式与流感相差无几，两者均有飞沫传播和接触传播等传播方式。接触传播包括直接接触传播和间接接触传播，前者意为病原体直接从传染源传播至易感者，而后者则是由媒介接触到病原体，再传播给易感者导致患病。从这一角度看来，该实验同样可以证明，在疫情期间，如果不勤洗手，后果有多严重。

这一实验邀请了一家三代七人来完成。首先，节目组在作为"传染源"的父亲手上涂抹了一层荧光剂来代表"病原体"，这类荧光剂只有在黑暗中被紫外线照射下才能看到。之后，全家人和平时一样相处了两个小时。在这期间，第一次和父亲的手接触的是双胞胎儿子，姐姐摸了父亲曾经握过的门把手，妹妹和双胞胎们打球，然后又不自觉地用手摸了自己的脸，而母亲则是亲了儿子的脸。到最后，所有人手上、脸上，几乎都沾满了"病原体"！与此同时，家中其他的东西，像是沙发、遥控器，楼梯扶手，都没能逃过这一劫。换句话说，就算没有直接接触到感染者，只要接触到了带有病原体的东西，就都有可能被传染。然而，最后被检查的奶奶，她的"感染面积"却很小，这是因为她一直在厨房里洗菜和洗碗，因此即使她的手接触到了荧光剂，但由于一直在流水中清洗，大部分荧光剂都被冲走了。

那么，从另一个角度看来，勤洗手能否消除不洗手造成的严重后果呢？答案是肯定的。洗手的效果可以通过面包发霉实验来证实。实验者准备了从同一块面包上切下来的五片面包片，分别给予不同的处理。第一片面包放置于电脑键盘上，第二片是未被触碰的，第三片是被没清洗过的手触摸，第四片是用肥皂清洗完后的手触摸，第五片是用酒精免洗洗手液消毒后的手接触。处理完后，这些面包在同一条件下被保存。在三至四周后，结果显示，第一片在键盘上放置的面包情况是最差的，分布了一大片霉菌；第三片面包的发霉程度与第一片其实不相上下；最后一片面包虽然被经过酒精免洗洗手液消毒的手碰触，但其表面仍然有一定程度的发霉。而没有被触碰的面包和用肥皂洗完手后触碰的面包情况类似，均未有太大变化。由此可见，洗手的确可以有效改善手部卫生，降低沾染病原的概率。

（四）"戴口罩＋勤洗手"的防疫双保险

目前，新冠肺炎在全球范围内暴发与扩散，阻止病毒传播是预防新冠肺炎的一个重要措施，也是控制疫情的首要任务。人们已逐渐养成了佩戴口罩的习惯，但许多人却忽略了同样重要的防控措施——勤洗手。毕竟在我们的日常生活中，双手是我们用来与外界接触的重要工具，这就导致我们的双手更容易沾染病毒。

对于疫情防控而言，"勤洗手"是最经济有效的防控方法，它可以降低90％的细菌数量。疫情期间，大家应该都重新拾起"饭前便后要洗手"的好习惯。WHO也将洗手列为预防新冠肺炎的第一条建议。因为双手可能是最早接触病毒的，它不但会受到污染，还会成为一个污染源，在不知不觉中把病毒传播开来。因此在戴口罩的基础上勤洗手才是疫情防控的双保险。

研究证明，医护人员或陪护人员在医疗或护理过程中，即使采取防护措施，仍有概率感染相关疾病。虽然在喷嚏或咳嗽时用纸巾或手肘挡住口鼻是我们的"咳嗽礼仪"，但这并不意味着我们就可以对洗手置之不顾了。由于我们的手在病毒传播过程中起到了非常重要的作用，因此有条件的情况下，我们应该及时地进行手部清洗消毒，以防病毒扩散。

在新冠肺炎防控的过程中，专家特别强调了手卫生的重要性。流行病学调查显示，在一些公共场所的环境样品中，均存在新冠病毒，同时在病人家中或其所接触的外界环境中，如水龙头、扶梯扶手、电梯按钮等，都能检测出新冠病毒。中国CDC流行病学专家吴尊友表示，经过近两年来对疫情控制方面的研究，发现新型冠状病毒存在"物传人"的可能性，然而这种传播方式并非病毒的主要的扩散途径。因此我们只要把手洗干净就可以把这种传播方式截断，时刻保持手部卫生，从而达到预防和控制新冠肺炎的目的。

我们应当强烈意识到在降低新冠患病风险方面，保持双手清洁作为个人防护举措的重要意义。大家可以想象一下，如果有人感染了新冠病毒，那么病毒就会通过他日常生活中的一些接触，附着在门把手、水龙头等生活物品上，此时若有人用手去触摸，然后用带有病毒的手去抓食物、擦眼睛或嘴、甚至与他人握手等，那么病毒就可能会趁机进入体内。虽然养成勤洗手的习惯并不显眼，但这是一件利人利己的事情：携带了新冠病毒的人，可以通过经常洗手来除去手上的病毒，降低自身与他人感染疾病的风险；而若是身体健康的人，时刻保持自己的手卫生，就可以预防许多疾病，提高自身的健康水平。总之，洗手是我们预防流行病最经济的途径。我们一定要勤洗手，拒绝"病从手入"！

（五）"七步洗手"引领健康潮流

研究发现，新冠病毒主要经呼吸道飞沫和密切接触两种方式传播，当新冠病毒感染者说话、咳嗽或打喷嚏时，病毒就可能随着呼吸道飞沫扩散到空气中或落在物体表面。如果接触了被病毒污染的物品且没有及时正确洗手，手上的病毒就可能通过手触摸口、眼、鼻等方式进入人体，使人患病。因此，手卫生需要作为一项重要的个人防护措施予以强调。唯有正确地洗手，才能有效阻断病毒传播，保护好自己和家人的健康。

研究表明，水温在 20℃～25℃左右时，洗手后的清洁度最高，残留细菌数最少，并且能较好地保持皮肤水分。因此，在有条件的情况下，我们可以选择用温水洗手，这样可以在对手部进行有效清洁的同时保护皮肤。

目前，最科学、最全面的洗手方法当属"七步洗手法"，该洗手法的详解具体如下。

（1）洗手心。使用流水洗手，先将手润湿，再将适量的洗手液涂抹于手掌，再将其均匀涂抹。双手合十，可以把掌心和手指上的脏东西擦干净。

（2）洗背侧指缝。将一只手的手背在另一只手掌心里搓揉，然后两手交换，可洗净手背污物。

（3）洗掌心指缝。五指交叉，相互搓洗，可将指缝里的污物冲洗干净。

（4）洗指背。用一只手的掌心紧紧地握住另一只手，不停揉搓，可以把指关节上的细菌搓掉。完成后双手交换。

（5）洗拇指。用一只手的掌心握住另一个大拇指，旋转搓揉。双手交换。

（6）洗指尖。把一只手的五指并拢，放在另一只手的掌心里，旋转揉捏指尖。然后交换。

（7）洗手腕。一只手握住另一只手的手腕，旋转搓揉。然后交换。

洗完手后，建议用纸巾包住水龙头将其关闭，以免手部再次沾染细菌。如果没有条件，可用手腕或手肘关闭水龙头。洗手后要确保用干净的毛巾、一次性纸巾擦干，同时要经常更换毛巾。如果用脏毛巾，甚至用外衣擦拭，都会导致"二次污染"。有些卫生设施好的洗手间设有自动烘干机，让使用者可以在洗完手后马上烘干，效果自然更佳；若在条件简陋的情况下，也可以让手自然晾干。

六、像关心存款数一样关心自己的血压血糖值

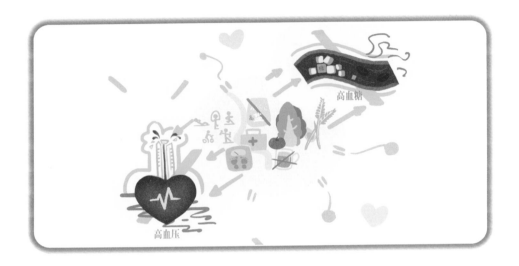

高血糖

高血压

　　血压和血糖是非常重要的健康指标，被人们称为"富贵病"的高血压和高血糖，属于高发慢性非传染性疾病。随着年龄的增长，机体会出现新陈代谢减慢、机能退化、代谢能力降低等问题，引起此类疾病。在过去，高血压和高血糖通常是老年病。如今，随着社会经济的发展和人们生活水平的提高，罹患高血压和高血糖的人群数量也不断攀升并且日益年轻化。据统计，现在40％以上的成年人都会有血压或/和血糖升高的问题。而二三十岁身患高血压和高血糖的情况也已经很普遍。像脂肪肝俨然已成为年轻人体检报告中的"常住居民"，"90后"得糖尿病甚至中风猝死的新闻也时见报端。因此，高血压和高血糖已不再是老年人专属，年轻人群也同样需要重视和警惕。

（一）高血压的成因、症状、危害与防治

　　血压测量有两个指标，分别为收缩压（Systolic Blood Pressure, SBP, 高

压）和舒张压（Diastolic Blood Pressure，DBP，低压）。收缩压是心脏收缩时血液对血管内壁的压力，即是血泵到全身的压力值；而舒张压为心脏舒张时动脉血压的最低值，即为血流回心脏的压力值。根据《中国高血压防治指南（2018 年修订版）》，高血压的定义为：未使用降压药物的情况下，非同日 3 次测量诊室血压，SBP≥140 mmHg（1 mmHg = 0.133 kPa）和/或 DBP≥90 mmHg。SBP≥140 mmHg 和 DBP＜90 mmHg 为单纯性收缩期高血压。患者既往有高血压史，目前正在使用降压药物，血压虽低于 140/90 mmHg，仍应诊断为高血压。高血压按照血压水平可进一步分为 1 级（轻度）、2 级（中度）和 3 级（重度）。具体见表 3 - 1。

表 3 - 1　高血压诊断参照表

分类	收缩压（mmHg）		舒张压（mmHg）
正常血压	＜120	和	＜80
正常高值	120～139	和/或	80～89
高血压	≥140	和/或	≥90
1 级高血压	140～159	和/或	90～99
2 级高血压	160～179	和/或	100～109
3 级高血压	≥180	和/或	≥110
单纯收缩期高血压	≥140	和	＜90

血压高可分为 3 种情况：SBP≥140 mmHg、DBP≥90 mmHg、SBP≥140 mmHg 的同时 DBP≥90 mmHg。其中，第一种情况通常意味着人体内存在血管阻塞。若心脏血管堵塞则可能发生心梗，而脑血管堵塞则可能导致脑梗中风。SBP≥180 mmHg 则意味着检查对象高概率发生心脑梗塞；第二种情况意味着人体的血液回流受阻，极可能为肾功能失调。肾脏是人体的"过滤器"，肾功能不全就如滤网堵塞，影响血流回流；第三种情况即所谓的"双高"。这种情况通常表明人体的心血管和肾脏血管都有堵塞情况。随着年龄增长，人的血压值会相对偏高，就如水管年久失修会有点堵塞。因此，在判断血压是否过高时也应将检测对象的年龄因素纳入考量，人体各年龄段的正常血压范围详见表 3 - 2。

表 3－2　成年人各年龄段正常血压参考范围（mmHg）

年龄段	高压（男）	低压（男）	高压（女）	低压（女）
16～20 岁	115	73	110	70
21～25 岁	115	73	110	71
26～30 岁	115	75	112	73
31～35 岁	117	76	114	74
36～40 岁	120	80	116	77
41～45 岁	124	81	122	78
46～50 岁	128	82	128	79
51～55 岁	134	84	134	80
56～60 岁	137	84	139	82
61～65 岁	148	86	145	83

高血压根据其成因可分为原发性高血压和继发性高血压，能够通过检查手段发现病因的称之为继发性高血压；反之，则为原发性高血压。原发性高血压占所有高血压发病的 95％，其病因尚未明确，目前认为有先天性和后天性两个因素。先天为基因遗传因素，研究已证实，若父母患有高血压，其子女发病概率大大增加，增幅达到 46％。然而，多数胎儿出生时并没有高血压。由此可以推断，后天环境是高血压发病的一个重要的影响因素。已知的高血压后天危险因素包括超重、高盐饮食和持续性饮酒等。在这些因素中，超重因素对高血压发病的影响可以通过身体质量指数（BMI）判断。该指标是判断人体胖瘦和健康程度的标准指数，中国正常 BMI 标准为 18.5～23.9，BMI 大于等于 24 视为超重。BMI 指数与高血压正相关，研究结果表明，基线 BMI 增加 1，5 年内发生高血压概率增加 9％。高盐分的摄入会导致高血压。每人每日食盐摄入增加 2 g，SBP 和 DBP 就会分别增高 2.0 mmHg 和 1.2 mmHg。长期持续饮酒也是引发高血压的重要因素。连续饮酒 4 年可使高血压的发生概率增加 40％。

高血压发病率很高，根据《柳叶刀》于 2021 年发表的由伦敦帝国理工学院和世界卫生组织撰写的首份全球高血压流行趋势综合分析报告的调查结果，在过去的 39 年中，30～79 岁高血压成年人人数从 6.5 亿增加到 12.8 亿，其中一半人不知道自己患有高血压。根据 2020 年发布的《中国心血管病健康与疾病报告》中的数据，我国共有 3.3 亿心血管疾病患者，其中 2.45 亿是高血压患者，每 4 人中就有 1 个高血压患者。因此，高血压是"当之无愧"的"慢性病之王"。高血压病程缓慢，初期基本无症状。多数高血压患者，特别是原发性高血压患者，多在常规体检中或因其他病症就医时才发现自己已罹患高血压。此处的其他病症多为神经症样症状，例如头晕、头胀、失眠、健忘、耳鸣、乏力、多梦、容易激动等。

高血压本身并不可怕，可怕的是高血压导致的系列并发症，例如卒中、冠心病、心力衰竭、肾脏疾病、糖尿病等。对 22 158 名中国高血压患者的调查分析结果表明，在 35 岁以上的高血压患者中，心衰患病率为 1.3%，城市和农村居民以及男性和女性之间患病率相似。左心室收缩功能障碍（LVEF＜50%）患病率为 1.4%，中/重度舒张功能障碍患病率为 2.7%。有研究显示，收缩压每升高 10 mmHg，脑卒中和冠心病的发病相对风险分别会增加 49% 和 28%，舒张压每增加 5 mmHg，它们的发病相对风险会分别增加 46% 和 24%。此外，高血压还是癌症最常见的心血管危险因素之一，前列腺癌和子宫癌患者高血压患病率达到了 24.6% 和 20.6%。高血压并发症很多，可导致严重的后果，轻者致残，重者致死。所以，控制高血压，防治或减缓其并发症至关重要。

在高血压防治中，先天因素固然无法左右，但可通过控制后天因素对其加以防控。具体来说，就是要"管住嘴，迈开腿"。第一，要控制饮食，减少高盐、高油、高糖食物的摄入，戒烟戒酒；第二，要加强运动，步行、慢跑、骑车、游泳等有氧运动都可以促进血液循环，舒缓、降低血压；第三，要保持睡眠充足，控制情绪，保持心情愉悦，戒怒戒躁；第四，要定期测量血压，每 1～2 周至少测量 1 次血压，建议使用精度较高的上臂式电子血压计进行测量；第五，高血压是终身性疾病。大部分高血压患者，特别是原发性高血压患者，一旦开始抗压药治疗就需要终身服用，切忌擅自停药或减量，否则很可能会引起病情反弹或加重。在选用降压药时，应当遵循因病（情）给药、剂量由低到高、长效药物优先、联合用药的原则。

（二）糖尿病的成因、症状、危害与防治

糖尿病是代谢成分和血管成分互相关联的一种慢性病。糖尿病的诊断与血糖密切相关。临床上所称的血糖专指血液中的葡萄糖。葡萄糖是人体

的重要能量来源，人体每天需要大量的葡萄糖为各种组织、脏器的正常运作提供动力，所以人体的血糖必须保持在一定水平上才能满足体内各器官和组织的需要。人体全天血糖含量随进食、活动等情况会有波动。一般在空腹时的血糖水平为恒定。因此，对空腹血糖值进行测定能够反映机体的血糖代谢情况。在糖尿病诊断的血糖阈值方面，中国目前临床上对糖尿病的诊断采用国际通用的世卫组织（1999）标准（空腹血糖≥7.0 mmol/L，糖负荷后 2 h 血糖≥11.1 mmol/L）。常见的糖尿病种类包括 1 型糖尿病、2 型糖尿病和妊娠糖尿病三种。

1 型糖尿病以往称为胰岛素依赖型糖尿病，其患者约占糖尿病病人总数的 10%，多发于儿童和青少年，但也可发生于任何年龄，特别是更年期，甚至 80～90 岁的老人也会罹患此病。病因是由于胰岛 β 细胞受到细胞介导的自身免疫性破坏，致使其不能合成和分泌胰岛素。在 1 型糖尿病患者的血液中可查出多种自身免疫抗体，如谷氨酸脱羧酶抗体（GAD 抗体）、胰岛细胞抗体（ICA 抗体）等。这些异常的自身抗体可损伤分泌胰岛素的 β 细胞，使之不能正常分泌胰岛素。1 型糖尿病有家族性发病的特点，亲代若患有此病，则子代患病的概率会显著提升。目前研究表明，遗传缺陷是 1 型糖尿病的发病基础，这种遗传缺陷表现在人第 6 对染色体的 HLA 抗原及其他基因位点上。许多科学家怀疑病毒也能引起 1 型糖尿病，这是因为 1 型糖尿病患者发病之前的一段时间内常常有病毒感染史，而且 1 型糖尿病的发生，往往出现在病毒感染流行之后。1 型糖尿病起病较急，发病时糖尿病症状较明显，约有三分之一的 1 型糖尿病患者于起病前有发热及上呼吸道、消化道、尿路或皮肤感染病史。患者症状包括多饮、多尿、多食易饥，但体重减轻，消瘦明显，疲乏无力，精神萎靡，视物模糊。此外，1 型糖尿病患者容易发生酮症，需依靠外源胰岛素存活，一旦停止胰岛素治疗会危及患者生命。

2 型糖尿病以往称为非胰岛素依赖型糖尿病，约占糖尿病病人总数的 90%，发病年龄多数在 35 岁以后。起病缓慢、隐匿，病人多在健康检查或检查其他疾病时方才发现。和 1 型糖尿病类似，2 型糖尿病也受到遗传因素影响，有明显的家族遗传性。如果同卵双胞胎的其中一人有 2 型糖尿病，另一人患上糖尿病的概率高于 90%，然而非同卵的兄弟姐妹患上 2 型糖尿病的概率只有 25% 至 50%。但需要特别指出的是，遗传因素并不是诱发

2 型糖尿病的主要因素。到 2011 年为止，科学家们共发现了超过 36 个可能增加罹患 2 型糖尿病的风险的基因，它们大多与 β 细胞功能有关。其中，等位基因 TCF7L2 为常见基因变异中拥有最高风险的基因，它可使 2 型糖尿病的发病风险增加 1.5 倍。但即使这些基因全部加在一起，亦只占诱发糖尿病的整体遗传因素中的 10%。与遗传因素相比，2 型糖尿病与后天因素关联密切。各种不良的生活方式都是诱发 2 型糖尿病的重要因素，如暴饮暴食、运动量不足、抽烟喝酒等。此外，压力过大也会诱发 2 型糖尿病。2 型糖尿病病人中约 60% 是超重或肥胖者，非肥胖症的 2 型糖尿病患则常有过高的腰臀比。肥胖是 2 型糖尿病的重要诱因，长期的过量饮食，摄取高热量食物会导致人体体重逐渐增加，以至肥胖；肥胖会导致胰岛素抵抗，血糖升高，最终引发 2 型糖尿病。2 型糖尿病无明显酮症倾向，与 HLA 抗原频率无关联，与自身免疫反应无关联，血清中不存在胰岛细胞抗体及胰岛素自身抗体。

妊娠妇女原来未发现糖尿病，在妊娠期，通常在妊娠中期或后期才发现的糖尿病，称为妊娠糖尿病。妊娠糖尿病是由以下几点因素导致的。第一，在妊娠期间，胎儿通过胎盘从母体获取葡萄糖。随着孕周的增加，胎儿对葡萄糖的需求量增加，使得母体血糖升高；第二，孕期肾血浆流量及肾小球滤过率均增加，但肾小管对糖的再吸收率不能相应增加，导致部分孕妇排糖量增加；第三，在妊娠中期以后，尤其是在妊娠后期，胎盘分泌多种对抗胰岛素的激素，如胎盘泌乳素等，并且靶细胞膜上胰岛素受体数量减少，使得孕妇机体对胰岛素的敏感性随孕周增加而下降，进而导致胰岛素分泌相对不足。对于胰岛素分泌受限的孕妇，妊娠期不能代偿这一生理变化而使血糖升高，使原有糖尿病加重或出现妊娠糖尿病。对于妊娠糖尿病，应积极控制血糖，以避免高血糖对胎儿造成不良影响。50%～70%的妊娠糖尿病在分娩后表现为 2 型糖尿病，部分病人糖耐量恢复正常，个别病人转变为 1 型糖尿病。

2020 年 4 月 28 日，《英国医学杂志》发表了关于中国人群糖尿病患病率的最新全国流行病学调查。其结果显示，我国糖尿病患者的数量仍然在持续增长。中国成人总糖尿病、自报糖尿病和采用 ADA 标准的新诊断糖尿病的总标准化患病率分别为 12.8%、6.0% 和 6.8%。男性的总糖尿病患病率高于女性。根据 ADA 标准诊断的中国成年人糖尿病前期的标准化患病率为 35.2％（33.5％～37.0％）。城乡居民糖尿病和糖尿病前期的患病率无显著差异。2017 年，按 WHO 标准诊断的糖尿病总患病率为 11.2％。糖尿病的患病率随诊断标准的不同而有差异。因此，中国糖尿病患者总人数估计为 1.298 亿（男性 7 040 万，女性 5 940 万）。糖尿病的危害主要在于其并发症，糖尿病的并发症包括糖尿病急性并发症和糖尿病慢性并发症。其中，糖尿病急性并发症包括糖尿病酮症、糖尿病酮症酸中毒、高血糖高渗状态，这些糖尿病急性并发症如果不及时进行抢救，患者均有死亡的风险；糖尿病慢性并发症包括糖尿病大血管病变、糖尿病微血管并发症，这些并发症会引起冠心病、脑梗塞、尿毒症等。其中，1 型糖尿病合并糖尿病肾病时，严重时会导致尿毒症的发生，这也是 1 型糖尿病患者主要死亡原因。除以上并发症外，糖尿病还会导致糖尿病神经病变、糖尿病足病等，具有一定的致残和致死率。

在糖尿病预防方面，第一要控制饮食，尽量避免高热量、高糖、高盐的饮食，多吃粗粮、水果、蔬菜和其他高膳食纤维食物；第二要作息规律，保持睡眠充足，避免内分泌失调；第三要每天保证一定量的运动锻炼，控制体重，最好能够保持每天运动 30 分钟，每周坚持 5～6 次；第四要避免肥胖，肥胖人群是糖尿病的多发人群，对于超重与肥胖患者，饮食控制与体育运动，二者相辅相成，缺一不可；第五要定期检查血糖水平，早发现、早治疗。

七、定期体检，预见未来

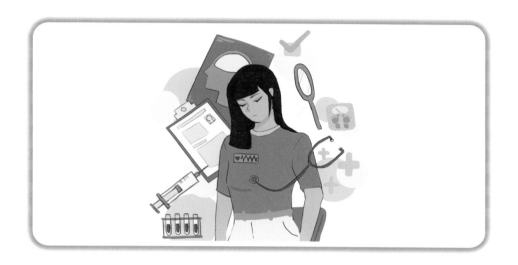

　　健康体检是个体在身体健康时主动到医院或专门的体检中心对整个身体进行检查，观察身体多项功能反应，加强对自我身体机能的了解的检查活动。其最终目的是有病早发现、早诊断、早治疗；无病早预防、早调理、早保健。需要特别指出的是，健康体检作为一项初期、全面的检查活动，其功能更多在于发现各种重大疾病的早期征兆，而非精准识别某些重大疾病。千万不要只注意体检结果是不是正常，而忽视了医生在体检报告中提出的意见。体检报告的结论是体检医生通过各科体检结果的综合分析而得出来的，如果医生建议对某个单项进行复查，请根据医嘱及时复查。

（一）定期体检的功能

　　健康体检主要具有以下五项重要功能。

　　第一，维系健康。通过简单的测试并询问体检者一系列问题，医生可以详细了解体检者的身体功能。体检医生会记录体检者的心率、血压、体温、呼吸、智力和平衡，并检查眼睛、甲状腺、耳朵和皮肤等明显区域是否有任何变色、肿胀或异常。医生们还将检查体检者的器官的位置和大小、器官、腹部或肺部是否有积液以及反射反应。通过对以上健康数据的持续记录和观察，医生们可以充分了解体检者的健康状况，并提出针对性的建议，帮助他们更好地维系自身健康。

第二，预防疾病。许多疾病可以在病情恶化之前通过健康体检及早发现并及时采取治疗措施。在健康体检中，体检医生将检查体检者生命体征、胆固醇水平、血压和血糖水平是否有任何不健康的趋势或异常，因为这些可能是判断体检者是否患有心脏病、糖尿病和其他重大疾病的重要指标。通过定期体检，医生可以发现体检者身体的一些不健康的变化趋势，并及时通过改变其生活方式或使用药物来减缓甚至逆转这些趋势。

第三，癌症筛查。早期发现并采取治疗措施，是癌症最有效的治疗方法。许多癌症筛查测试必须由医生借助专业医疗设备完成。在健康体检中，医生将根据体检者的性别、年龄进行各种癌症筛查测试。如对男性进行结肠癌和前列腺癌检测；对女性进行宫颈癌、卵巢癌和乳腺癌筛查。此外，如果体检者有吸烟史或肺癌家族史，也可能会接受肺癌筛查。

第四，调整免疫和治疗方案。在健康体检中，医生会根据体检者的健康状况，建议患者接种合适的疫苗，包括补打已超过免疫期限的疫苗和接种新疫苗，同时避免接种各种不适合患者体质，可能造成不良反应的疫苗。对于正在接受治疗的患者而言，通过健康体检，医生可以有效评估其健康状况和治疗效果，并有的放矢地调整治疗方案。

第五，指导健康生活方式。在健康体检中，医生们会根据检查结果，与体检者合作，综合考虑体检者当前的健康水平以及既有伤病史，制定相应的保健计划，帮助体检者过上更健康的生活。同时，体检医生也会提供提问的机会，解答体检者关于各种保健方式的疑惑，并通过健康教育帮助体检者做出未来的健康生活选择。

（二）常规体检的项目

常规体检的主要检查项目包括体检者的病史、体态、生命体征、心肺功能、神经系统功能、血液化验和癌症筛查等，其目的在于寻找健康风险因素和早期疾病征兆。此外，不同性别、不同年龄的体检者需要的检查项目亦不尽相同。男性和女性在不同年龄段建议进行的体检筛查项目具体如表 3 - 3 和表 3 - 4 所示。

表 3 - 3   各年龄段男性体检的常规筛查项目

年龄段	筛 查 项 目
20～30 岁	血压/身高/体重测量、视力和牙科检查、每 2 年进行一次全身皮肤检查和性传播感染检测/HIV 筛查、每年进行睾丸癌筛查、每 5 年进行一次胆固醇检测、必要时进行心理健康与抑郁症筛查
30～40 岁	糖尿病、甲状腺疾病、肝脏问题和贫血的血液检查，在年度心血管筛查中加入血压、胆固醇和家族病史筛查
40～50 岁	年度前列腺筛查、糖尿病筛查，每 5 年需筛查一次血脂异常（冠心病）
50～60 岁	每年筛查血脂异常（冠心病）并通过粪便潜血检查筛查结肠癌、每 5 年以验血的方式检查一次甲状腺、每 10 年进行一次结肠镜检查、吸烟者需要每年进行一次低剂量 CT 肺部扫描
60 岁以上	每年进行听力检查，骨质疏松症筛查和痴呆症以及阿尔茨海默氏症筛查、根据之前的研究和结果继续进行结肠直肠筛查、进行一次性腹部主动脉瘤超声检查

表 3 - 4   各年龄段女性体检的常规筛查项目

年龄段	筛 查 项 目
13～20 岁	血压筛查、血脂筛查、接种人乳头瘤病毒（HPV）疫苗
20～30 岁	血压筛查、巴氏试验和盆腔检查、临床乳房检查、生育健康筛查、性传播感染筛查
40～50 岁	常规血液检查和血脂筛查、巴氏试验和盆腔检查、肺癌筛查、乳腺癌筛查、结肠镜检查
60 岁以上	常规血液检查和血脂筛查、心脏病学筛查、皮肤癌筛查、骨质疏松症筛查

八、接种疫苗，给健康人生投保

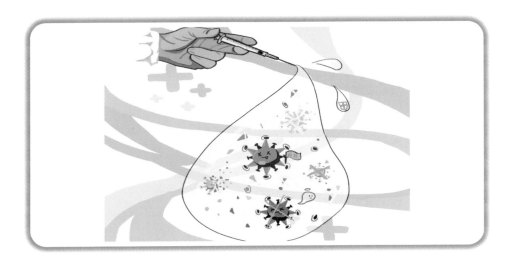

　　近年来，新冠肺炎疫情的出现使得接种疫苗进入了公众视野，并受到社会的普遍关注。但早在人们还没有如此关注疫苗时，它们便已在疫病防治和公共卫生领域发挥着重要作用。一直以来，疫苗的发明被认为是人类在公共卫生领域最伟大的发明。千百年来，人类真正安全攻克并消灭的唯一传染病——天花，就是归功于疫苗的发明。疫苗被认为是医学科学最伟大也是回报率最高的公共卫生投入之一。疫苗发明的历史也是人类认识自然，认识世界的历史，充分展现了科学家的睿智、直觉、勇敢和奉献。

　　天花是人类通过疫苗消灭的第一种传染病，也是人类使用疫苗防治疫病的开端。天花传染性之强、肆虐范围之广、死亡率之高，令人"闻风丧胆"，甚至能影响一个国家的历史发展。公元 165 年，一场可怕的瘟疫席卷了整个罗马帝国。15 年间，全国人口有三分之一被瘟疫夺去了生命，这场瘟疫的元凶就是古老的恶性传染病——天花。此后，天花严重威胁着人们的生命健康，历史上东西方均有多位统治者死于天花。天花疫苗的发明要归功于英国医生爱德华·詹纳，他在偶然间发现奶场女工容易传染"牛痘"，其症状类似天花但程度较轻可自愈，而后不会再感染天花。于是，他将牛痘脓包提取液接种给了一位8岁的男孩，并观察其病情发展变化，结果发现小男孩患了牛痘并且很快痊愈。随后，他又为孩子接种天花痘，孩子果然没有出现天花症状。詹纳医生很快开展了不同类型的痘苗接种试验，最终获得成功。随着天花疫苗的不断推广，1980年，世界卫生组织宣布天花在地球上灭绝。詹纳医生开创了人类使用疫苗对抗传染病的历史。后来疫苗的发展经历了三次疫苗革命。

第一次疫苗革命从19世纪末持续到20世纪中叶，又称为科学免疫的兴起，其代表为近代微生物学奠基人、法国著名微生物学家巴斯德。他发明了微生物减毒法，成功使得病原微生物降低或者失去毒性，并借此发明了减毒活疫苗技术，成功研发了狂犬病疫苗、卡介苗等。除巴斯德外，这一时期内还涌现出保罗·埃尔利希、埃米尔·冯·贝林等一大批疫苗学先驱。埃尔利希发明了特殊量化抗体的方法，为贝林发明被动免疫治疗法打下了基础。贝林使用白喉外毒素给动物免疫，收集动物血清，发现其中含有一种能与白喉外毒素发生聚集反应的物质，并将其命名为抗毒素。白喉抗毒素立即被用在白喉病人身上，取得了确切的疗效。贝林又用甲醛处理白喉外毒素和破伤风杆菌外毒素，使其失去毒性，并称之为类毒素。将白喉类毒素和破伤风类毒素注入人体可有效预防白喉和破伤风的发生。这两种疫苗挽救了许多人的生命，贝林也因此获得了1901年的第一个诺贝尔医学奖。第二次疫苗革命从20世纪中叶开始，科学家们通过分离病原体，提取其中具有免疫原性的蛋白组分制成疫苗，发明了白喉类毒素疫苗和破伤风类毒素疫苗。此后，随着"抗原""抗体"概念的建立，血清学技术得到进一步发展，从而带动了免疫学的发展。第三次疫苗革命于20世纪70年代伴随着分子生物学的发展开始，科学家们通过对微生物基因的操作，发明了基因重组疫苗技术，代表疫苗是乙肝疫苗（酵母和CHO）、流感疫苗等。

此后，随着基因组学的发展，核酸疫苗研制成功，其同时具有免疫预防和治疗功能，并能持久有效地诱发机体产生细胞免疫和体液免疫应答反应，在防疫中被广泛应用。

疫苗主要通过与人体的天然防御系统合作来建立免疫屏障，从而降低人体患病风险。如果将人体喻为国家，各种病原体喻为外敌，那么免疫系统就是重要的国防力量，而疫苗则是军演中的各种标靶。疫苗不会像真正的"敌人"那样对人体造成实质性的伤害，却能让"我军"熟悉敌情，在真正遭遇外来侵略时表现出更好的应对能力，在人体患病之前迅速摧毁各种病原体。因此，接种疫苗能在体内引起免疫反应却不会导致生病，是一种既安全又聪明的方法。由于我们的免疫系统有记忆功能，只要接种过一剂或多剂疫苗，我们通常会在数年、数十年甚至一生中都保持对这种疾病的抵御能力。因此，接种疫苗不是为了在生病后进行治疗，而是为了防止人生病。人们通常所说的"打疫苗"在医学上称为"免疫接种"，是指把疫苗接种在健康人的身体内，使人在不发病的情况下产生抗体，获得特异性免疫的活动。

在公共卫生领域，接种疫苗避免了全球大量疾病死亡。如果没有疫苗，人类还将继续面临麻疹、脑膜炎、肺炎、破伤风和脊髓灰质炎等疾病的严重威胁。据世界卫生组织估计，仅儿童疫苗每年就可挽救超过 400 万人的生命。2010—2018 年间，仅麻疹疫苗就避免了 2 300 万人死亡，每年接种疫苗的婴儿数量超过 1.16 亿，占所有出生婴儿的 86%，已达到有史以来报告的最高水平。世界卫生组织发布的报告显示，为了应对麻疹、脊髓灰质炎、白喉、破伤风、百日咳和肺结核六种危害性极大的传染性疾病，相应六种疫苗已经成为所有发展中国家提供的常规免疫接种项目。近年来，各国政府又陆续增加了一项新的基本疫苗——乙型肝炎疫苗。根据世界卫生组织向所有国家的倡议，为了减少乙肝病毒的危害，目前在世界卫生组织的 192 个会员国中已有 147 个国家将乙肝疫苗纳入常规免疫接种规划，在婴儿刚出生时便要进行乙肝免疫接种。随着疫苗的普及，目前人们可以通过免疫接种预防 20 多种威胁生命的疾病。自 2010 年以来，116 个国家推出了以前未使用过的疫苗，包括针对肺炎球菌性肺炎、腹泻、宫颈癌、伤寒、霍乱和脑膜炎等主要疾病的特异性疫苗。

在中国，1978 年原卫生部提出实施计划免疫，即"四苗防六病"，对 7 周岁及以下儿童进行麻疹疫苗、卡介苗、脊髓灰质炎（脊灰）疫苗和百白破联合疫苗常规免疫，使其获得对麻疹、结核病、脊灰、百日咳、白喉、破伤风六类传染病的免疫力。1989 年颁布的《中华人民共和国传染病防治法》，从法律层面保证儿童计划免疫工作的开展。自 2005 年 6 月颁布《疫苗流通和预防接种管理条例》后，中国开始对疫苗实行分类管理。该条例的颁布开创了中国全新的疫苗流通体系，疫苗生产商的合法流通渠道由原来的143个接种点、疾控中心和医院增加到700多个。2008年2月，原卫生部发布《扩大国家免疫规划实施方案》，新增甲肝疫苗、流脑疫苗、乙脑疫苗、麻腮风疫苗、出血热疫苗、炭疽疫苗和钩体疫苗7种计划免疫疫苗。《条例》和《方案》的实施不仅加大了人们对计划疫苗接种的需求，而且非计划免疫的疫苗也获得了良好的发展契机。中国疾病预防控制中心对免疫规划信息管理系统数据的分析结果显示，2014年中国各个省份共接种非免疫规划疫苗10 615万剂次，相较于2013年增长了13.54%；全国平均接种比例为783.31剂/万人，相较于2013年增加了13.44%。

疫苗虽然为全球健康带来巨大收益，但疫苗的接种和普及却仍然面临诸多挑战。挑战之一是疫苗分配的不均衡、不公平现象。当前，不同国家之间，甚至同一国家内部，疫苗对人群的覆盖率差异巨大。在环境脆弱、发展相对滞后，甚至是饱受战争冲突蹂躏的地区，一些人群——通常是最贫穷、最边缘化和最脆弱的人群——难以获得免疫服务。每年全球有2 000万婴儿甚至没有接受完整的基本疫苗注射疗程，还有更多的婴儿无法使用更为有效的新型疫苗。超过1 300万儿童完全没有接受免疫计划接种。在中国，非计划免疫接种率呈现地区性差异，中国东部地区非免疫规划疫苗接种率最高，中部地区次之，西部地区最低。另外，非免疫规划疫苗接种呈现明显的疫苗种类差别。挑战之二是部分国家疫苗注射进展停滞甚至倒退，使得这些国家出现了麻疹和脊髓灰质炎病毒暴发的现象。在这些疾病中，麻疹具有高度传染性，可作为评估卫生系统覆盖率的重要指标。麻疹病例的出现，意味着人群疫苗未接种或接种不足，以及国家免疫规划和初级卫生保健系统不健全。以上现象提醒我们，部分看似绝迹的疾病仍有再次流行的危险，各国急需持续有力地实施免疫计划并进行有效的疾病监测以维持高水平的疫苗注射覆盖率，从而避免各类流行病威胁公共健康。

传染病是全球健康事件，其防治需要各国积极和公平的参与。尽管一些疾病可能已经变得不常见，但其病原体继续在世界的某些地方甚至所有地方传播。在当今世界，传染病很容易跨越国界，感染任何未建立免疫屏障的人。因此，预防接种是已知防治传染病最具效益的方法。对于经由飞沫或空气传播，甚至在发病前即具有传染力的疾病，预防接种更是唯一行之有效的防治手段。预防接种离不开疫苗。除了对已知传染病的预防作用，疫苗也可以遏制或限制传染病的暴发或缓解抗生素耐药性问题，更是防治新发传染病的关键手段。近年来，埃博拉病毒的区域性暴发、COVID‑19大流行和未来大流行的威胁（例如新型流感病毒株）已经并将继续挤占其他基本医疗服务的资源，给世界卫生系统带来压力。要想让所有人都能及时获得免疫接种，就必须向全球所有地区，特别是流离失所者或移民等边缘化人群以及受战争冲突、政治不稳定和自然灾害影响的人群提供疫苗。这就需要开展大量研究，了解疫苗使用率低的原因并提供有针对性的可行干预方案，以增加人们的疫苗接种率。同时，必须在相关接种服务点提供充足、适当、经济可负担、质量有保证的疫苗，进一步丰富免疫规划实施手段，与初级卫生保健相结合，覆盖各种社会弱势群体，提供以人为本的免疫服务。世界各国应通过联合研发以及合作投资开发新疫苗，并进行平等供应以避免突发传染病的复发和流行。

为进一步促进全球免疫健康事业发展，2012 年世界卫生组织发起了一项 2011—2020 全球疫苗行动计划（Global Vaccine Action Plan, GVAP），获得了全球 194 个国家和地区的政府的支持，并成为指导全球疫苗免疫工作的框架。此后，世卫组织发布《免疫 2030 规划：让所有人不掉队的全球计划》，为 2021—2030 年为期十年的疫苗和免疫制定了雄心勃勃的全球愿景和战略计划。它吸取了过去全球各国在疫苗接种领域的经验教训，面向传染病带来的新的持续挑战，并致力于应对这些挑战。该计划提出三大目标：在全生命周期为每个人降低疫苗可预防疾病的死亡率和发病率；提高新疫苗和现有疫苗获取和使用公平性；通过加强初级卫生保健中的免疫接种和促进全民健康覆盖和可持续发展，确保每个人的健康和福祉。疫苗技术仍在为满足人类健康需求而不断创新、突破。目前可用于预防疟疾、登革热和埃博拉病毒病的疫苗，以及针对呼吸道合胞病毒、肺结核和各类流感病毒株的疫苗正在研发中。广泛抗体中和以及治疗性疫苗正在开辟新的研究方向。疫苗也越来越多地从对婴幼儿转向对青少年、孕妇、壮年和老年人的保护。在疫苗开发领域不断创新的同时，疫苗分发、管理和服务领域同样在不断发展。在疫苗管理方面，大数据管理技术逐渐得到推广；在疫苗接种方面，新型无针技术开始普及；疫苗储存技术和供应链的不断优化也有望在未来十年改变全球免疫计划。以上技术的革新使得国家卫生部门可以及时获取可靠数据，并借此指导全国计划免疫工作，提升疫苗接种的范围和效率。相信在未来，人类还将从疫苗工具箱中获得越来越多的有效武器，以应对健康领域持续不断的挑战。

疫苗在各种流行病防治中有着重要作用。目前，随着生物医学技术的进步，人类在疫苗的研发领域进展迅速。随着各项食品药品安全法规和标准的不断完善，上市疫苗的安全性和有效性均已达到一定水准。世界卫生组织大力提倡"疫苗使用最大化"，希望人人都能尽可能地获得疫苗提供的免疫保障，免于传染病的侵袭，提升个人健康及生活品质。目前上市的疫苗可以预防多种疾病，包括：宫颈癌、霍乱、新型冠状病毒、带状疱疹、白喉、埃博拉病毒、乙型肝炎、流感、日本脑炎、麻疹、脑膜炎、腮腺炎、百日咳、肺炎、脊灰、狂犬病、轮状病毒、风疹、破伤风、伤寒、水痘、黄热病。此外，还有一些疫苗，如预防寨卡病毒或疟疾的疫苗，目前正在研发或临床试验中，尚未在全球得到广泛使用。

我国一直非常重视疫苗的普及和接种工作。《疫苗流通和免疫接种管理条例》第二条中明文规定：疫苗是指为了预防、控制传染病的发生、流行，用于人体预防接种的疫苗类预防性生物制品。疫苗分为两类。第一类疫苗，是指政府免费向公民提供，公民应当依照政府的规定受种的疫苗，包括国家免疫规划确定的疫苗，省、自治区、直辖市人民政府在执行国家免疫规划时增加的疫苗，以及县级以上人民政府或者其卫生主管部门组织的应急接种或者群体性预防接种所使用的疫苗；第二类疫苗，是指由公民自费并且自愿受种的其他疫苗。接种第一类疫苗由政府承担费用。接种第二类疫苗由受种者或者其监护人承担费用。各类人群应当接种的疫苗具体如下。

（一）婴幼儿疫苗接种

0～6 岁的婴幼儿阶段，是人体免疫系统最脆弱的阶段，世界上各个国家和地区根据当地的疾病流行情况和经济条件，都为该阶段的儿童制定了不同的免疫规划策略。中国近年来不断增加免疫规划疫苗种类，目前中国的学龄前儿童（0～6 岁）可以免费接种 13 种疫苗，可预防 12 种疾病。

如前所述，中国将疫苗分为一类疫苗和二类疫苗。一类疫苗，又称为"免疫规划疫苗"或者"免费疫苗"，是政府免费向公民提供，公民应该依照政府规定受种的疫苗，是一套不可或缺的基础健康保险。在中国，适龄儿童可以免费接种的一类疫苗包括：卡介苗、脊髓灰质炎疫苗、乙肝疫苗、百白破疫苗、白破疫苗、甲肝疫苗、麻腮风疫苗、A 群流脑疫苗、A 群C 群流脑疫苗和乙脑疫苗。如不及时接种一类疫苗，可能会影响孩子入托、入园、入学。二类疫苗属于需要自费自愿接种的非免疫规划疫苗，尽管这份健康保险带有一定的商业性质，但它们对于保护孩子的健康也同等重要。目前我国的二类疫苗主要包括重组乙肝疫苗、流感疫苗、手足口病疫苗、肺炎疫苗、水痘疫苗、五价轮状病毒疫苗、b 型流感嗜血杆菌疫苗（Hib）、五联疫苗、ACYW135 群脑膜炎球菌多糖疫苗、A＋C 群脑膜炎球菌多糖结合疫苗和甲肝灭活疫苗等。孩子在一岁前要接种的疫苗有十多剂次，十分频繁。如果遇到孩子生病不适宜接种疫苗的情形，则疫苗接种计划很容易被打乱。因此，建议家长们提前规划好子女的疫苗接种流程，也可以在孩子一月龄的时候就预约选择五联疫苗——一种能够同时预防百日咳、白喉、破伤风、脊髓灰质炎、b 型流感嗜血杆菌感染这 5 种疾病的疫苗。五联疫苗仅需接种 4 剂，就能达到接种单苗疫苗 12 剂的同等效果，从而大大减少预防接种的针次、减轻孩子痛苦、节约家长频繁带孩子去接种中心的时间。不过五联疫苗的价格相对较高，接种 1 针剂需 631 元，家长们需要根据实际情况作出选择。关于学龄前儿童应当接种的疫苗种类和时间，可参考表 3－5。

表 3－5　国家免疫规划学龄前儿童疫苗日历表

月龄	疫 苗 名 称		
出生时	卡介苗	乙肝疫苗	
1 月龄	乙肝疫苗		
2 月龄	脊灰疫苗		
3 月龄	脊灰灭活疫苗	百白破疫苗	
4 月龄	脊灰减毒活疫苗	百白破疫苗	
5 月龄	百白破疫苗		
6 月龄	乙肝疫苗	A 群流脑多糖疫苗	
8 月龄	麻疹疫苗	乙脑灭活疫苗	
9 月龄	A 群流脑疫苗		
18 月龄	百白破疫苗	麻腮风疫苗	甲肝疫苗

月龄	疫 苗 名 称		
2 周岁	乙脑灭活疫苗	甲肝疫苗	
3 周岁	A 群 C 群流脑多糖疫苗		
4 周岁	脊灰疫苗		
6 周岁	A 群 C 群流脑多糖疫苗	白破疫苗	乙脑灭活疫苗

＊此表根据中国国家卫生健康委员会 2021 年 3 月发布的《国家免疫规划疫苗儿童免疫程序表（2021 年版）》制定，具体内容请咨询当地疾病预防控制中心。

由于学龄前儿童接种疫苗次数多且频繁，家长需要牢记以下几条注意事项。

第一，请依所列疫苗的种类、接种月龄按时接种，以达到最佳接种效果。接种时务必携带预防接种证，方便医疗机构核查和登记接种信息。预防接种证要妥善保存，以备孩子将来入托、入园、入学及各项健康记录检查之需。接种当天应该保持孩子接种部位皮肤清洁，给孩子穿宽松、易穿脱的衣服，并且如实告知医生孩子近期的健康状况。

第二，母亲为乙型肝炎表面抗原（S 抗原）阳性者的婴儿，应在出生后尽快注射一剂乙型肝炎免疫球蛋白及乙型肝炎疫苗，越早越好，不应晚于 24 小时。婴儿应该在完成第三剂乙型肝炎疫苗后，年满 12 个月时进行乙型肝炎表面抗原及乙型肝炎表面抗体等检测，按需补种疫苗。

第三，儿童不宜接种疫苗的情况包括：体温超过 37.5℃正在发热，重度营养不良，严重佝偻病、贫血；处于疾病急性期，比如正在腹泻、严重咳嗽等；近期受过外伤或做过手术；过敏体质或患哮喘、荨麻疹，且处于过敏发作期；患严重皮炎或有皮肤感染、湿疹；患有心脏病、肝炎、肾炎、活动性结核病；腋下或颈部淋巴结肿大；有脑病或神经系统损伤，如脑炎后遗症、癫痫；神经心理行为发育迟缓；防御机能不全，患有免疫缺陷病等。

在孩子入学后，仍然需要及时接种疫苗。对于未在学龄前完成国家免疫规划规定剂次或未产生抗体的青少年可以在 18 岁之前进行相应疫苗的补种。对于按时完成了乙肝疫苗接种但是乙肝表面抗体检测仍呈阴性者，也需要进行补种。

此外，儿童和青少年多为学生，学校作为封闭的人群密集场所，容易出现流感病毒传播。因此建议以前接种过 2 剂或以上流感疫苗的儿童和青少年每年接种一剂季节性流感疫苗。在当前新冠肺炎疫情仍在持续的背景下，儿童和青少年作为易感人群，学校又是人员密集场所，为了防止聚集性疫情的发生，应及时为中小学生接种新冠疫苗。此外，青少年的免疫应答优于成人，在接种相同剂次的情况下免疫效果更好。因此，在没有禁忌证的情况下，推荐符合条件的青少年人群及时接种新冠疫苗。

HPV 疫苗是目前唯一一种可以预防癌症的疫苗，研究发现，99.7％的宫颈癌与持续感染高危型 HPV（人乳头瘤病毒）有关。世界卫生组织近年来提出全球加速消除宫颈癌行动计划，其中最重要的一步举措就是：90％的女性在 15 岁之前完成 HPV 疫苗接种。目前中国已有三种 HPV 疫苗可接种：二价（英国葛兰素史克公司的希瑞适疫苗、中国万泰馨可宁疫苗）、四价和九价 HPV 疫苗（均为美国默沙东公司研发），二价疫苗针对 HPV16 型和 18 型，推荐接种对象是 9～45 岁的女性；四价疫苗针对 HPV6、11、16 和 18 型，推荐接种对象是 9～45 岁的女性；九价疫苗针对 HPV6、11、16、18、31、33、45、52 和 58 型，推荐接种对象是 16～26 岁的女性。HPV 疫苗越早打免疫效力越好，因此对于 9 岁以后的女童，应在有条件的情况下尽早接种 HPV 疫苗，国产二价 HPV 疫苗数量充足，价格便宜，保护效果也很好。

（二）成年人疫苗接种

与儿童和青少年不同，成人需要接种何种疫苗由多种因素决定，包括年龄、生活方式、健康状况，以及曾经接种过哪些疫苗等。有些疾病，例如流感，全年龄段都可能感染，因此即使是成人也有必要通过接种疫苗来预防感染。"流感"是流行性感冒的简称，是由流感病毒引起的急性呼吸系统传染病。根据世界卫生组织的数据统计，每年在流感流行季节，全球重症病例有 300～500 万，流感相关的死亡人数达 25～50 万。流感疫苗有三价和四价两种类型，两类疫苗均有预防作用，可自愿接种任一种疫苗。由于流感病毒会不断出现新的变异毒株，而且流感疫苗的保护作用只可维持 6～8 个月，因此建议人们，尤其是老年人和慢性病患者，在每年流感流行季节到来前定期接种。

HPV 疫苗是另一种推荐成人接种的疫苗。HPV 疫苗虽然在 9～13 岁之前接种效果最好，但对于有过性生活的成年人，依然可根据疫苗对年龄的限制选择相应的 HPV 疫苗。研究表明，二价疫苗即可为女性提供长期保护，对 HPV16、18 引起的宫颈上皮内瘤变 2 级及以上病变预防效果为100％，累积预防效果为97.4％。与其为更高价数的 HPV 疫苗而纠结等待，在适宜的年龄段内早接种，早获益才是明智之举。

孕妇同样需要接种疫苗以增强对孩子的保护能力。对于有生育计划的女性，应该在孕前验血自查免疫力，并根据医生的建议接种合适的疫苗，这样可以减少未来怀孕时自己和胎儿感染疾病的风险。妈妈的免疫系统对胎儿来说就是城墙，保护着肚子里宝宝的健康安全。婴幼儿若患上百日咳，其出现严重并发症及死亡的概率更高。由于婴儿在两个月大时才会接种第一剂百日咳疫苗，因此孕妇应当在妊娠的第二或第三期接种百日咳疫苗，接种时间以孕 35 周前为最佳，这样孕妇体内才有充分的时间产生抗体，并使胎儿在出生前，能从母亲身上得到足够的抗体作为保护。孕妇可以在接种百日咳疫苗的同时接种流感疫苗，且孕期或哺乳期都可以接种流感疫苗，这是预防流感的最好方式。流感疫苗能保护孕妇与宝宝直到分娩后的6 个月。

（三）老年人疫苗接种

年过半百之后，人体的免疫力逐年下降，特别建议接种以下两种疫苗：肺炎疫苗和带状疱疹疫苗。肺炎链球菌是老年人发病和死亡的重要原因。全世界每年约有 100 万人死于肺炎球菌肺炎，中国每年约有 250 万人患肺炎球菌肺炎，造成 12.5 万人死亡。其中老年人和高危人群的死亡率高达30％～40％。而 23 价肺炎疫苗可以预防 23 种常见的肺炎球菌，可以有效降低肺炎和脑膜炎、中耳炎、心内膜炎、支气管炎和关节炎等的发病率及死亡率。

人民群众常说的"蛇缠身""腰贯"就是带状疱疹。最常见的带状疱疹后遗神经痛可以纠缠患者数十年，也被称为不死的癌症。中国每年有近 300 万成年人受带状疱疹影响，50 岁及以上人群每年新增带状疱疹病例 156 万以上。而带状疱疹疫苗可以使患病风险降低97.2％，带状疱疹后神经痛发生率下降66.5％。对于上了年纪的人，可以尽早接种，以降低罹患带状疱疹的概率。

新冠病毒对于老年人，尤其是没有接种疫苗和有慢性基础性疾病的老年人有非常大的危害，接种疫苗虽然不能完全阻断病毒传播，但是对防止重症和死亡的效果仍然非常显著。如果常规服药的慢性病人群，不是在急性发作期，或者病情控制良好、处于稳定期，可以接种新冠疫苗，建议符合条件的老年人尽快接种新冠疫苗，全程接种满 6 个月后尽快加强接种，以产生更好的预防效果。

（四）国际旅行时的疫苗接种

随着国际交流日益频繁，各种疫病在国际间传播的风险也随之上升。因此，在国际旅行过程中同样有必要接种各种疫苗，在避免感染当地易发疾病的同时，防止疾病跨国传播。对旅行者来说，出发前接种合适的疫苗是保护健康的最佳选择。对前往特定国家的旅行者来说，接种特定疫苗则是出入境的必备要求。因此，出国旅行或留学前，有必要前往国际旅行卫生保健中心，了解当地的相关环境及政策，根据自身情况，及时接种相关疫苗。国际旅行需要接种的各种疫苗可以参见表 3－6。

表 3－6　国际旅行疫苗接种参照表

需接种的疫苗	可预防疾病	流 行 地 区
黄热疫苗	黄热病	非洲、拉丁美洲和加勒比海周边国家等
霍乱疫苗	霍乱	非洲、东南亚、南美洲、中亚，以及其他任何处于战乱中的国家和地区
甲肝疫苗	甲肝	卫生条件欠发达的国家和地区
戊肝疫苗	戊肝	食品和饮用水卫生条件较差的欠发达国家和地区
流脑疫苗	流脑	沙特阿拉伯、阿联酋、撒哈拉以南非洲等位于"流脑带"的国家和地区
乙脑疫苗	乙脑	东南亚与西太平洋地区
新冠疫苗	新冠肺炎	全球大部分地区

除表 3－6 提及的 7 种疫苗外，旅行者也应尽量完成乙型肝炎疫苗、麻疹、风疹、腮腺炎三联疫苗，水痘等常规疫苗接种。此外，由于带状疱疹发病率和后遗神经痛的风险随年龄增加而增加，建议 50 岁以上的旅行者接

种带状疱疹疫苗。值得注意的是，疫苗接种后机体并不能马上产生足够的抗体以提供保护，因此在出发前应尽早接种疫苗。建议旅行者在出发前4至8周开始医学咨询和接种疫苗。当然，即使在临出发时，也不要放弃接种疫苗保护健康的机会。

九、社交一米，爱你的距离

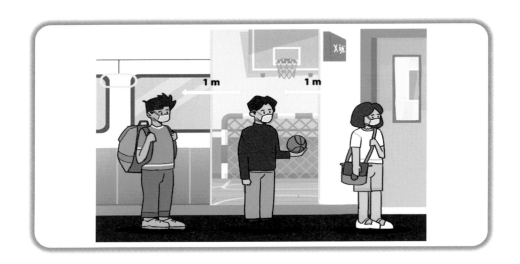

（一）人际距离的分类

我们常说："距离产生美。"人与人之间确实有一个无形的距离限定，它无声地表达着我们彼此之间的亲密程度和相处方式。

美国人类学家爱德华·霍尔博士在一部研究非语言交流的著作《隐藏维度》里提出了除时间之外的又一个影响沟通的文化要素——空间关系（Proxemics），其中将人与人之间的距离划分为 4 种。

亲密距离：0～45 厘米，是人际交往中的最小距离，这种距离适于双方关系最为密切的场合，通常出现在亲人、很熟的朋友、情侣和夫妻之间。

私人距离：45～120 厘米，一般伸手就能碰到对方，是关系较为熟悉的私人交往中经常保持的距离，比如朋友、同事等。

社交距离：120～360 厘米，就像隔了一张办公桌的距离，是在处理非个人事务的场合中，如进行一般社交活动，或在办公、办理业务时保持的距离。

公共距离：近范围为 360～760 厘米，远范围直到听不到说话声为止，一般适用于演讲者与听众、极为生疏的交谈及正式场合。

当然，不同国家有各自的社会文化，中国人相对而言较少考虑隐私，习惯于较高密度的居住环境，因此社交距离可能会小于霍尔的理论。但是在特殊时期，我们不只是考虑人与人身体距离的社交属性，也需要考虑社交距离的健康属性。在传染病风险较大的时期，距离也会保护我们的健康。

（二）保持社交距离的必要性

我们在日常生活中，会有很多社交活动。在朋友、熟人、同事之间，我们交谈时的最近距离往往在 1 米以内，甚至近到 30 厘米左右。这当然是正常的社会生活必然带来的人际空间，然而从预防传染病的角度考虑，我们在某些传染病风险较大的时期，也需要适当拉大社交时的身体距离，否则就有传染和被传染的风险。

这些传染病风险较大的时期，主要是指呼吸道传染病大流行时期，比如 SARS、新冠肺炎或者禽流感、甲型流感的流行期。另外，在呼吸道传染病（如流行性感冒）的季节性流行时期，如果交流中的一方是感染者或者有打喷嚏、咳嗽、发烧等流感症状，也需要注意保持社交距离。一般来说，冬春两季，天气较为寒冷的时候，以上传染病容易传播。所以，这两个季节，尤其要注意对自己呼吸道的保护，在必要时应保证人与人之间的安全距离。最后，结核病、流脑、麻疹、百日咳等也可以通过飞沫传播。

（三）"一米"社交距离的由来

大家都知道"一米线"。2020 年 5 月，国务院下发《国务院应对新型冠状病毒感染肺炎疫情联防联控机制关于做好新冠肺炎疫情常态化防控工作的指导意见》规定：减少人员聚集，注意保持 1 米以上的社交距离；在人员密集的封闭场所、与他人小于 1 米距离接触时佩戴口罩。

为什么是 1 米呢？因为像流感、新冠肺炎等呼吸道传染病，主要通过飞沫传播。一般来说，通过喷嚏、咳嗽、说话喷出的飞沫在重力作用下喷射范围有限，大多数飞沫约在 0.8～1 米距离内降落到地面。此外，越大的飞沫含有的病毒量越多，相应喷出的距离也更短，所以即使在 1 米外接触飞沫，里面携带的病毒量也大大减少，感染的概率也降低了。

《柳叶刀》杂志发表的一篇研究指出，暴露距离与感染风险有密切关联。与感染者的距离大于 1 米，则被传染概率为 2.6%，1 米内则可能高达 12.8%。另有文献认为，在非密闭场景中，距离超过 1.8 米，传染的风险变得较小。因此，世界卫生组织推荐安全的社交距离也为 1 米及以上。

（四）"一米线"的适用场景

需要保持人与人身体距离的场景，当然是人与人很可能过分拥挤的场景。这时人员聚集，大家互相不清楚对方的健康状况，就可能带来传染病风险。

第一种场景是排队，例如购物、吃饭、买票、结账、候车、疫苗接种、核酸检测等。

第二种场景是乘坐公共交通工具，比如早高峰挤地铁、挤公交，或者节假日旅游探亲乘大巴、乘火车。尤其春运期间，火车上较为拥挤。电梯密闭且空间狭小，也需要注意。

第三种场景是欢庆场景，比如逛城隍庙、游外滩、跨年夜等。

第四种场景是会议、集会。有些会议的座位安排比较紧凑，人与人间隔只有 20 厘米左右。在疫情期间，电影院观影也需要隔开一个位置。

第五种场景是办公场所。有些办公楼楼层较低，隔间较狭窄，办公位置间隔不够大。

当然，可能还会有其他的场景，比如等红绿灯之类临时聚拢的人群等等。即使不在一个静止的场合，而是人们都在走动，比如马路上、广场上，也要注意距离且戴好口罩。因为行人的前面若有感染者吐痰，而后来者距离过近又没有戴口罩，就会快速进入前者喷出的飞沫范围内，导致感染。

（五）怎样保持"一米"距离

那么，1 米的社交距离有多远呢？直观来说，一个成年人的臂展与身高基本是 1∶1 的比例。臂展就是两臂在身体两侧最大限度地水平伸展时，两中指指尖点之间的直线距离。在排队的时候，如果中间的人展开双臂，碰不到前面与后面的人，且前后两边的人距他/她的指尖有 10 厘米以上的距离，就可以说排队者之间保持了社交距离。如果拿着一把长柄雨伞，那一把伞的长度大概也会是 1 米左右，也可以作为社交距离的基准。

在现实中，受制于各种主客观原因，人们往往很难有效保持社交距离。因此，在疫情持续期间，最稳妥的方式无疑是尽量减少不必要的外出、排队和集聚。如果由于各种原因不得不前往人流密集处且无法始终保持社交距离，建议佩戴防护效果更好的 N95 口罩。对于各种公共场所的管理者而言，合理安排场地、采用叫号的方式、交错排队，都有助于使排队的人群保持社交距离，降低病毒传播的风险。

十、公筷公勺，健康"食"尚

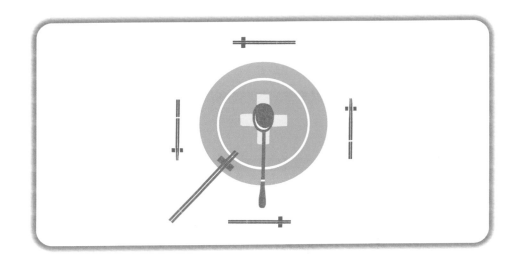

公筷公勺指两人以上（含两人）同桌用餐时，用以夹取菜品、舀盛汤食的公用筷子、勺子。公筷公勺是为保障同桌就餐者卫生而配置的，在其规格、色彩、材质、包装、标注等方面应与私筷私勺有明显区分，增强辨识度。公筷公勺的摆放数量可根据同桌共餐人数而定，也可根据菜品的份数而定，至少每两人或每两份菜品摆放一双公筷，每份汤品摆放一只公勺。有条件的，也可每菜或每人摆放一套公筷公勺。就餐时，所有就餐者按照"公筷夹菜，私筷进食"的原则，用公筷公勺将食物夹取、舀盛到自己的餐具中再各自食用。使用公筷公勺，有助于保障用餐者的健康。

（一）公筷公勺的历史沿革

公筷公勺与分食制密切相关。中国早期曾经采取分食制。目前国人习惯的"热热闹闹"的聚餐方式其实是经分食制、会食制演变后产生的合食制。换言之，国人在历史上是有着使用独立餐具的习惯的，这一点也为公筷公勺的推广奠定了基础。

1. 分食制的发展

在中国5 000年历史中，分食制至少统领了3 500多年。分食制最早出现于原始社会，当时人类处于群居模式，遵循着对食物共同分配的原则。由于生产力低下，为了让每个人都能获得食物，只要有人打到猎物，就要将其平均分配，这也是最早出现的分食制。

古代的分食一般都是席地而坐，面前摆着一张低矮的小食案，案上放着轻巧的食具，重而大的器具直接放在席子外的地上，后来说的"筵席"正是这古老分餐制的写照。考古发现的实物资料和绘画资料中也可看到古代分食制的真实场景。在汉墓壁画、画像石和画像砖上，经常可以看到席地而坐、一人一案的宴饮场面。在山西襄汾陶寺遗址发现了用于饮食的木案，还有与木案形状相近的木俎，这是我们今天所能见到的最早的一套厨房用具实物。陶寺遗址的发现不仅将食案的历史提到了4 500年以前，而且也指示了分食制在古代中国出现的源头。

在商朝以前，由于受到餐具的影响，古人吃饭的时候只能席地而坐，将食物放在低矮的食案或面前的地上，一人一食，一人一桌。随着商朝青铜文化的发展，贵族开始注重饮食制度及饮食礼仪。青铜器中的匕、勺、匙等，都可以看作是用于分食的"公器"。

到了周朝时期，贵族为了体现自身的地位和文化的优越性，他们在吃饭的时候会用一种叫"鼎"的食器。这种食器甚至还有等级之分，国君用九鼎，卿用七鼎，大夫用五鼎，士用一鼎到三鼎。可见周人吃饭时，从饮食器具和饮食礼仪上也可以看出身份的尊卑，当时的分食制度也具有一定的政治意义和社会意义。

到了秦汉时期，分食制得到了完整继承。史书里有汉人分食的记载，在鸿门宴上，项伯和项王都是朝东而坐，亚父朝南，张良朝西，而赴宴的刘邦朝北，五人都是一人一案，独自进食。

2. 汇食制的发展

到了魏晋南北朝，由于北方的游牧民族与中原地区的饮食习惯差别比较大，冬天因为天气原因坐在地上吃饭身体受不了，所以他们就研究出凳子和椅子坐在上面吃，这种凳子和椅子也叫作胡床和胡椅。北朝大都是胡人政权，受到少数民族文化影响，胡床和胡椅很快就流行起来，这种方式比起席地而坐更方便，更舒坦。

桌椅形制的革新直接影响了饮食方式的变化。北朝时出现了一种过渡餐制"会食制"，即主人请客人吃饭的时候，虽然大家都在一个桌子上吃饭，但除了饼、汤和粥等食物是采用合食的方式，其他的饭菜都由厨师或仆人按人头分配好，即同桌不共餐。隋唐时期，会食制格外流行。在晚唐五代之际，场面热闹的会食已经成为潮流，但那只是一种以会食为名，分餐为实的饮食方式，人们虽然围坐在一起，但食物还是一人一份。

3. 合食制的发展

至宋朝，合食制才真正被社会各阶层广泛接受，成为饮食文化的主流。这一方面是因为高桌椅的普遍使用，另一方面与宋代独特的烹饪方法有关，合食制可以让食物保存得更加完好，而同桌吃饭也可以提高人的食欲。在传世宋代绘画《清明上河图》中，汴京的餐馆里就有许多坐着高椅围着大桌的食客。同时，饮食文化的变迁与社会政治也有着必然的联系。宋朝重文轻武，为了拉拢寒门士子，皇室贵族会与他们坐在一起享用美食，沟通感情，让这些寒门士子感觉上流社会与底层百姓之间并没有隔阂与身份的差别，这也是宋朝的一种政治宣传手段。

到了明清时期，合食制已经变得非常成熟了。在明朝，桌椅文化普及全国，菜品种类越来越丰富，也变得越来越精细。将菜品盛于器皿，置于桌上，众人围桌而坐，举箸共食。到了清朝，以满汉全席的出现为标志，合食制已经完全取代了分食制，成为中国社会最主要的用餐方式。合食制的出现是社会潮流的推动和朝代文化背景的变迁的结果，它更有利于满足交际需求，比起分食制更能活跃气氛。

中国人的用餐方式，从"分食制"过渡到"会食制"，最后演变成"合食制"并传承至今，这不仅是朝代更替过程中人们社会价值观转化、社会风俗变迁和思想观念转变的体现，也是多元民族文化相互影响和交流的结果。进入现代社会后，随着家庭结构的变化和现代人饮食理念的更新，分食制越来越被人们所接受。我们可以按照唐代"大桌分食"的模式，采用"公筷"这种名合实分而简便易行的方式，既保留了热烈的气氛，又保证了饮食卫生。

（二）推广公筷公勺的必要性

在现行的合食制中，你一勺子，我一筷子，大家与嘴巴接触的餐具进了同一菜盘中，其实也为一些细菌、病毒的传播提供了方便。世卫组织统计数据表明，唾液是疾病传播的主要途径之一，很多疾病都可以在互相夹菜、公私筷不分的情况下产生交叉感染。筷子是日常生活中最常见的餐具，每天都要与之接触，但殊不知，这小小的筷子也存在极大的健康隐患。一双不干净的筷子上会有几十万细菌和病毒，很容易成为疾病的传染帮凶，通过筷子等餐具传播的疾病大致有以下几种。

幽门螺杆菌：幽门螺杆菌是一种存在于胃黏膜上的细菌，是众多胃病的罪魁祸首，主要通过口口传播和粪口传播。其中口口传播是指通过唾液或口腔分泌物进行传播，在不分餐的情况下，餐具就很可能成为这种病菌的传播媒介。2015 年，一项针对武汉市居民幽门螺杆菌感染现状与危险因素的研究表明，聚餐时使用公筷可以降低幽门螺杆菌感染的风险。正常人群中有 50％的人存在幽门螺杆菌感染。在慢性胃炎、消化性溃疡患者中，幽门螺杆菌的感染率为 70％至 80％；萎缩性胃炎患者中，检出率更是高达 90％。一项关于全球不同国家患病率的调查表明，幽门螺杆菌在中国健康人群中的携带率约为 63％，高于大部分发达国家以及部分发展中国家。幽门螺杆菌使患胃癌的危险增加了 2.7～12 倍，如果没有幽门螺杆菌感染，至少有 35％～89％的胃癌不会发生。

病毒性肝炎（甲型、戊型）、伤寒、副伤寒、霍乱等：这些主要通过粪口传播的病毒和致病菌所导致的疾病均有可能"病从口入"。病原体从患者或携带者体内排出后，如果污染了食物和水源，其他人又食用了这些被污染的食物和水，就可能被感染。另外，如果长期和患者或病原体携带者共用杯子、碗筷等，病原体就可能通过唾液传播给健康人。

手足口病：手足口病是一种由多种肠道病毒引起的传染病，常见于 5 岁及以下儿童。密切接触是这种病的主要传播途径，易感者通过接触被病毒污染的物品或疱疹液引起感染。手足口病也可通过呼吸道飞沫传播，饮用或食入被病毒污染的水和食物亦可感染。5 岁及以下儿童处于生理性免疫功能低下的状态，更容易因共用碗筷等受到病毒交叉感染。

此外，新冠、流感、肺结核等病毒和致病菌主要是通过飞沫经鼻口呼吸道传染传播，但在同桌吃饭时，这些病原体也有可能残留在食物、餐具上，进入其他进餐者的呼吸道中引起感染。2020 年，某地疾控中心的专家做过一个实验，测试使用公筷和不使用公筷用餐后的细菌对比。实验在一家餐馆进行，实验人员一共点了 6 道菜，先在用餐前对菜品进行取样保存，然后将每道菜分成两份，一份使用公筷取菜，一份使用私筷取菜。实验结果显示：对比两组菜品用餐后的菌落总数，发现"非公筷"组全部高于"公筷"组。其中一道菜餐前菌落总数为 60 CFU/g，"公筷"组餐后菌落总数为 20 CFU/g，而"非公筷"组餐后菌落总数竟高达 5 000 CFU/g，相差250 倍。由此可见，无论从现代文明饮食习惯出发，还是从疾病预防、公共卫生角度而论，使用公筷公勺、推行分餐制都是一场亟待深化的"餐桌革命"。

（三）公筷公勺推广的现状与阻力

在中国，共食时用自己的筷子为客人夹菜是非常常见的现象。许多人认为用餐时在公、私筷间来回交换非常麻烦，也有人持有"使用公筷显生分"的想法，这些观念阻碍着公筷使用的普及。例如，2007 年发表的一项针对广州、太原、杭州部分市民的调查研究显示，在非典期间，人们外出聚餐时，总是和较多使用公筷者的占比分别为 12.1% 和 24.8%；而在非典后（2006 年统计数据），这两项数据则分别为 11.2% 和 22.7%，略有下降，这可能是疫情过去后人们更多地受到不用公筷的陈旧观念影响导致的。

2020 年进行的一项"关于新冠肺炎疫情暴发前后在家及外出聚餐时公筷使用情况"的研究，对企事业单位管理人员、餐饮业及服务业人员、医务人员、科研人员、律师、教师、普通工人、在校大学生等群体的调查数据进行了分析，结果显示：疫情前在家使用公筷公勺（一直使用或大多数情况下使用）的人数只占受访者的 10.8%，在外聚餐时使用公筷公勺（一直使用或大多数情况下使用）的人数约占受访者的 25.9%。疫情暴发后，使用公筷公勺的人数比例有所提高，在家使用公筷公勺（一直使用或大多数情况下使用）的人数占受访者的 25.6%，在外聚餐时使用公筷公勺（一直使用或大多数情况下使用）的人数约占受访者的 57.7%。但仍然有超过40% 的受访者外出聚餐时不使用或几乎不使用公筷公勺，在家共同就餐时不使用公筷公勺的受访者的比例就更高了。

影响普通就餐者公筷公勺普及使用的原因可能多种多样，概括起来包括心理因素与社会因素两大类。研究表明，在家共同用餐时，不使用公筷的前三位原因是"没有想过需要使用""认为太麻烦，不习惯使用"以及

"认为使用公筷没有必要"。由此可见，影响公筷在家使用情况的因素主要是个人的心理因素，即对家人的信任以及在家较为随意的心理致使受访者在家中倾向于不使用公筷。而在外聚餐时，不使用公筷公勺的主要原因是"认为太麻烦，不习惯使用"和"碍于情面，怕显得与他人疏远"，由此可以看出外出聚餐时影响公筷使用情况的因素兼有心理因素与社会因素。通过进一步调查发现，不使用公筷公勺的深层次原因是就餐者在家用餐时未养成使用公筷的习惯，并担心其他家庭成员不理解、不配合。而对于外出聚餐，就餐者在不同场合下对公筷使用的态度有所不同。部分就餐者认为，与较亲近的亲朋好友聚餐，提出使用公筷不显尴尬，而工作应酬时如果提出使用公筷则难度较高。而另外一些就餐者则认为，在正式场合下应酬聚餐，提出使用公筷更合时宜，而与亲近的亲友聚餐一般不使用公筷。

除了上述原因之外，还有一些因素也会影响就餐者使用公筷公勺，譬如餐厅是否提供公筷。有调查报告显示，几乎所有受访者（包括在家坚持使用公筷者）在餐厅不提供公筷时都不会主动要求设置公筷或自带筷子。相反，在餐厅提供公筷的情况下，所有受访者均表示会使用。2020年新冠肺炎疫情发生后，就餐者对于公筷的重视程度显著上升，例如疫情前后在家聚餐由不使用公筷转变为使用公筷、与朋友聚餐提出使用公筷不再显得尴尬、餐厅提供公筷时所有人自觉使用等。究其原因，主要是因为疫情提高了人们对于不使用公筷的健康危害的认识，受访者共同表示希望通过使用公筷降低传染病传播的风险。

（四）使用公筷公勺有哪些好处

早在十多年前，钟南山院士就呼吁"家庭里也使用公筷或者每人有专用的碗筷"。新冠肺炎疫情期间，钟南山院士再次强调使用公筷的重要性。从健康、科学和环保的角度来看，使用公筷公勺有诸多好处。

第一，干净卫生、预防疾病。围桌共食、不用公筷这种看似亲密无间的就餐方式，增加了疾病在人群中传播的风险。就餐者中的病人或病原携带者可随着围桌共食中来回"穿梭"的筷子将疾病传播给其他共同就餐的健康人群。使用公筷公勺、分餐进食的最大好处就是避免共同用餐时个人使用的餐具接触公共食物，有利于预防经口传播的疾病，防止病从口入，降低病毒和细菌通过餐具传播的风险，更好地保障自身和同餐者的健康。

第二，减少浪费，环保节约。使用公筷公勺，可以使菜肴不被各种唾液所污染，就餐者可以放心打包剩余饭菜，在减少浪费的同时，还培养了人们环保节约的精神。

第三，控制饮食，预防肥胖。绝大多数人在看见满桌美食时一般是经不起诱惑的，也无法控制食量。但只要采用分餐制，将一顿要吃的食物摆在就餐者面前，那么他自然就会知道自己摄取了多少热量，也可有效控制实际摄入量。

第四，注重营养，科学搭配。中国人家庭聚餐的方式决定了家庭成员很难真正实施营养配餐，因为厨师虽然可以决定一盘菜的营养搭配，但家中每个人的口味喜好不同，所以对某种食物摄取量的多少无法掌握。如果采用分餐制，只要根据每个人要求的不同搭配好一盘菜，那么便可有效控制每个人的营养摄入量。

（五）怎样使用公筷公勺

如何正确地使用公筷公勺呢？在家共同用餐时，应当为每个家庭成员配备专属的碗、筷子、勺子、水杯，且在外形或颜色上易于辨识。在吃饭时，确保"一菜一筷、一汤一勺"。每个人使用公筷公勺将食物盛到自己的碗中，再用自己的筷子和勺子吃饭。夹菜时不从底部挑菜拣食、不在盘子中翻找搅拌；在外出聚餐时，应使用餐馆提供的公筷公勺进行分菜，打包或分装餐后剩余食物时也应使用公筷公勺。使用公筷公勺取菜宜适量，不将菜放回盛器。用毕后应将公筷公勺放回原处。

对于餐饮业经营者而言，应当在餐馆内设置"文明餐桌，公筷公勺"标识牌，布置宣传海报、墙贴、小桌卡等。提供"一菜一公筷、一汤一公勺"或"一人一公筷，一人一公勺"服务，引导用餐者使用公筷公勺。对于火锅等必须在餐桌熟制的菜品，应提供"生料专用公筷"。

此外，公筷的推广需要一个化被动为主动的过程，仅有意识而没有习惯养成是无法实现的。为了长效推行公筷，可以加强社交软件上针对年轻人的号召力度；学校开展相关教育改变青少年用餐习惯；扩大公筷概念，在餐桌上合理放置充足的公勺公筷，给予就餐者使用上的便利；餐厅在提供公筷的同时，在餐桌上标示宣传提醒；倡导分餐制等。公筷的有效推行需要坚持长期化策略，必须借助各种方式促进习惯的养成。

十一、养宠守规矩，人宠共健康

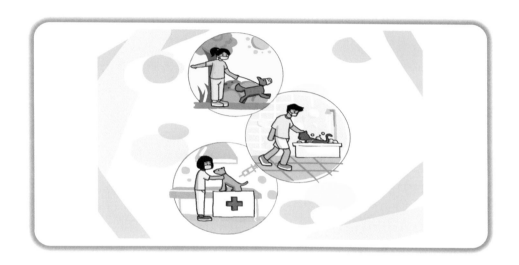

随着中国人民生活水平的不断提高，宠物饲养逐渐在国内升温，宠物饲养数量呈逐年增多的趋势，宠物逐渐成为普通家庭的朋友与"特殊伙伴"。人们在饲养宠物与其朝夕相处时，享受了宠物带来的快乐与情感慰藉，同时也面临着某些人兽共患病的传播风险。此外，还有些人在享受宠物饲养带来的短暂欢愉之后，承受不了长期饲养、照顾宠物带来的负担而中途弃养，造就了一批流浪宠物。流浪宠物不仅会在公共场所排泄粪便污染公共环境，还会因为接触、捕食野生动物造成某些传染病的跨物种传播。因此"入手有风险，养宠需谨慎"。本节主要介绍常见的"宠物病"及其防治方法，以及养宠过程中需要注意的保健知识，以期帮助读者科学、健康地饲养宠物。

（一）常见的"宠物病"有哪些

饲养宠物带来的"宠物病"，主要是指那些人兽共患的传染病。所谓人兽共患病是指由同种病原体（能引起人或动物生病的生物）引起的、在脊椎动物和人之间传播、并在流行病学上有关联的传染性疾病。简言之，就是由动物传染给人的疾病。据统计，目前已知有两百多种动物传染病和寄生虫病可以传染给人，常见的就有数十种之多。而引起"宠物病"的病原体有病毒、细菌、寄生虫、立克次氏体、支原体和真菌等。这些病原体体积微小，通常需要借助能将其放大 100～10 000 倍的显微镜或电子显微镜才能观察到（某些寄生虫除外）。由于它们"看不见、摸不着"，只有在其诱发疾病时才有可能被人类察觉。其中，猫、狗等哺乳类动物会携带、传播狂犬病、猫抓病、弓形虫病、猫癣、布鲁氏病、结核病和淋巴细胞脉络脑膜炎；各种观赏鸟会携带、传播鹦鹉热、禽流感和新城疫。以上常见"宠物病"及其防治方法的详细介绍具体如下。

狂犬病，又称疯狗病，是由狂犬病病毒引起的一种人畜共患的中枢神经系统急性传染病。被携带狂犬病病毒的犬或猫咬伤、抓伤、舌舔可致人感染狂犬病。虽然不是每个被猫、狗咬过的人都会发病，但一旦发病，其致死率为 100%。该病的潜伏期（感染后至发病前的时期）的长短取决于被咬伤者体内进入的病毒量、咬伤的部位和创伤的严重程度。一般伤口越深越大、越靠近头部，被咬时越缺少衣物保护，以及被咬者的年龄越小，潜伏期就越短。倘若不小心被家中的宠物抓到或咬到，应立即用大量的 20% 肥皂水，或 1∶1 000 的新洁尔灭溶液反复冲洗伤口 20 分钟左右，再用大量清水冲洗 15 分钟，最后涂上 2% 碘酒；不要缝合和包扎伤口。特别要注意的是，表面健康的动物，即使接种了狂犬疫苗，也有携带病毒的可能性。因此，无论猫和狗看起来多么健康，在被其抓伤、咬伤后都一定要在 24 小时内到附近的防疫机构或医院注射狂犬疫苗，这是最有效的预防方法。

猫抓病，又称猫爪热，是由猫身上的一种细菌感染所致的亚急性自限性传染病，但是带有这种病菌的猫本身却不会出现临床症状。猫抓病主要是人被猫咬伤或抓伤以及与猫的排泄物等直接接触后感染所致。这种疾病在感染人后，通常经过 2～6 周的潜伏期后发作，其临床可表现为局灶性皮肤损害，淋巴结肿大、化脓和形成肉芽肿等。体弱人群（免疫力低下者）则出现典型的、可复性的亚急性淋巴结炎，严重时可诱发急性眼球、脑部疾病，甚至引起全身性的杆菌性紫癜，使患者皮下出现"奇点紫斑"。一旦出现这种症状，应该立即就医，患者经红霉素、卡那霉素、庆大霉素及利福平等抗生素治疗后可恢复正常。

弓形虫病，是由刚地弓形虫引起的一种人畜共患的疾病，分布广泛。弓形虫可寄生于猫狗等多种哺乳动物和鸟体内，但最终在猫及猫科动物体内发育成熟。猫感染弓形虫后无明显临床症状，但在猫肠道内发育成熟的弓形虫可繁殖形成新卵囊，并随着粪便排出体外。含有弓形虫卵囊的粪便污染食物、水或形成气溶胶，人食入或吸入后都可以引起感染。幼虫在人体不能发育成熟，但可在皮肤及器官中移行引起组织损伤。当孕妇感染弓形虫时，不论是否有临床表现，弓形虫均可通过胎盘传给胎儿，直接影响胎儿的发育，严重时可引起胎儿的出生畸形，甚至死亡。弓形虫病也可使孕妇流产、死产，早产或增加妊娠并发症的发生概率。由于猫是弓形虫发育成熟的最终宿主，因此孕妇要尽量避免与猫接触。

猫癣，是一种多发的由真菌引起的猫皮肤性疾病。营养不良或体弱多病的猫比较容易被感染，而阴暗潮湿或高温环境则容易加重病情。猫癣在猫身上表现为瘙痒红肿、局部脱毛。人被病猫传染后也表现为皮肤红肿、瘙痒。及时用药和保持干净卫生可有效治疗该病。

布鲁氏病，是由布鲁氏菌感染引起的疾病。猪、牛、羊、狗等都可能携带布鲁氏菌。人通过直接接触带菌动物的排泄物、分泌物，或饮用未消毒的奶后均可感染。布鲁氏菌可经血液流窜至全身多个器官，引起炎症，具体表现为关节疼痛、高烧不退、肝脏脾脏肿大或淋巴结肿大等症状。

结核病，是一种由结核分枝杆菌引起的人兽共患的古老疾病。据统计，2017 年全球约有 1 000 万结核病新发病例，157 万人死于结核病。中国新发病例数约为 88.9 万，是全球结核病高负担国家之一。能引起人和动物结核病的结核分枝杆菌复合体包括结核分枝杆菌、牛分枝杆菌和禽分枝杆菌等。目前已发现牛分枝杆菌具备在人和牛、犬、猫等动物之间进行传播的可能性。结核分枝杆菌能在人和犬之间传播，而禽分枝杆菌则可在人和禽类之间传播。吸入含结核分枝杆菌的飞沫是感染结核分枝杆菌的最主要途径，少量病菌即可引起感染，感染后各个器官都可被侵害，但以肺结核为多见。所以在养宠物的时候一定要提高警觉，防止感染结核病。

淋巴球性脉络丛脑膜炎，是由淋巴球性脉络丛脑膜炎病毒引起的人兽共患病。小鼠、豚鼠、仓鼠、犬、猴、鸡、兔和棉鼠均容易感染该病毒。有些小鼠感染后可能会出现出汗、腹水、神经错乱等症状，而有些小鼠则为无症状携带者，长期携带该病毒。携带病毒的小鼠可通过唾液、尿液、粪便等分泌物排出病毒感染人类。人感染淋巴球性脉络丛脑膜炎病毒后，主要表现为流感样疾病，出现恶心、厌食、发烧等症状，10%的患者可能出现腮腺炎、睾丸炎、无菌性脑膜炎和脑脊髓炎等症状。由于啮齿类宠物都可能会感染淋巴球性脉络丛脑膜炎病毒，因此饲养宠物鼠类的主人应避免亲密接触宠物，以减少感染风险。

鹦鹉热，是由鹦鹉衣原体感染人后引起的疾病。饲养的各种家禽、观赏鸟都可能感染鹦鹉热。被感染的鸟类的分泌物或粪便在空气中形成气溶胶传播。人群普遍易感，感染后可引起非典型性肺炎，如果治疗不彻底可反复发作或变为慢性、持续性的肺部疾病。预防鹦鹉热最重要的是给饲养的家禽或观赏鸟食物中定期添加四环素，防止其感染。

禽流感，是由感染禽类的禽流感病毒跨越物种屏障感染人引起的呼吸道系统疾病。目前已知能感染人的禽流感病毒有 H5N1、H7N9、H9N2；其中 H5N1 和 H7N9 亚型易引起重症肺炎，患者可因出现严重并发症而死亡。流行病学调查显示大多数 H5N1 和 H7N9 人类感染病例均与直接或间接接触染病活禽或病死禽类相关。好在 H5N1 和 H7N9 目前只在偶然的情况下感染少数人，不能稳定地在人间传播。禽流感病毒主要通过飞沫传播，也可通过接触已感染的动物及其排泄物感染。

新城疫，是由新城疫病毒引起的传染病，世界动物卫生组织将其列为法定报告的动物疫病，中国农业农村部将其列为一类动物疫病。新城疫病毒在禽群中长期存在，已有的研究显示 241 种鸟类能感染新城疫病毒，研究人员也多次在鹦鹉、八哥、大盘尾、八色鸫、犀鸟、么凤、鹌鹑、鸽子等宠物鸟中检测出新城疫病毒。新城疫病毒可以通过鸟类的排泄物传播给人。人感染新城疫病毒潜伏期通常为 1～2 天，病人的症状通常为短暂的单、双侧结膜炎，常伴有耳前淋巴腺肿和疼痛以及头痛、低热、咽炎、寒战等流感样症状；偶有溶血性贫血、轻度脑炎、病毒性肺炎等症状。

（二）如何预防各种"宠物病"

宠物带来的传染病种类繁多且来源复杂，本书涉及的传染病可谓挂一漏万。由于主人对家中的宠物宠爱有加，经常会有亲密接触行为，这样就会带来传染病风险。要预防众多宠物传播疾病，最简单、有效的办法就是不养宠物，特别是有孕妇和 3 岁以下的小孩的家庭，更不宜饲养宠物。如果一定要坚持饲养宠物，就需要采取一定的预防措施，降低感染疾病的风险。"宠物病"的主要预防措施具体如下。

第一，从正规渠道购买宠物，从源头降低传染病风险。当我们决定要饲养宠物时，应该从持有防疫证和准养证的正规店铺挑选、购买宠物。通过进出口贸易购买的宠物必须严格进行检疫及强制防疫注射来确保宠物身体健康，以控制传染性疾病的跨境散播。

第二，及时为宠物体检并接种疫苗。购买好宠物后，最好先带到正规的宠物保健医院进行常规临床检测，确保宠物健康后再带回家。刚买回家的宠物应隔离饲养 14 天并进行驱虫后再去正规宠物医院进行免疫接种，以免因宠物适应新环境导致的体质下降对疫苗接种效果造成负面影响。兽医在给宠物接种疫苗前，应对宠物进行体检，确定宠物体温正常，眼角无脓性分泌物，口腔黏膜颜色无异常，眼结膜无增生血管，无呕吐腹泻等现象后，才可接种疫苗。

第三，饲养期间与宠物保持合适的距离。养宠家庭应常通风、保持干燥，定期消毒，定期对宠物进行驱虫、防虱及清洁洗澡，并尽量减少与宠物过于亲密的行为（亲吻、同食、同睡）。很多人畜共患病都是通过宠物的排泄物传播的，因此应教会宠物定点大小便，及时清理粪便并进行地面消毒，在处理宠物排泄物时戴好口罩和乳胶手套以降低疾病传播风险。带宠物外出期间，应避免家养宠物与流浪犬猫接触，回家后应把宠物的脚爪清洗干净后再进入室内。定期检查宠物的耳朵、眼睛、口鼻周围、脖子、腋窝、腿根、阴囊、肛周、会阴、尾根等部位，若发现宠物被蜱虫叮咬或出现异常的大量掉毛、皮肤溃破等情况，应立即与生病的宠物保持距离，在戴好口罩、手套后，尽快带宠物去宠物医院进行检查。

第四，健康养宠，做好"三不"。不清洁的水源、生肉及垃圾等都有可能传播疾病。因此，在饲养期间，要确保不给宠物喝脏水，不给宠物吃生肉，外出期间不要让宠物翻找垃圾和吃来源不明的食物；及时处理宠物的排泄物，防止宠物粪便中的寄生虫卵污染环境。

第五，注意安全，谨防宠物伤人。饲养宠物者应自觉遵守相关法律法规，携带宠物外出时应自觉避开餐厅、酒店、商场、影剧院、公交车等人群密集的公共场所。遛狗牵狗绳，如果携带大型犬外出，要给其佩戴嘴套，并由成年人牵领。如被宠物抓伤、咬伤，应立即去医院就医并接种相应的疫苗。

（三）哪些人不适合养宠物

从医学角度看来，部分易感人群不适合饲养宠物。如果家庭成员中有孕产妇和婴幼儿，或是患有以下疾病，建议不养宠物或将已饲养的宠物寄养、送养他处。

哮喘病，哮喘受个人遗传因素、个人体质及外界环境的多重影响。大多数哮喘病人的共同点是体质过敏。而宠物的皮毛鳞屑、唾液、排泄物等都可能引起哮喘发作。此外，宠物身上寄居的各种微生物，如细菌、衣原体、病毒、寄生虫、支原体等都是引发哮喘的重要过敏原。因此，家有哮喘患者最好不要养猫、狗、鼠等哺乳动物及鸟类等宠物。

糖尿病，糖尿病患者由于血糖高和免疫力降低，导致他们对多种传染病的抵抗能力下降，每日和宠物密切接触，很容易被某些动物体内的微生物感染。此外，糖尿病患者感觉功能下降，皮肤损伤后愈合能力低。他们可能在被猫狗等宠物咬时，并不感到疼痛，但猫狗等宠物的唾液及牙周携带的大量微生物很可能引发继发感染。因此，家有糖尿病患者最好不要养猫狗等喜欢与人类亲密接触、嬉戏打闹的宠物。

此外，孕妇、婴幼儿、正在接受治疗的重症患者、接受过器官移植的人、艾滋病患者等免疫力低下的人群，为了避免宠物带来的传染病风险，最好不要养宠物。

十二、无偿献血，举手之劳成就大爱

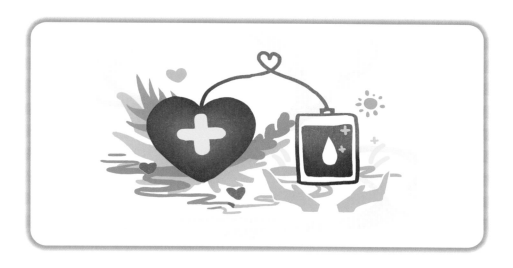

　　无偿献血是无私奉献、救死扶伤的崇高行为，是中国血液事业发展的总方向。献血是爱心奉献的体现，帮助病人解除病痛、抢救他们的生命，其价值是无法用金钱来衡量的。而来自献血者的爱心血液则会用于病人们的外伤性出血、产后大出血、严重烧伤和各种血液病的救治。因此，无偿献血就意味着帮助了需要血液的病人，拯救了许多病人的生命。无偿献血是人道主义精神的重要体现。实行无偿献血，不仅能保障医疗临床用血的需要，保证输血安全，达到治病救人的目的，它还是一种"人人为我，我为人人"的社会共济行为，是人道主义精神的重要体现。血站是采集血液、提供临床用血的机构，须注意的是无偿献血一定要到国家批准的正规血站献血。

　　根据《献血法》和《全国无偿献血表彰奖励办法》有关规定，国家卫生健康委员会同中国红十字会总会、中央军委后勤保障部卫生局每两年开展一次全国无偿献血表彰活动，表彰和奖励在无偿献血事业中做出显著成绩和贡献的个人、单位、省（市）和部队。自 1998 年《献血法》实施以来，全国已累计开展 10 次表彰，无偿献血奉献奖获奖人次逾 180 万，在鼓励更多社会公众参加无偿献血方面发挥了积极作用。《全国无偿献血表彰奖励办法（2022 年版）》增加了"无偿献血奉献奖终身荣誉奖"奖项（第六条第四项），获奖标准为"累计获得无偿献血奉献奖金奖 3 次以上"，终身荣誉奖仅表彰一次。同时，根据《志愿服务组织基本规范》（GB/T40143－2021）调整了"无偿献血志愿服务奖"获奖标准（第八条），并将"造血干细胞捐献志愿服务时间"纳入评选条件。

（一）无偿献血"献什么"

血液可分为全血和成分血。要想知道无偿献血究竟"献了什么"，首先我们得先分清楚这两者的区别。献血有两种形式，即捐献全血和捐献成分血。捐献全血是直接将献血者体内的血液采集到采血袋中，其中大部分为红细胞。因此通常我们说的"献血"，基本上指的是"捐献全血"。

成分血是通过离心、自动化分离等方式，将血液中的有效成分单独分离出来，从而制成高浓度、高纯度的血液制品。在中国，捐献成分血，以捐献单采血小板最为普遍。献血者的血液将被采入密闭管路中，通过全自动血细胞分离机的处理，将需要的成分（血小板）收集起来，而其他的血液成分会被回输至献血者体内。

为什么鼓励成分献血？在临床医疗中，全血一般仅适应于血容量不足且有急性大量失血的患者，而成分血能更有针对性地满足不同患者的输血需要。医生根据患者的病情，有针对性地"对症输血"，如贫血患者输红细胞、血小板减少的患者输浓缩血小板，让献血者的热血能物尽其用，挽救生命。不同的血液成分，在不同的存放环境下保存期限各不相同。如果将全血中的各成分分离出来，不仅可方便各成分血液制品在不同环境下储存，还能有效保障各成分血的寿命，同时在临床使用时也会更加便捷。此外，全血只能供给一个人使用，而成分血可以一血多用，治疗多个患者。成分献血使有限的血液可以用于治疗更多患者，不仅更好地节约了血液资源，也大大提高了血液的利用率，尽可能让更多人有血可用。

捐献全血与再献全血需要间隔 6 个月，献完全血下次打算献血小板，需要间隔 3 个月。献完单采血小板再次献血小板的间隔期是 14 天，献完单采血小板再献全血则需要间隔 1 个月。因需使用特殊的采血设备和器材，需到血液中心或指定的献血屋，所以要提前查好血小板捐献地址再前往献血。血小板的保质期只有 5 天，为了确保献血者的爱心不落空，捐献前请提前致电当地血站预约或线上预约。捐献单采血小板的时间一般在 40 分钟至 90 分钟之间，根据献血者个人身高体重、血管粗细、血液循环速度等指标，具体时间会略有不同。

（二）无偿献血是否影响健康

无偿献血对健康有益。一个人的血液总量约为体重的 8％，平均每个成年人有 4 000～5 000 毫升血液。血液循环中流动的血液只占总血量的 70％ 至 80％，其余的血则贮存在肝脾等脏器内，随时补充。血液中的红细胞生存期 120 天，白细胞 7 至 14 天，血小板 7 至 9 天，体内时刻都有细胞衰老死亡，被新生成的细胞取代。一般每次献血抽取的血液占全身血液总量的 1/20 以下，不会影响健康。经常少量献血，可以刺激骨髓造血机能增生活跃，能促进人的血液新陈代谢，有益健康。献完血后，人体"血库"内贮存的血液会迅速进入血液循环系统，以补充人体的血容量，血液成分也会在 1 个月左右陆续恢复到原来的水平。

献血对减少心脑血管病的发生也具有积极的作用，男子献血还可减少癌症的发生率，定期献血的人比不献血的人更不易衰老。有学者对多次献血者、高血压患者、缺血性中风患者开展血液流变学的对照研究。结果表明，献血对减少心脑血管病的发生具有积极的作用，研究组对 42 至 60 岁的男性进行调查，其中献过血的人 5 年后患冠心病的比例比未献过血的少 86％；对献血 1 至 2 次的人进行跟踪调查，结果调查对象中仅一人发生急性心肌梗死，发生率为 0.043％。

（三）无偿献血中的血型

血型就是指红细胞表面特异抗原的类型，而 ABO 血型只是临床最重要的一个分类系统。说到血型，大家脑海里冒出来的必是 A 型、B 型、AB 型、O 型。而在全世界范围内，除了常见的 ABO 血型外，还有一些我们不知道的稀有血型。

熊猫血是 Rh 阴性血型的俗称，是 Rh 血型系统中的一种。人类红细胞血型由多达二十多种血型系统组成，ABO 血型和 Rh 血型是与人类输血关系最为密切的两个血型系统。在 Rh 血型系统中，根据红细胞上 D 抗原的有无，可将红细胞分为 Rh 阳性或 Rh 阴性。当一个人的红细胞上存在 D 抗原时，则被称为 Rh 阳性，用 Rh（＋）表示；当缺乏 D 抗原时即为 Rh 阴性，用 Rh（－）表示。

在中国，99％以上 Rh 血型者属阳性，Rh 阴型血的人约占人口的0.34％。在白种人中有 15％的人是熊猫血，但与以下要介绍的稀有血型相比，它还算不上是最稀有的血型。

P 型血是一种非常罕见的血型，全球人口盛行率小于 0.001％，除了日本、瑞典外，其他国家和地区只有一例报告。P 血型系统包括 P1、P2、P1k、P2k 以及 p 五种表型。常见的是 P1、P2，而后三种表型极其少见。其中 P1型血是最常见的一种血型，在 P 型血人群中占 80％，p 型血为 P 血型系统中的一种罕见表型，为隐性遗传，且基因频率非常低。p 型血在欧洲每百万人中有 5.8 例，而在中国 14 亿人口中只有 9 例这样的人。

孟买血型最早于 1952 年在印度孟买市发现，故称为孟买血型。在中国极其稀有，有这种血型的人在全国人口中所占的比例仅为十几万分之一，国内仅有约 30 例报道。正因为孟买血型非常珍稀，其价值和意义也就尤显重大。孟买血型的人体内没有 H 抗原，无论其是否拥有 A、B 血型的等位基因，A 抗原或 B 抗原都无法合成。他们不能接受任何 ABO 血型的血液，因为这些血液中至少含有 A、B、H 抗原中的一种，对他们来说均为外源抗原，从而引起自身免疫反应。因此，他们只能接受其他孟买血型个体的输血。

除了以上介绍的三种稀有血型，目前人类已发现的还有 NSSU 血型、Diego 血型、Kell 血型、Lutheran 血型等。稀有血型的存在，并不代表生命具有贵贱之分，而恰恰相反，我们生而平等，且每个生命都独一无二，弥足珍贵。因此，在他人生命面临危险，亟需抢救用血时，也希望同是"稀有"的您能挺身而出，奉献爱心，拯救不可重来的生命。

在了解了血型后，输血和血型有什么关系呢？人的红细胞表面抗原有A、B 两种，血清中有天然的抗 A 抗原的抗体和抗 B 抗原的抗体，根据这两点可将血型分为 A、B、AB、O 四类。其中 A 型就是有 A 抗原和抗 B 抗原的抗体；B 型就是有 B 抗原和抗 A 抗原的抗体；AB 型就是有 AB 抗原但没有抗体；O 型就是没有抗原和抗 A、B 抗原的抗体。由此可知，第一，A 型和

B 型是相克的；第二，在无同型血的前提下，异型血相输采取交叉配血主侧不凝集原则，但必须缓、慢，同时严密监测；第三，O 型血可以给其他血型的人输血；第四，AB 型血可以接受其他血型人的血。

（四）无偿献血的基本要求与体检项目

无偿献血要求献血者年龄在 18 至 55 周岁之间；男子体重在 50 公斤以上，女子体重在 45 公斤以上；既往无献血反应、符合健康检查要求的多次献血者主动要求再次献血的，年龄可放宽至 60 周岁；经过红十字血站体格检查和实验室检验，符合国家规定的健康标准。一次献血量 200～400 毫升，间隔时间不少于 6 个月。要注意的是，献血前尽可能适当休息，保证充足的睡眠，不要空腹。献血者献血前如有感冒、发热、腹泻、月经，应暂缓献血。献血时精神不要紧张，以免发生晕针。献血后适当增加饮水量，吃些豆制品、瘦肉、鸡蛋、蔬菜等，切忌暴饮暴食、饮用烈酒、熬夜等；献血后 1～2 天，不要剧烈运动。

此外，在某些特定情况下能否献血，可参照以下标准。

第一，打耳洞、文身者在一年内不得献血。虽然目前打耳洞和文身技术很成熟，但还是存在工具消毒不彻底等隐患，无法确保献血者不会感染疾病。由于经血液传播病原体的检测存在窗口期问题，为了受血者健康，打耳洞、文身者一年内是不可以献血的。

第二，感冒患者能否献血应视情况而定。如果已有明显感冒症状，例如发热、头痛、咽痛、咳嗽等，均不适宜参加献血。如果无任何感冒症状，仅仅是自觉轻度不适，或者正在预防性服用感冒药物，需要经过献血现场体检医生的综合判断，决定献血者当天的身体状况是否适合献血。

第三，高血压患者不得献血。民间有说法认为高血压是"血液太多"导致的，而献血可以降低血压。但事实上，高血压并不是血液过多，献血也不具有降压作用，而且如果是依靠药物维持血压的人献血，其血液中携带的降压药物成分可能会对受血者带来不利影响。

第四，高度近视者能否献血应视情况而定。具体来说，高度近视者能否献血要看其有无眼底病变。活动性或进展性眼科疾病病愈未满一周者，眼科手术愈后未满三个月者，暂不能献血。

第五，女性月经期及前后 3 天暂不能献血。女性的月经实质是子宫内膜定期的生理性脱落，在此期间身体本就处于损伤状态，经期献血会使人体抵抗力和免疫力下降，还会影响人体的内分泌系统，且月经期体力较弱，也会增加出现不良反应的概率。

在献血前，要对献血者进行一般体格检查和血液初筛检查。只有两项检查全部通过才可献血。这两项检查的具体标准如下。

一般体格检查：①体重：男性≥50公斤，女性≥45公斤；②血压：90 mmHg≤收缩压<140 mmHg；60 mmHg≤舒张压<90 mmHg，脉压差≥30 mmHg；③脉搏：每分钟60～100次；高度耐力的运动员每分钟50～100次，节律整齐；④体温正常；⑤皮肤、巩膜无黄染。皮肤无创面感染，无大面积皮肤病；⑥四肢无重度及以上残疾，无严重功能障碍及关节无红肿；⑦双臂静脉穿刺部位无皮肤损伤，无静脉注射药物痕迹；⑧经健康征询没有影响血液质量和献血者自身安全的疾病或病史。

血液初筛检查：①血红蛋白（Hb）测定：男≥120 g/L，女≥115 g/L；②丙氨酸氨基转移酶（ALT）符合相关要求；③乙型肝炎病毒表面抗原（HBsAg）检测符合相关要求；④丙型肝炎病毒（HCV抗体）检测符合相关要求；⑤艾滋病病毒（HIV抗体）检测符合相关要求；⑥梅毒（Syphilis）试验符合相关要求。

由于不少体检有空腹要求，有些献血者也会因此在空腹状态下前往献血。但事实上，献血不仅不要求空腹，而且饱食后献血更有利于健康。献血通常在早晨或上午进行。人体经过一个晚上，晚餐所摄取的热量，已经消耗得差不多了。如果早餐不及时吃，体内的血糖得不到及时的补充。如果再空腹献血，非常容易头晕眼花，严重时甚至出现昏迷等低血糖症状。献血前不仅不能饿着肚子，而且应提前一点进食。如果刚吃完饭就献血，因食物还未来得及消化吸收，同样容易出现低血糖。捐献血小板者请注意，前一餐应清淡饮食，勿吃高脂、高蛋白的食物（如牛奶），油炸及豆制食品。

此外，有些献血者担心采血器具不卫生导致自己感染各种疾病。在绝大多数情况下，这种问题是不会发生的。全国各采供血机构采血所用的针头及血袋都是经过国家严格检测合格的一次性医疗耗材，血液的采集有严格的操作规程和要求，在严格按照"一人一针"的规范管理和操作下，参加无偿献血几乎不可能感染疾病，更不会发生感染肝炎与艾滋病等问题。

（五）献血时如何纾解紧张情绪

无偿献血者在献血过程中往往会存在紧张、焦虑、好奇的情绪，首次献血者更是如此。这种紧张情绪会导致献血时发生各种不良事件，影响采血工作的顺利开展。因此，在献血过程中需要做好缓解献血者紧张情绪的工作，提高献血者的满意度，从而推动无偿献血工作的可持续发展。

参加无偿献血是中国公民为社会献爱心的一种途径，献血者往往比较有爱心，将无偿献血作为自己的一种责任。但是，部分献血者对献血的相关知识了解较少，担心静脉穿刺的疼痛、晕血；或者怀疑献血环境的无菌性，担心采血站的环境不卫生，害怕在献血过程中发生感染；还有部分献血者担心自己在献血之后暴露隐私。尤其是首次献血者，更容易出现紧张、焦虑的情绪。工作人员的态度以及语气都会对献血者的情绪有一定的影响。工作人员热情、积极的工作态度将会很大程度上提高献血者的信心，而消极、冷漠的态度会给献血者留下不愉快的回忆，从而对无偿献血失去信心，使献血者在采血过程中出现紧张、焦虑的情绪，导致献血者不想再次献血。采血人员的技术熟练程度对于献血者的心理状态也有较大的影响，尤其是新入职的采血人员，其工作经验少，容易受到献血者采血之前的紧张焦虑情绪的影响，导致采血过程出现较多问题，例如反复穿刺、穿刺部位红肿、疼痛等情况。这会加重献血者的焦虑情绪，影响采血质量，也会对其他献血者的心理状态造成影响。当献血者在献血过程中出现晕血等问题时，会加重其他献血者的紧张、焦虑情绪，从而引起献血者身体不适，出现头晕、盗汗以及面色发白等症状。很多献血者都是在献血车上献血，为了赶时间来去都比较匆忙，采血之后按压时间短，导致穿刺点血肿；或者是用力按压导致穿刺点瘀血。缺乏相应的健康教育会导致部分献血者在献血后不注意休息，出现头晕、头痛等不良反应，使他们对献血产生抵触情绪，影响献血者再次献血。要想纾解献血者的紧张情绪，可以采取以下措施。

加强心理护理。心理护理主要是利用心理学理论与技术消除影响献血者心理健康状况的负面情绪的干预措施。这些干预措施可以减少负面情绪引起的身体应激反应，有助于减少献血过程中的不良事件。为了推动无偿献血事业的可持续发展，需要构建稳定的无偿献血队伍，工作人员需要重视无偿献血者的心理护理，针对不同性别、年龄的献血者，做好对献血者相应的心理调节，通过专业知识、亲和的服务态度、专业的采血技术以及完善的健康教育来获取献血者的信任与支持。在献血过程中，工作人员需要为献血者做好健康宣教以及心理调节，并讲解献血之后的各种注意事项，从而提高献血者对献血的认识，缓解其紧张、焦虑情绪。

提高献血者的信任感。采血人员需要掌握良好的静脉穿刺技术，提高一次性穿刺成功率，减少反复穿刺对献血者造成的疼痛，提高其对采血人员的信任感。在穿刺之前，可以叮嘱献血者将头偏向一侧并且主动与其交流，以此来分散献血者的注意力，从而减轻穿刺时带来的疼痛。对于需要多次穿刺的献血者应主动解释，获取其理解。同时要加强采血室的环境护理，坚持无菌原则，并检查采血袋是否密封良好，消除献血者的顾虑。采血人员采血时需要做好消毒措施，并且穿刺之后要使用创可贴遮盖穿刺部位。此外，采血人员在采血过程中还需要密切观察献血者的神情，及时发现不良反应并做好干预措施，尽可能缩短采血时间，减轻其心理负担。

（六）献血后如何止血

有些人献完血后会出现手臂大片淤青或瘀伤，这些淤青或瘀伤是献血后穿刺血管的位置不受压，导致血管壁局部出血，渗入皮下组织形成的。如果止血不当，在献血的地方会形成一个肿块，这是因为里面有血，当肿块里的血液被人体组织缓慢吸收时，就会在皮肤下形成很大面积的瘀伤。这是由于按压针眼不当造成的，这种现象大致有以下几种情况。

第一，过度按揉。当针头拔出后，有的人为了尽快将血止住，不停地用手指按揉皮肤的针头处，认为这样止血快，其实这样只会适得其反。按揉针头部位组织，会加重局部组织皮下的毛细血管出血，形成血肿。血管壁受到损伤后，人体的血小板就会尽快黏附于血管的损伤处，就像水桶漏了要用东西堵住一样。但如果不停地按揉，就会影响血小板在受损血管处的凝集，甚至会破坏这种凝集作用，那么止血的时间自然要延长了。

第二，止血压迫时间不足。凝血是一个非常复杂的过程，它需要一定的时间才能完成。一般来说，血小板需要 5 分钟才能完成保护人体血液不再外流的使命。但有的人在拔针后，仅仅按压了一会儿，也就是几十秒的时间，这是不正确的。

第三，按压方式不正确。每次献血，人们只能看见皮肤上出现一个针眼，实际上并不是一个针眼，而是两个，一个是皮肤上的，一个是血管壁上的，只是因为血管在皮肤之下，我们看不见而已。如果仅仅是按压了皮肤的针眼，而没有压住血管壁上的针眼，那么止血的时间也会延长。

正确的止血按压方法是在拔针后，用另一只手的四指平行按压穿刺部位 10 至 15 分钟，这样就可以尽快止血了。

世界卫生组织于 1992 年在加拿大维多利亚召开的国际心脏健康会议上发表了著名的《维多利亚宣言》。宣言认为："当前主要的问题是在科学论据和民众之间架起一座健康金桥，使科学更好地为民众服务。这座健康金桥有四大基石，它们是：合理膳食、适量运动、戒烟限酒、心理平衡。"

在中国，健康生活同样是民众普遍追求的。以上健康标准对国内民众也同样适用。2021 年 3 月，由上海市健康促进委员会办公室、上海市健康促进中心、上海交通大学医学院（公共卫生学院）、解放日报·上观新闻、健康云、上海人民广播电台等联合主办，面向 2 400 万上海市民的"上海市民健康生活新风尚"拉开序幕，这是上海首次、全国率先开展的健康生活风尚推选。活动推选出涵盖"合理膳食、适量运动、戒烟限酒、心理平衡"四大基石和健康习惯等 25 条金句，这些金句应该如何进行科普解读？让我们在"韶光篇"中获得交医版健康新风尚权威科普解读。

韶光篇

第四章

合 理 膳 食

一、少喝含糖饮料，拒绝甜蜜诱惑

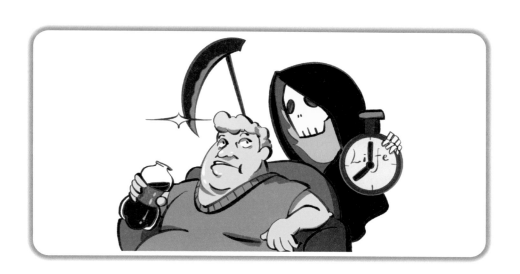

　　含糖饮料是指含有添加糖的饮料，包括碳酸和非碳酸软饮料、水果饮料，以及营养质量通常较低的运动饮料和能量饮料。常见的含糖饮料有奶茶、碳酸饮料、运动饮料、能量饮料、果汁类饮品、含糖苏打水等。由于含糖饮料的口味令人喜爱，这可能使得经常喝含糖饮料的人产生对糖的依赖，而这种依赖可能与某些成瘾物质的原理类似。目前，已经有研究可以证明高糖的食物对人们有极强的吸引力。

含糖饮料可以影响人们的大脑反馈。糖分首先通过口腔摄入，刺激特殊的感知甜味的细胞（味蕾），然后再经过消化吸收对胃肠道产生刺激，两者反馈给大脑，促进多巴胺分泌使人们感到愉快。在控糖或者戒糖时期，由于糖分摄入的限制，使大脑减少多巴胺分泌，可以使受试对象出现行为和情绪上的波动，以及一些生理上的变化，这可以通过给予糖类来得到暂时缓解。

糖类可能还会对大脑中的某些神经递质有影响，如大脑中的血清素。在食用高糖食物后，大脑中的血清素短时间内迅速增加，血清素是一种能影响人们情绪的神经递质，其可以影响到大脑活动的很多方面，如调节情绪、精力、记忆力等。大脑中的血清素增加可以使人们感到愉悦。换言之，人们可以简单地认为摄入过多的糖能使自己变得更加开心，从而让人们对糖越吃越想吃。这种糖分偏好还可能会改变饮食口味和习惯，造成长期过量摄入糖分，使大脑对糖产生依赖，并对健康产生影响。

（一）含糖饮料的危害

2010 年，知名学术期刊《循环》杂志刊登题为《含糖饮料、肥胖、2 型糖尿病和心血管疾病风险》的研究论文。该研究发现近十几年，含糖饮料摄入量在全球范围的增加，与肥胖的上升趋势一致。含糖饮料是美国添加糖摄入量的最大贡献者，并且被认为可以导致体重增加。此外含糖饮料还可能增加患心血管疾病（独立于肥胖）的风险。这可能是由于含糖饮料导致高血糖和果糖代谢增加，从而导致炎症、胰岛素抵抗、β 细胞功能受损、高血压、内脏脂肪/异位脂肪积聚和动脉粥样硬化性血脂异常。含糖饮料其他营养价值很低，因此建议控制其摄入量。

知名学术期刊《英国医学期刊》2015 年刊登的一篇使用 Meta 分析的论文揭示，习惯性饮用含糖饮料与 2 型糖尿病的高发病率有关，提示人们多年来含糖饮料饮用量的增加可能与大量新发糖尿病病例有关。

2022 年在权威期刊发表的一篇研究综述分析了含糖饮料在全球范围内的消费趋势，发现许多高收入国家的人均糖分摄入量普遍高于建议水平，低收入和中等收入国家的人均糖分摄入量正在上升。已发表的前瞻性队列研究和随机对照试验证据表明，摄入含糖饮料与体重增加、2 型糖尿病、心血管疾病和非酒精性脂肪性肝病风险之间存在因果关系。此外作者还分析了与之相关的生物学机制，最后还给出相关的政策干预和替代饮料建议。

《英国医学期刊》刊登了关于含糖饮料与癌症风险的研究论文，该论文在一项大型前瞻性队列研究中发现，含糖饮料的消费与整体癌症的风险呈正相关，即使是纯果汁也与整体癌症风险呈正相关。因此，可以推测含糖饮料摄入量可能是影响癌症发生的可改变危险因素之一。

总之，目前已有很多研究显示，摄入含糖饮料和多种疾病有关。了解其在疾病发生发展过程中的潜在生物学机制，有助于干预免疫代谢、控制相关病情发生发展并改善疾病预后。此外，含糖饮料除了糖本身带来的健康危害之外，长期饮用还会造成钠摄入过量等问题。长期饮用含糖饮料往往还伴随着一些不良的饮食和生活习惯，如人们在饮用含糖饮料的同时往往会熬夜，并摄入一些高盐高脂肪的食物。

（二）如何控制糖分摄入

日常生活中，如果为了解决口渴问题，建议直接饮水，饮用水比含糖饮料更能解渴。如果为了追寻更好的口感，建议选择无糖或低糖的饮料替代含糖饮料。什么是低糖或无糖饮料？根据《食品安全国家标准预包装食品营养标签通则（GB 28050－2011）》，如果每 100 ml 饮料中含糖≤5 g，可以声称为低糖饮料；含糖≤0.5 g 可声称为无糖饮料。

市面上也有一些以"无糖"为卖点的饮料。这些饮料中的甜味往往来自代糖。代糖是一种食品添加剂，主要用于给食品增加甜味。常见的代糖主要有山梨醇、甘露醇、木糖醇、甜菊糖、蔗糖素、糖精、阿斯巴甜、甜蜜素等。虽然代糖的热量很低，但是也不能完全不加限制。此外一些代糖的安全性也存在争议，在动物实验中发现，代糖可能会影响肠道菌群和神经功能。代糖的种类和特征如表 4－1 所示。

表 4－1 代糖的种类和特征

名称	甜度	热量（Kcal/100 g）	常见食物
山梨醇	0.5	399	口香糖、糖果
木糖醇	1.0	239	糖果、口香糖或清凉含片
甜菊糖苷	250～300	几乎无热量	蛋糕、饮料、甜酒

名称	甜度	热量（Kcal/100g）	常见食物
安赛蜜	200	几乎无热量	饮料、罐头、糖浆制剂
阿斯巴甜	160～200	365	糖果、饮料

如上所述，缓解口渴最有效的方式仍然是饮水。任何饮料都不能取代水对人体的作用。水不仅是人体正常代谢所必需的物质，也是其他营养素的载体。水具有调节人体温度、参与新陈代谢、补充体液、充当输送载体、维持体内酸碱平衡等功能，同时也是细胞的重要组成部分。儿童体内大约有80％的水，老人体内则有50％～60％的水，正常中年人体内则有70％的水。饮水的根本目的是满足机体对水的需求，正常情况下成人身体每天要通过皮肤、内脏、肺以及肾脏排出1.5L左右的水，才能保证毒素从体内排出。

目前，在生活中供我们选择的水有很多种，比如纯净水、矿泉水、白开水、茶水等。其中，纯净水是指经过纯化处理后的水，是纯洁、干净，不含有杂质或细菌的水。纯化处理可以减少水中杂质对人体的危害，但同时也去除了部分对人体有益的无机盐；矿泉水是从地下深处自然涌出的或者是经人工揭露的、未受污染的地下矿水，其含有一定量的矿物盐、微量元素或二氧化碳气体，可以直接饮用；茶水是指用茶叶冲泡的饮品。茶叶中含有多种抗氧化剂，如茶多酚、茶多糖等，因此适量饮用茶水有益于健康。但茶叶中的鞣酸会阻碍铁的吸收，咖啡因也会影响睡眠，应避免长期大量饮用浓茶；白开水就是自来水煮开之后冷却下来的水，是生活中最普通的水。白开水制取简单、经济实惠，是可以满足人体健康需求的最经济实用的首选饮用水。以上几种水，只要符合国家的标准，均可放心饮用。

在科学饮水方面，《中国居民膳食指南（2022）》建议低身体活动水平成年男性每天喝水1700 ml，成年女性每天喝水1500 ml，这样才能保证水分的摄入与排出的平衡，满足维持生命和日常活动的需求。由于不同体力、年龄、身体状况的人对水的需求量是不同的，人体状态也会受到环境、饮食、温度、运动以及地理位置等因素的影响，因而不同人群对饮水量的需求各不相同。即使是同一人，在不同时间和环境下，对水的需求也不一样。由于口渴感觉产生的时间比身体缺水的时间滞后，建议养成每天主动饮水、定时饮水的习惯。饮水没有固定的时间和所谓的"最佳时机"，但还是建议人们在一天中均匀地分配饮水次数，以免一次性大量饮水造成胃肠不适；在饮水时，建议在情绪平稳时小口缓慢饮用，避免饮水过快使水进入呼吸道，造成呛水等问题；过冷和过热的水都会刺激食管和胃肠道，因此建议饮用水温在40～50℃的温水，这样有利于饮用水被人体吸收，促进身体新陈代谢；如果身体有慢性疾病或处于不适状态，应按照医嘱进行饮水。例如，老人由于感官迟钝，需要及时补水；患有痛风、尿路结石等疾病的患者需要增加饮水量；患有心衰、肾脏病等的患者需要适当控制每日饮水量。此外，如果人体的体能消耗量大或所处环境温度较高、空气干燥时，建议饮用含有矿物质的水并适度增加饮水量；在剧烈运动后，不要马上大量喝水，应当休息片刻后，慢慢饮用。

二、清淡饮食，感受食物原味

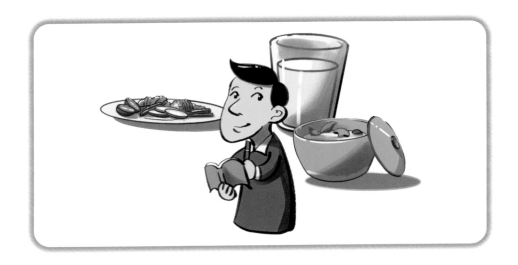

　　随着经济发展，我国居民饮食质量和对食物口味的要求日益提高。然而，在追求美味的同时，民众对食物营养的了解程度和健康饮食的认知程度却明显滞后。很多高脂肪、高盐、高胆固醇、高糖等"重口味"饮食习惯是各种慢性疾病患病率持续提升的幕后推手。随着人类膳食结构和饮食方式的不断变化，相关慢性病的发病率逐年增加，影响了人类的生活质量。在"健康中国"国家战略大背景下，需要认真反思"重口味"饮食习惯的危害，大力推进健康饮食文化建设。认识清淡饮食的现实意义，明确清淡饮食的科学内涵，梳理清淡饮食的具体要求和常见误区，是宣传清淡饮食模式和倡导清淡饮食方式的基础工作，也是切实推进健康中国建设的必要前提。

（一）"重口味"饮食的危害

　　随着经济发展，我国国民营养健康状况明显改善，但仍面临着诸如居民精细型营养不足与过剩并存、营养相关疾病多发、营养健康生活方式尚未普及等问题，这些问题是影响国民健康的重要因素。"重口味"饮食习惯直接危害着我国民众的身体健康。居民的日常餐桌堆满了各种高脂肪食品、高盐食品、高胆固醇食品、高糖食品。当机体长期大量摄入此类食品时，会导致营养物质代谢不充分，使脂肪在体内过度堆积，提高各类慢性疾病、代谢性疾病如肥胖、糖尿病、动脉粥样硬化及相关并发症的发病风险。"重口味"饮食会导致机体无法维持正常代谢水平，从而影响机体的生理健康。"重口味"饮食可分为高盐饮食、高糖饮食和高脂饮食三大类，这些饮食习惯及其引起的慢性疾病主要有以下特征。

1. 高盐饮食

食盐是日常生活中必不可少的调味品，但过量摄入食盐也可诱发各种疾病。高盐饮食一般是指每日食盐摄入总量超过 6 克的饮食方式。高盐饮食是高血压、心脏病、肾脏病及脑出血等疾病发病的危险因素，也会对免疫系统造成不良影响。有研究者发现我国成年人过去 40 年间平均每日食盐摄入量超过世界卫生组织推荐量的两倍，这可能是我国高血压等相关疾病患病率明显上升的原因之一。高盐饮食还会给肾脏系统带来生理负担。醛固酮（Aldosterone）是由肾上腺球状带分泌的类固醇类激素，属于盐皮质激素家族，具有电解质平衡调节功能，其亦具免疫调节功能。醛固酮合成时的前体分子为糖皮质激素，糖皮质激素为机体应激反应的重要调节激素，也是临床上常用的抗炎及免疫抑制剂。然而，高盐饮食抑制醛固酮合成酶，并由此降低醛固酮分泌，并导致具有糖皮质激素功能的醛固酮前体积累，从而破坏由促肾上腺皮质激素（Adrenocorticotropic Hormone, ACTH）驱动的糖皮质激素的正常节律，进而导致免疫功能紊乱。高盐饮食可损害中性粒细胞发育及中性粒细胞抗菌功能，从而加重肾盂肾炎、单核细胞增生李斯特氏菌（Listeria Monocytogenes）感染等。最新的研究表示，高盐饮食可能会引起阿尔茨海默病。研究者通过小鼠模型证明，高盐饮食会诱导内皮细胞产生的一氧化氮减少，使神经元细胞中的钙蛋白酶因亚硝基化水平降低而被激活，导致神经元纤维缠结，使神经系统发生退行性病变。

2. 高糖饮食

以葡萄糖为代表的己糖，是机体生命活动所需能量的主要来源，对维持生物体的生命活动不可或缺。随着社会的发展和饮食结构的改变，人们通过饮食摄入的添加糖大量增加。食品中的添加糖主要包括果糖、葡萄糖、果葡糖浆（High Fructose Corn Syrup，HFCS）、蔗糖和麦芽糖等。HFCS 是果糖和葡萄糖的混合物；蔗糖在消化道内会被分解为葡萄糖和果糖；麦芽糖则会被分解为两分子葡萄糖。因此，高糖饮食主要是指大量摄入葡萄糖和果糖的饮食。大量的研究已经证实，高糖饮食会引发多种疾病，如肥胖、胰岛素耐受、糖尿病和非酒精性脂肪肝等。不仅如此，近期的一项临床研究发现，含糖饮料的消费量与成年人总死亡率呈正相关关系。

3. 高脂饮食

高脂饮食是以油炸食品、黄油、高脂肪动物内脏和人造奶油等制品作为主要饮食成分的一种饮食。高脂饮食与体重的正相关关系已广为人知。此外，对大鼠脂代谢过程的研究发现，大鼠大量摄取脂类食物会引发大鼠的胰岛素抵抗，导致其糖代谢异常。进一步研究表明，高脂饮食会刺激成年鼠下丘脑脂质分子大量聚集，机体的内质网会增加胰岛素等分泌蛋白的合成，产生内质网应激反应，而长期处于这一状态会引发胰岛素抵抗，血糖调节失衡，引起血糖升高后进一步发展为糖尿病。长期高脂高糖的混合饮食引发的动脉粥样硬化可导致冠心病和缺血性脑卒中等并发症的发病率增加。这种饮食模式可造成机体内氧自由基增高，可进一步诱导大量不饱和脂肪酸发生氧化反应，促使低密度脂蛋白向氧化低密度脂蛋白转变。研究发现，氧化后的低密度脂蛋白可与动脉管壁上的巨噬细胞识别并结合，巨噬细胞吞噬大量氧化低密度脂蛋白后形成的泡沫细胞不断堆积，就形成脂质斑块，而脂质斑块可诱发动脉粥样硬化。

（二）清淡健康饮食的内涵及意义

1. 健康饮食的重要性

在明确为何提倡清淡饮食之前，需要知道健康饮食的概念。健康饮食即平衡膳食，指在饮食过程中供给机体种类齐全、数量充足、比例合适的能量和各种营养物质，与机体的需求保持平衡，达到合理营养、促进健康和预防疾病的目的。值得注意的是，人类对健康饮食的定义随着社会发展不断变化，在此过程中，出现了一些不健康的膳食结构和饮食习惯，如高脂高糖食物的大量摄取、过度饱食及长期食用温度过高的食物、高盐饮食等。长期保持此类饮食结构和习惯，就可能导致一些相关疾病的发病率提升。根据《中国居民营养与健康状况监测报告（2010—2013）》报道，目前我国居民的健康理念和膳食结构仍需优化，因饮食习惯造成的营养缺乏症在某些人群中依旧较高。同时，《中国心血管病报告》显示，老年人群中，心血管病死亡率仍居疾病死亡构成的首位。高脂肪和追求"重口味"饮食是心血管病的主要危险因素之一。《"健康中国2030"规划纲要》中认为，引导民众健康教育可以从理解合理膳食开始。制定实施国民营养计划，全面普及膳食营养知识，引导居民形成科学的膳食习惯，推进健康饮食文化建设。目前，不合理或不健康的饮食习惯与人群高血压、肥胖症、心脏病、糖尿病等疾病密切相关。肥胖症引起的并发症、心血管类疾病等已成为危害我国人民健康的饮食类疾病，"重口味"饮食理念对我国人民的身体健康造成的危害必须引起广泛重视。

2. 清淡饮食的含义及其普遍性

健康的饮食习惯是保证人体健康的前提。清淡饮食是与"重口味"饮食相对应的一种饮食模式，重视和普及清淡饮食的理念，对纠正"重油、重盐及高脂肪"等饮食偏好具有积极的指导意义。通过开展清淡饮食营养宣教，倡导并落实清淡饮食行为，改善和优化民众的日常膳食结构和饮食习惯，既是加强饮食健康宣教的重要实际行动，也是积极落实健康中国战略的关键举措。

清淡饮食不光是少放油盐的饮食，有人认为清淡饮食就是少盐、少油、低热量的饮食，或者说少辣的饮食。这些观点都不完全正确，真正的清淡饮食是指在膳食平衡，口味满意的前提下，烹饪方式偏于清淡的饮食模式。清淡饮食的关键就是合理的烹调，要尽量做到少油，可以多选择蒸、煮、炖、汆、拌等方法。

清淡饮食的普遍性是指清淡饮食的基本要求适用于3岁以上的普通人群。也就是说，对于3岁以上的普通人群，其饮食中的食盐、油脂、食糖、胆固醇、总热量的摄入量以及辛辣刺激程度都应该受到适当的控制，清淡饮食的总体指标和要求是基本相同的。同时，清淡饮食的特殊性是指清淡饮食的具体要求不是一成不变的，而是需要根据对象、时间、环境等因素的变化而相应调整。例如：对于户外训练的体育运动员和室内办公的机关公务员等不同人群来说，其清淡饮食要求中的食盐和油脂的适宜摄入量因为运动量的不同而有所差异；即使是同一个人，其清淡饮食要求中的食盐、油脂、胆固醇、能量等的实际摄入量在夏季和冬季也会有所变化。因此，构建合理的清淡饮食结构，也需要从精准营养的方面针对不同人群进行优化。

健康饮食是维持人类身体健康的桥梁，但随着人类膳食结构和饮食方式的不断变化，健康饮食的模式和概念也不断推进。清淡饮食不仅仅是一个时髦的概念，而是实实在在的技术、科学和文化。在日常生活中，由于人们对清淡饮食往往不求甚解，没有弄清楚清淡饮食的具体含义和基本要求，也没有理解清淡饮食的主要特性，因此在认识上、思想上和行动上通常会步入清淡饮食的误区。这些误区包括将清淡饮食等同于清蒸凉拌的饮食、将清淡饮食等同于基本素食等。清淡饮食作为健康饮食的重要组成部分，其构建和模式优化，可以为探索饮食营养对人体生理机能健康的影响找寻更多的研究思路。

三、精致生活，需要粗粮搭配

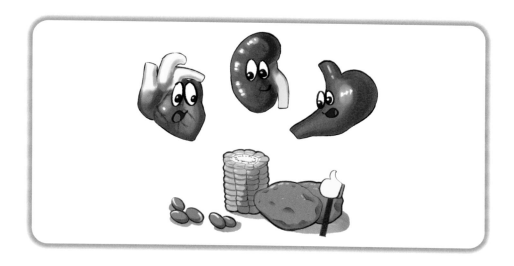

民以食为天，健康膳食作为促进健康和预防疾病的关键，一直以来是大家关注的热点、科学研究的焦点，也是一个重要的公共卫生话题。每年有大量的学术研究专注于分析各种膳食营养元素与疾病发生发展的关系。近年来，《柳叶刀》（The Lancet）和《美国医学会杂志》（The Journal of the American Medical Association, JAMA）等国际顶级学术杂志发表的研究结果显示，全球每年有45.4%的人群死亡与"不健康"的膳食相关。中国人不良健康饮食位列前三的因素分别是：第一，吃得过咸（钠盐多）；第二，吃得过细（粗粮全谷物少）；第三，蔬菜水果过少。其中，吃得过咸和蔬菜水果过少的问题已在这几年得到社会广泛的关注。在国内很多地区，尤其是一些发达城市，人们已经开始有意识地接纳和推行减盐膳食和各种富含蔬菜水果的"轻膳食模式"来提高个人的饮食质量。中国的食品市场和餐饮行业也越来越关注食物的健康度，目前市面上低糖低盐低脂的食品数量正在逐年增加。总体来说，近几年，中国人的饮食正在向更清淡和更注重荤素搭配的形式转变。但是，由于人们对口感的追求，食物加工正在变得越来越精细，导致人们对粗粮的摄入减少。由于粗粮口感本来就不佳，即使想增加粗粮摄入的人们也很难强迫自己摄入更多的粗粮，因此粗粮摄入不足在中国依旧是一个还未有明显改善的营养问题，也是慢性病高发的一个危险因素。下面我们就具体谈一下粗粮的一些健康效用、推荐摄入量、食物来源和推荐的摄入方式等，希望对广大读者有所帮助。

（一）粗粮的概念与主要营养成分

粗粮是相对于我们平时吃的精白米面等细粮而言的。粗粮是没有经过精细加工的谷类，保留了谷类较硬的外层，口感粗糙，所以被称为"粗粮"。粗粮一般可分为三大类：第一，谷物类，如小米、红米、黑米、玉米、高粱、燕麦、荞麦等。第二，杂豆类，如黄豆、绿豆、红豆、黑豆、蚕豆等。第三，块茎类，如红薯、山药、马铃薯等。随着城乡人民生活水平的提高，食物精细化程度越来越高，动物性食物所占比例大为增加，已由几十年前的 15％～25％ 增加至目前的 30％～45％，而粗粮的摄入量却明显降低。这也是导致很多疾病尤其是慢性病发病率上升的一个原因。粗粮及其加工制品受到人们的青睐，主要是因为粗粮中富含的膳食纤维（Dietary Fiber）和全谷物（Whole Grains）的营养价值逐步得到科学研究的认可。目前的研究数据表明，这两种物质具有促进肠道有益菌群的形成和富集、减轻机体全身炎症反应、调节免疫和预防多种慢性病等功效，因此粗粮近年来逐渐受到大众的推崇。

1. 全谷物

全谷物是指未经精细加工或虽经碾磨（粉碎或压片等）处理，但仍保留了完整谷粒所具备的胚乳、胚芽、麸皮和糊粉层组分的谷物，如燕麦、小米、玉米、荞麦、大麦、藜麦、黑麦、全麦、糙米、黑米等。全谷物的基本组成部分包括淀粉质胚乳、胚芽与麸皮，各组成部分的相对比例与完整颖果一样。全谷物食品具有高膳食纤维、低脂肪、低饱和脂肪酸、低热量的特点，有一定的健康促进功效。科学研究发现，摄入全谷物有助于减轻体重、控制血糖血脂，减少癌症、心血管疾病、糖尿病、代谢综合征等的发生，甚至可以预防老年痴呆。吃全谷物食品也能缓解消化道肿瘤等疾病的病程，促进康复。中国常见的全谷物食物有麦片、糙米、大麦、玉米、全麦或其他全谷物粉做的面条、全营养玉米粉做的烤玉米条和玉米饼等玉米制品。

2. 膳食纤维

膳食纤维是一种多糖，是一种既不能被胃肠道消化吸收，也不能产生能量的植物性食物部分，与人体吸收的其他食物成分（如脂肪、蛋白质或碳水化合物）不同，纤维不会被机体消化和代谢。相反，它会相对完整地通过胃、小肠和结肠并排出体外。膳食纤维可分为可溶性（溶于水）纤维和不溶性（不溶于水）纤维。可溶性纤维溶解在水中形成凝胶状材料，它可以帮助降低血液中的胆固醇和葡萄糖水平。燕麦、大麦、豆类、苹果、柑橘、胡萝卜等食物均含有可溶性纤维。不溶性纤维可促进物质通过消化系统的运动并增加粪便体积，因此对便秘人群有益。全麦面粉、麦麸、坚果、蔬菜是含有不溶性纤维的食物的良好代表。不同来源的膳食纤维，因其化学组成的差异很大，生理效应差异也很大。中国居民不溶性膳食纤维的主要来源是蔬菜和谷类。在蔬菜和谷类中，膳食纤维常存在其表皮，由植物细胞壁和胞间链接的多糖复合物或聚合物组成，是维持植物细胞壁和构造完整的基本成分，主要是非淀粉多糖。来源于加工食品的膳食纤维仅次于蔬菜和谷类，略高于豆类。这一现象的原因可能是随着饮食模式的变迁，中国居民薯类和豆类食物的摄入量下降，而加工食品尤其是预包装食品的摄入量快速增加。

高纤维饮食可以使排便正常化，减少便秘及其带来的害处；有助于维持肠道健康，降低结肠癌等消化道肿瘤的风险。它可以通过降低低密度脂蛋白或"坏"胆固醇（即低密度脂蛋白胆固醇）水平来降低总血液胆固醇水平。研究表明，高纤维食物尤其是谷物纤维，可通过降低血压和炎症，降低人们死于心血管疾病的风险；高纤维食物有助于控制血糖水平，包含不溶性纤维的健康饮食可降低 2 型糖尿病的风险。高纤维食物往往比低纤维食物更有饱腹感并且"能量密度"更低，因此有助于实现对体重的控制，减肥效果明显。营养强化食品在加工中会添加一些 B 族维生素和一些矿物质如铁等，但一般不会添加纤维。研究显示，摄入食物整体（Whole Foods）而不是仅仅服用纤维补充剂（Fiber Supplement）通常会更有利于健康，因为营养素之间的相互关联会使它在体内被充分代谢吸收，并提高生物利用度。纤维补充剂如美达施（Metamucil）、甲基纤维素（Citrucel）并不能提供各种维生素、矿物质和其他有益营养素。获得膳食纤维的另一种方法是在一些普通食物中添加膳食纤维，例如在麦片、酸奶和冰激凌里添加膳食纤维，添加的纤维通常为菊粉或菊苣根。但有些人在食用添加了纤维的食物后会有胀气或腹泻的反应，这可能与膳食纤维不能为肠道菌群所代谢和利用有关。所以如果患者无法承受这种膳食的改变或患有某些疾病，例如便秘、腹泻或肠易激综合征，那么此类患者可能需要服用纤维补充剂来缓和这些症状。

（二）粗粮的推荐摄入量

《美国膳食指南 2020—2025》根据年龄和活动水平推荐不同数量的卡路里和食物。总体而言，该指南建议所有美国人每日摄入的谷物中有至少一半来自全谷物。对于 9 岁及以上的推荐女性每人每天吃 3～5 份/盎司或更多的全谷物，男性每人每天吃 3～6 份/盎司全谷物。1 盎司的全谷物（约28 g）可以来自煮熟的米饭、碾碎的干小麦、意大利面或煮熟的麦片或是1 盎司干的意大利面、大米或其他干粮，抑或是 1 片切片面包或 1 个小松糕。2022 年更新的《中国膳食指南》指出，每人每日在"谷物"食物组推荐的 200～300 g 摄入量中，全谷物和杂豆的推荐摄入量应为 50～150 g。在一项调查中国成年人（≥20 岁）的全谷物消费和膳食纤维摄入的状况和特征的研究中，研究者通过家庭食物称重方法和连续 3 天 24 小时饮食回忆的数据发现，2015 年中国人均粮食消费量为 281.1 g/天（大米 145.6 g，小麦粉 120.7 g，其他杂粮 14.8 g）。膳食纤维总摄入量为每人每天 9.7 g，其中3.8 g 来自谷物，约占成人膳食纤维总摄入量的 40%。通过这一数据，我们可以知道中国居民摄入的全谷物是低于目前的推荐摄入量的。

美国农业部对 50 岁以下成年人的每日膳食纤维推荐摄入量是女性 25 g，男性 38 g。50 岁以上的女性和男性每天应分别摄入 21 g 和 30 g 膳食纤维。一个正常大小的苹果约包含 4 g 膳食纤维。平均而言，一个成年美国人每天摄入 10～15 g 总纤维，远低于美国膳食推荐摄入量。美国农业部建议在阅读食品标签时，公民应选择含有更多纤维的食品，比如选择每份含有 6 g 或更多纤维的谷类食品、每份含有 3 g 或更多纤维的面包和饼干。另一种策略是确保每 10 g 碳水化合物至少含有 1 g 纤维。在中国，膳食纤维的适宜摄入量（Adequate Intakes，AI）为每日 25 g。根据 2015 年"中国健康与营养调查"项目所收集的中国 15 省（自治区、直辖市）成年居民（18～64 岁）共计 11 960 人的膳食数据，发现中国成年居民不溶性膳食纤维摄入量平均为 12.2 g/天，总膳食纤维摄入量平均为 18.5 g/天。不溶性膳食纤维主要食物来源是蔬菜和谷类，分别占 36.3% 和 29%。因此中国居民的膳食纤维摄入量低于推荐值。虽然各国膳食纤维摄入量的估计值受不同膳食纤维数据库、测定方法和调查对象的影响，但相比而言，中国居民的平均摄入量和西方差不多。

（三）常吃粗粮有哪些好处

1. 抗炎和降低心血管疾病风险

大量研究表明，粗粮中的膳食纤维对心血管疾病发生和死亡风险都有显著的降低作用，尤其可以显著降低心血管疾病的死亡率。与最低摄入组相比，膳食纤维食用量最大的实验组死于心血管疾病的风险可降低 18%，心血管疾病的发生风险降低 9%。可溶性纤维已被证明可以增加胆汁排泄率，从而降低血清中的低密度脂蛋白胆固醇。膳食纤维在肠道内发酵产生的丙酸盐等短链脂肪酸还可以抑制胆固醇合成，从而显著降低患心血管病和冠心病的风险。多摄入膳食纤维也会通过降低能量摄入的方式，起到减少总能量摄入、改善肥胖和增加胰岛素敏感性的作用。另外，膳食纤维对心血管疾病的保护也有一部分是通过降低炎症反应实现的，尤其是降低 C-反应蛋白（C-reactive protein，CRP），这种蛋白可预示心血管风险的炎症因子的浓度。大量临床研究均表明膳食纤维可以降低 CRP，机体炎症反应的降低能减缓血管斑块的形成，从而保护心血管健康。此外，全谷物中的植物化合物可以通过促进血管舒张直接影响血管内皮，从而导致血压降低，显著降低中风的发病率。

2. 预防多种恶性肿瘤

膳食纤维在防止结肠癌和便秘方面的作用受到了学者们的普遍肯定，粗粮中丰富的膳食纤维进入胃肠道，能吸水膨胀，使肠内容物体积增大，大便变松，促进肠道蠕动，起到润便、防治便秘的作用。同时缩短粪便通过肠道的时间，减少肠道分解产生的酚、氨、细菌毒素等在肠道中的停留时间，起到预防结肠癌的作用。摄入充足的膳食纤维能改善肠道菌群，使肠道内双歧杆菌的数量大幅增加。同时，膳食纤维在肠道内发酵产生的短链脂肪酸也可以加快膳食致癌物质如黄曲霉毒素、多环芳烃类和亚硝基类化合物的代谢和排除，从而有效预防相关的肿瘤，如肝癌和胃癌。膳食纤维中有些多糖具有显著的抗肿瘤作用，它们通过激活免疫细胞，诱导多种细胞因子表达，增强机体抗肿瘤免疫的功能。这些多糖还可以干扰肿瘤细胞的细胞周期，诱导肿瘤细胞产生细胞凋亡，抑制其分裂。粗粮中富含植物化合物如木酚素、花青素、芦丁、类胡萝卜素等，也具有抗氧化和抑癌的作用。有研究表明，膳食纤维可以通过减少血液中能诱导乳腺癌的雌性激素的比例来减少乳腺癌的发生。近年来 Meta 分析的结果也证实了膳食纤维对胰腺癌和子宫内膜癌有明显的预防作用。

3. 控制血糖和缓解糖尿病

粗粮或全谷类食物引发的餐后血糖变化小于精制的米面，血糖指数较低，可延缓糖的吸收，有助于改善糖耐量及糖尿病人的血糖控制。糖尿病人选用血糖指数低的粗粮，如燕麦、荞麦、大麦等粗制谷类，具有与口服降糖药物相似的临床作用。在一项纳入 40 个临床研究的荟萃分析中，给 1、2 型糖尿病、妊娠期糖尿病和糖尿病前期的人群进行膳食纤维的干预，结果发现干预组显著降低了死亡风险，也就是说摄入更多的膳食纤维降低了死亡率。研究还发现增加膳食纤维摄入量可降低糖化血红蛋白、空腹血糖、胰岛素水平、总胆固醇、低密度脂蛋白胆固醇、甘油三酯、体重、体质指数和 C 反应蛋白。由此可见，膳食纤维对血糖有很好的控制作用，可改善糖尿病或者前期患者的症状和预后。全谷物中的不溶性纤维会延缓胃排空并降低葡萄糖吸收率，从而有利于增强餐后葡萄糖和胰岛素反应。荟萃分析表明，每天食用 1.5 份全谷物可显著降低血糖和胰岛素水平。全谷物成分（如镁和铬）有助于维持正常的葡萄糖和胰岛素代谢，因为它们是胰岛素受体激酶和嗜铬蛋白的辅助因子。

4. 预防老年痴呆等神经性退行疾病

粗粮中含有丰富的 B 族维生素，包括维生素 B1、B2、烟酸、泛酸、吡哆醇等。这些维生素在体内主要以辅酶的形式参与三大营养素的代谢，为机体提供能量。同时，这些维生素在减少大脑过氧化和促进大脑健康功能的各种通路反应中发挥着关键作用。以谷物为基础的食物提供了许多 B 族维生素，占人体所需摄入量的三分之一到二分之一，因此谷物食品是营养神经，维护神经系统正常功能的主要食物。科学研究表明，摄入平衡膳食，包括以谷物为基础的膳食以及全谷物和强化谷物的组合型的膳食，与患多种神经系统疾病的风险降低有关，因为谷物的摄入可显著降低血糖和胰岛素抵抗，减轻肥胖和炎症反应，而炎症、代谢综合征等代谢异常是引发认知功能障碍疾病的重要原因。此外，可溶性纤维可以为肠道菌群发酵提供底物，而肠道菌群发酵的代谢产物丁酸盐被证明可以增加脑源性神经营养因子的转录，因而能影响认知功能。有学者为调查老年人膳食纤维摄入量与认知功能之间的关系，在美国健康和营养调查中进行了一项横断面研究。研究发现，较高的膳食纤维摄入量与复合认知评分呈正相关。

（四）粗粮的科学食用方法

《中国居民膳食指南》建议健康成人每天摄入全谷物应占主食的三分之一，相当于每天 50～100 克。由于粗粮本身具有较为坚硬、难以咀嚼、不易消化吸收等特点，所以粗粮要巧做，注重粗细搭配。人们可在白面粉中加入玉米粉、荞麦粉等做成粗粮面条、馒头、饺子皮等，在改善口感的同时，发挥精粮和粗粮及他们各具特色的营养素的互补作用，提高营养价值。另外可以使用干稀搭配法，将粗粮和牛奶、豆浆、稀饭等一起吃，比如将粗粮煮成腊八粥、八宝粥、燕麦牛奶或豆奶及各式汤羹类。

由于粗粮不易消化，所以不宜一次吃得太多。粗粮吃得太多，会导致胃肠排空增加，使食物通过胃肠道的速度过快，降低蛋白质和营养的消化吸收。粗粮膳食纤维多，也会影响钙、铁、镁等元素的吸收，因此对于消瘦、贫血、缺钙的人群，不宜吃太多的粗粮。个人的消化能力要与粗粮的摄入量配伍。正常人只需达到推荐摄入量，那么都会产生良好的保健效应。

总之，如果个体有胃肠功能差、消化不良、胃黏膜糜烂溃疡、反流、做过胃肠道手术、肠道炎症出血等情况，不仅要控制粗粮摄入量，而且饮食还要细软，以减少对胃肠道的刺激和损伤。具体的饮食营养方案应到医院咨询临床营养师。此外，还应注意粗粮摄入的时间，避免消化不良。一般可以在消化能力最好的早上、上午、中午摄入一些粗粮，尽量不要在晚饭或睡前摄入太多粗粮。

精致生活，需要粗粮搭配，"慧"做"慧"吃，才能营养加倍。

四、少保健药丸，多天然食材

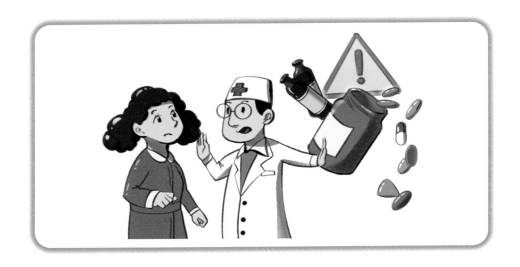

（一）"保健品热"的出现与保健品鉴别方法

随着近年来国内民众对健康的关注和追求程度不断提升，保健品市场也随之火热起来。特别是在网络时代，短视频等自媒体使商家的触角影响到每一个个体，重复性的促销信息带给每个个体健康焦虑，悄然间改变着人们的生活习惯。把药丸替代食物的思潮在人群中兴起，有些人坚信人体是由元素组成的，直接服用药丸不仅可以补充人体所需的营养成分，还可以减少废物的摄入，减少体内不必要的代谢，这个群体被称为"药丸族"。药丸族的初衷是追求身体健康，精力旺盛，美丽长存，但是药丸并不是全能的，尤其是保健药丸，过多服用有时候还会带来危害。

早餐是维生素咀嚼片和蔬菜精片，晚饭则是矿物质片和泡腾片。中间还要"加餐"吃些钙镁片、铁质片，螺旋藻、胶原蛋白、深海鱼油等被认为有美容功效的保健品。"吃了吗？"这一消失多年的问候语重新流传开来，这就是中国的药罐子一代——"药丸族"。目前药丸族的群体画像有保持身材容颜的爱美人士、工作压力大追求精力满满的精英人士、一切只要学习好的小孩子以及判断力下降、耳根子软的老年人。在这种保健品热潮的背后，是一代人对更高生活水平的追求。但是，信息的不对称只会造成健康的损失和金钱的浪费。目前国内药丸族可根据不同的"嗜药性"将之细分为四大类：

第一类是"维生素族"，他们经常服用 21-金维他、善存、安利的各种维生素丸。这类人通常是繁忙的上班族，会经常吃快餐类食物。由于饮食习惯和饮食结构的原因，他们的确很容易缺乏维生素。在这种情况下，适当地服用各种维生素可以补充身体所需的一些有机化合物。但是维生素按理化性质可分为脂溶性和水溶性两大类，脂溶性维生素，如维生素 A、D、E 等在体内排泄较慢，服用后容易在体内蓄积，过量服用后引起中毒的可能性较大。此外部分维生素也会跟某些药品冲突，患病时应该停止服用维生素片。

第二类是"排毒族"。这类群体多为爱美女性，她们通常服用太太口服液、排毒养颜胶囊以及其他带有润肌美颜效果的保健品。此类人群认为自己深受便秘、青春痘、口臭、食欲不振等问题的困扰，感觉自己正在被体内的毒素危害，而通过服用具有排毒功效的保健品可以促进新陈代谢，调整内分泌，使血气流畅，解决由毒素引发的便秘和脂肪囤积的问题。但从目前的实际情况看来，在这类人心目中，"排毒"的概念已经被矫枉过正了，时下众多排毒类保健品大多是针对胃肠道的，主要成分均含有大黄，其排毒的主要机理在于促进大便的排泄。如果长期服用大黄会抑制人体自身的免疫力，产生药物依赖性，影响人体对某些有益营养物质的吸收，损害健康。

第三类是以白领群体和学生群体为主的"安神补脑派"，他们通常服用深海鱼油、安神补脑液、脑白金等。这类人由于日渐繁重的工作、学习压力，每天忙到脑力透支，易于失眠，头昏耳鸣，记忆减退，又无法得到充分休息。为了维持精力，确保第二天精力满满，他们选择服用具有安神补脑功效的保健品。但是一些号称"能促进思维的敏锐和活跃、缓解脑疲劳"的补脑保健品，实际上含有促进中枢神经兴奋的成分，服用这类脑保健品同饮用咖啡的效果是一样的。

第四类是"调理生理派"，这类人大多是容易出现闭经、月经过少、月经延迟等问题的女性。她们经常服用乌鸡白凤丸、逍遥丸、益母草丸、百消丹等，以解决痛经、月经不调、内分泌失调、睡眠不好、长色斑等问题。但是市面上较常见的号称"无毒副作用"的调理药物实际上具有不同的适用范围，以月经不调这种最常见的妇科病为例，虽然多数人症状相似，但病症起因却不尽相同，不对症下药不仅治不好病，反倒会招来新的问题。

保健品并非毫无功效，生理机能下降、矿物质和某些维生素缺乏的人群，可合理使用营养强化食品、保健品和营养素补充剂，以弥补膳食摄入不足。但是，食用这些食品时，应遵循"科学购买，合理食用"的原则，优先从膳食中获取各种天然营养素。对于正常人群，或处于亚健康状况的人群而言，关键还是要先了解自己缺乏什么。一些大型的三甲医院可以做营养监测，拿到科学报告后，按照医嘱适量服药。是否选购保健品是个人的自由，但保健品不能替代药品。建议人们在购买此类产品时，注意区分保健品和药品。其中，药品认准"国药准字"，购买保健品时则要确认其功效。我国卫健委已批准的保健食品仅有22种保健功能，居民在购买时要注意包装和相关广告上标明的"本品不能代替药物"的忠告语。同时，要谨慎购买明示或者暗示"适合所有人群及所有症状"的保健食品。

药品批准文号由药品监督管理部门批准，每个生产企业的每个产品都有一个特定批准文号。我国药品的批准文号格式为：国药准（试）字＋1位拼音字母＋8位阿拉伯数字，其中，"国药"就是代表药品；"准"字代表国家批准正式生产的药品，"试"代表国家批准试生产的药品。特定批准文号是区别保健品和药品的依据，只要没有国药准字的就不是药品。"国药准字"查询方法：打开国家药品监督管理局（www.nmpa.gov.cn）官网，选择网页中部右侧"查询"栏中"药品"一栏，输入产品的相关信息，即可查询真伪（最好输入产品的名称）。

俗称的保健品其实是保健食品，与药品有严格区分。我国《保健食品注册管理办法》对保健食品进行严格定义：保健食品是指具有特定保健或补充维生素、矿物质功能的食品，适宜于特定人群食用，不以治疗为目的，仅有调节机体功能，对人体不产生任何急性或慢性危害。在日常生活中，所谓的保健品不符合保健食品的基本条件，更谈不上具有治疗疾病的效果。购买时一定要仔细区分保健食品的标识（即人们常说的"蓝帽子"），天蓝色的图案下标记着"保健食品"四个字，因此俗称"蓝帽子"。我国保健食品的批准文号格式为：国食健字 G + 4 位年代号 + 4 位顺序号；进口保健食品的批准文号格式为：国食健字 J + 4 位年代号 + 4 位顺序号。保健食品的特定批准文号是"国食健字 G 或 J"，之前使用过的"卫药健字"已于 2002 年废除。

（二）天然食材的优势及其营养成分

与保健品相比，各种天然食材是更加理想的膳食营养来源。特别是无污染、无公害的绿色食品可以更有效地满足当今人们对健康的追求。然而，在市场上，人们往往难以有效区分绿色食品、无公害食品和有机食品。现将以上三者的区别介绍如下：在这三种食品中，绿色食品指无污染、安全、优质食品，产自优良生态环境，按照绿色食品标准程序生产，实行原产地到餐桌的全程质量控制，并获得绿色食品标志使用权，被认证为安全、优质食用农产品及相关产品。无公害农产品是符合《无公害农产品标准》的农产品，在生产中将有毒有害物质控制在安全允许范围内，或继续以此为主要原料，再按无公害食品生产要求加工的农产品。有机食品，是指通过合法的有机食品认证机构认证的食品。这类食品按照有机农业生产要求和相应标准，生产过程中不使用人工合成的肥料、农药、饲料添加剂等，也不采用基因工程技术手段，遵循自然生长规律和生态学基本原理。有机食品的生产主要利用一系列可持续发展的农业生产技术，促进生态平衡，维持物种的多样性，实现资源的可持续利用。

各种天然食材能供给人体必需的各类营养素，用以维持机体生长、发育、生殖、新陈代谢、组织修复等一切生命活动和过程。目前已知，人类必需的营养素有 40 余种，根据其化学性质和生理作用分为五大类，即蛋白质、脂类、碳水化合物、矿物质和维生素。这些营养素均需从食物中获得，不同食物中的营养素及其有益膳食成分的种类和含量不同。

1. 蛋白质、脂肪和碳水化合物

蛋白质（Protein）是一切生命的物质基础，既是构成人体细胞和组织的基本材料，又与各种形式的生命活动紧密相连。蛋白质的食物来源可分为植物性和动物性两大类，豆类含丰富的植物蛋白质，特别是大豆的植物蛋白质含量高达 35%～40%，氨基酸组成也比较合理，在体内的利用率较高，是植物蛋白质的优质来源。蛋类含蛋白质 11％～14％，乳类（牛奶）一般含蛋白质 3％～3.5％，氨基酸组成比较平衡，都是人体优质蛋白质的重要来源，常作为参考蛋白质。肉类包括禽、畜和鱼的肌肉含蛋白质 15％～22％。动物蛋白质和大豆蛋白质均为优质蛋白质。

脂类（Lipids）是人体必需的宏量营养素之一，是一类具有重要生物学作用的有机化合物，包括脂肪、磷脂和固醇等。其中，脂肪是人体能量的主要来源，也是人体最重要的体成分和能量的储存形式。人类膳食脂肪主要来自动物的脂肪组织和肉类以及坚果和植物的种子。

碳水化合物（Carbohydrate，CHO）是自然界最丰富的能量物质，也是人类膳食能量的主要来源。近年来，随着营养科学的发展，人们对碳水化合物的生理功能的认识已从"提供能量"扩展到对慢性病的预防，如调节血糖、血脂、改善肠道菌群等，而碳水化合物与慢性病关系的研究也有许多新的研究成果。碳水化合物主要来自谷类、薯类，还来自水果蔬菜类食物等。富含碳水化合物的食物主要有面粉、大米、玉米、土豆、红薯等。粮谷类一般含碳水化合物 60％～80％，薯类含量为 15％～29％，豆类为40％～60％。

2. 维生素

维生素（Vitamin）是维持机体生命活动过程所必需的一类微量低分子有机化合物，根据溶解性可分为脂溶性维生素和水溶性维生素。水溶性维生素包括维生素 B1、维生素 B2、维生素 B6、维生素 B12、维生素 C、烟酸、叶酸、泛酸和生物素等。随着对水溶性维生素的研究不断深入，人们发现维生素 C、核黄素等抗氧化维生素可以清除体内自由基及预防自由基所致的氧化损伤，阻止脂质过氧化，减少细胞膜结构损伤，降低心血管疾病等慢性疾病的患病风险。水溶性维生素与神经系统能量消耗和功能维持有很密切的关系，对老年人认知功能的维持有良好作用。此外，水溶性维生素可以降低结肠癌、胃癌、乳腺癌等肿瘤的发病风险。

维生素 B1 含量丰富的食物有谷类、豆类及干果类，在动物内脏、瘦肉、禽蛋中的含量也较高。在日常膳食中，维生素 B1 主要来自谷类食物，但随着谷类加工精细程度的提高，维生素 B1 含量逐渐减少。加工及烹调可造成食物中的维生素 B1 的损失，其损失率为 30％～40％。维生素 B2 广泛存在于动物和植物性食物中，包括奶类、蛋类、各类肉类、内脏。谷类和蔬菜是中国居民维生素 B2 的主要来源，但是谷类加工对维生素 B2 存留有显著影响，如小麦标准粉维生素 B2 存留率只有 35％，精白米维生素 B2 存留率只有 11％。此外，谷类在烹调过程中还会损失一部分维生素 B2。维生素 B6 广泛存在于各种食物中，含量最高的食物为干果和鱼肉、禽肉类，其次为豆类、肝脏等。膳食中的维生素 B12 来源于动物食品，主要食物来源为肉类、动物内脏、鱼、贝壳类及蛋类。

维生素 C 的主要来源是新鲜蔬菜和水果，如辣椒、菠菜、韭菜、番茄、柑橘、山楂、猕猴桃、鲜枣、柚子、草莓和橙等。野生的蔬菜和水果，如苜蓿、苋菜、刺梨、沙棘、酸枣等维生素 C 含量尤其丰富。如能经常摄入丰富的新鲜蔬菜和水果，并合理烹调，一般能满足身体对维生素 C 的需要。泛酸在自然界中有广泛的食物来源，主要存在于肝、肾、蛋黄、肉类和全谷物中。叶酸广泛存在于各种动植物性食物中，富含叶酸的食物为动物肝脏、豆类、酵母、坚果类、深绿色叶类蔬菜及水果。烟酸及烟酰胺广泛存在于各种食物中，肝、肾、瘦畜肉、鱼以及坚果类食物富含烟酸和烟酰胺，谷类中 80％～90％的烟酸存在于他们的种子皮中，故这部分烟酸的留存量受加工影响较大。胆碱广泛存在于各种食物中，它在食物中主要以卵磷脂的形式存在于各类食物的细胞膜中，在肝脏、肉类、蛋类、花生、豆制品、乳类中含量很丰富。生物素广泛存在于天然食物中，生物素含量相对丰富的食物有谷类、坚果、蛋黄、酵母、动物内脏、豆类和某些蔬菜。

脂溶性维生素包括维生素 A、维生素 D、维生素 E 和维生素 K，脂溶性维生素通过其自身或进一步的体内代谢产物参与机体内的众多代谢或细胞调节过程。脂溶性维生素一般不能在体内合成，必须由食物提供。维生素 A 的膳食来源包括各种动物性食物中含有的预先形成的维生素 A 和各种红、黄、绿色蔬菜以及水果中含有的维生素 A 原类胡萝卜素。人体内不能合成维生素 A，需要通过膳食摄入这两类物质满足机体对维生素 A 的需要。预先形成的维生素 A 主要来自各种动物肝脏和其他脏器类肉品、蛋黄、鱼、鱼油、奶油等乳制品。人体维生素 D 的来源主要包括通过皮肤接触日光或从膳食中获得，大多数食物中不含维生素 D，少数天然食物含有极微量的维生素 D，但是维生素 D 在含脂肪高的海鱼、动物肝脏、蛋黄和奶油中的含量相对较多。植物油是人类膳食中维生素 E（生育酚）的主要来源，生育酚有 α、β、γ、δ 等 8 种同分异构体，其中 α-生育酚的活性最强。橄榄油和葵花籽油中所含的主要是 α-生育酚，玉米油中主要为 γ-生育酚，而大豆油中则含有相对较高的 δ-生育酚，坚果也是维生素 E 的优质来源。维生素 K 含量丰富的食物包括豆类、麦麸、绿色蔬菜、动物肝脏、鱼类等，菠菜，羽衣甘蓝、西兰花、卷心莴苣是成人及儿童维生素 K 的主要食物来源。

3. 矿物质

矿物质（Mineral）是构成人体组织、维持生理功能、生化代谢所必需的重要营养素。和维生素一样，矿物质也是人体无法自身产生、合成的，必须从外界摄取。按照矿物质在体内所占比重，可将其分为常量元素和微量元素。常量元素包括钙、磷、钾、钠、镁、氯、硫等，广泛分布于植物性和动物性食物中。不同食物中钙的含量差异较大，牛奶及其制品不仅钙含量高，其吸收率也高，因此生物利用率高，是膳食钙的最好来源。大豆及其制品也是钙的很好的来源，在动物性食物中贝类、鱼类、蛋类的钙含量也较高。磷在食物中分布很广，无论动物性食物还是植物性食物都富含磷。磷常与蛋白质并存，瘦肉、蛋、乳品、动物肝肾等富含蛋白质的食物的磷含量丰富，海产品、干豆类、坚果、粗粮含磷量也较高。大部分食物都含有钾，但蔬菜和水果是钾最好的来源，每 100 g 食物中含钾量高于 800 mg 以上的常见食物有黄豆、蚕豆、赤小豆、豌豆、冬菇、竹笋、紫菜等。镁广泛存在于食物中，由于叶绿素是镁卟啉的螯合物，因此绿叶蔬菜是富含镁的食物。此外，大麦、黑米、荞麦、麸皮、苋菜、口蘑、木耳、香菇等食物含镁量较丰富，粗粮、坚果也含有丰富的镁。硫的主要膳食来源是含硫氨基酸，谷胱甘肽也是膳食硫的来源之一，水果和蔬菜提供的谷胱甘肽占 50％以上。含硫氨基酸主要存在于动物蛋白、谷类蛋白和豆类蛋白中。

除了常量营养素，人体中还存在必需微量元素，这些元素存在数量极少，甚至仅有痕量，但是这些物质仍然是人体内的生理活性物质，是人体有机结构中的必需成分，且必须通过食物摄入。当从饮食中摄入的微量元素量减少到某一低限值时，就会导致某一种或某些重要生理功能的损伤。人体必需的微量元素包括碘、铁、锌、硒、铬等。

铁广泛存在于各种食物中，包括动物性食物和植物性食物。黑木耳、菊花、紫菜、蘑菇、动物血、肝脏、鸡胗、牛肾、大豆、芝麻酱等含铁量丰富。此外，瘦肉、红糖、蛋黄、猪肾、羊肾、干果等也是铁的良好食物来源。含碘量最高的食物为海产品，包括海带、紫菜、海鱼、海虾、蛤干、干贝、淡菜、海参、海蜇等。锌在各种食物中普遍存在。一般来说，贝类、红色肉类、动物内脏类等动物性食物都是锌的极好来源。植物性食物含锌量通常较低，过细的加工过程可导致大量的锌流失，如在将小麦加工成精面粉的过程中大约会流失80%的锌。铬的主要膳食来源是谷类、肉类、鱼类、贝类，坚果类和豆类也含有较多的铬。食物加工对铬含量影响极大，食物精制过程中铬流失严重。

4. 水分

人体每日摄入的水来自饮水及食物水。水分摄入量会因饮水量及食物种类的不同而变化。每日从各种食物中获得水分是膳食水摄入的重要组成部分。食物水主要来自主食、菜、零食和汤。常见含水分较多（≥80%）的天然食物主要有液态奶、蔬菜类、水果类等。其中，鲜奶水分含量约占86%～90%，全蛋水分含量约为74%，不同种类的水果和蔬菜水分差异比较明显，大部分水果的水分含量在80%以上，而大部分蔬菜的水分含量超过90%。

5. 膳食纤维

膳食纤维是植物的一部分，是一大类不被人体消化的糖类物质，对人体健康有着显著的益处。自然界中大约有千种以上的膳食纤维，具有维持人体肠道功能，调节血糖、血脂以及降低心血管疾病风险等作用。全谷物、豆类、水果、蔬菜及马铃薯是膳食纤维的主要来源，膳食纤维在坚果和种子中的含量也很高。全谷物食物中的膳食纤维主要来自谷物表皮，燕麦和大麦中的水溶性多聚糖、β-葡聚糖、果胶含量很高。谷类中纤维素、半纤维素、低聚糖等膳食纤维常常同时存在，而精加工的谷类食物中的膳食纤维含量较少。

6. 植物化学物

除了某些营养素外，大量的流行病学研究结果表明，在植物性食物中还有一些生物活性成分，它们具有保护人体、预防心血管病和癌症等慢性非传染性疾病（简称慢性病）的作用，这些生物活性成分现已统称为植物化学物（Phytochemicals），主要包括酚类（儿茶素、原花青素、槲皮素、花色苷、大豆异黄酮、姜黄素、绿原酸、白藜芦醇），萜类（番茄红素、叶黄素、植物甾醇），含硫化合物（α-异硫氰酸盐、硫辛酸、大蒜素），类胡萝卜素等。此外，天然食物中还存在一些在人类营养过程中具有特定作用的有机化合物，如肉碱、半胱氨酸、牛磺酸、谷氨酰胺等。这些有机物大多数可以在人体内合成，但在某些特殊条件下，其合成的数量和速度不能满足人体需要，仍需要从食物中得以补充。

除了上述营养成分，天然食物中可能还含有许多未被发现的对人体有益的物质。

第五章

戒 烟 限 酒

一、电子烟也是烟，不把危害当时髦

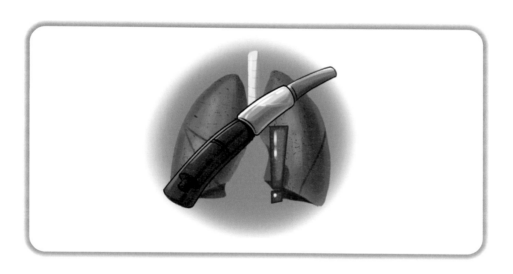

电子烟（又称电子尼古丁传送系统，Electronic Nicotine Delivery Systems，ENDS）由电池（供电系统）、雾化器（雾化系统）和液体（电子烟雾化液）构成。电子烟雾化液在加热后气化并向开口端喷出，喷出的蒸汽在大气中冷凝，形成类似于传统香烟烟雾的微小雾滴被吸食者吸入。近年来，在全球范围内，电子烟作为"戒烟神器""替烟产品"，打着"健康""时尚""新潮"的口号，已成为一种新型的烟草流行产品，销售量和使用率不断上升。然而，电子烟同样是一种烟草制品，甚至会对人体产生比吸烟更为严重的危害。本节主要介绍电子烟的危害及戒除措施。

（一）电子烟的产生与流行特征

关于电子烟的第一条记录可以追溯到 1963 年，当时赫伯特·吉尔伯特注册了一种无烟的非烟草香烟的专利。其中，"无烟"是指没有明火烧着的烟雾，"非香烟"指的是原材料中没有用到烟叶。2003 年，中国药剂师韩力发明了第一个基于尼古丁的电子烟产品，这种电子烟使用压电元件将尼古丁在丙二醇溶液中稀释后蒸发。他的初衷是发明一种安全的替烟产品，让烟民只吸入尼古丁解瘾，去除焦油、苯等有害物质。韩力于 2004 年创办了世界上第一个电子烟品牌"如烟"，第一批电子烟被引入中国市场；2006年，电子烟开始在欧洲销售和使用；2007 年，电子烟在欧洲市场流行后迅速进入美国市场。自此，电子烟在全球范围内广泛普及，其使用率和知晓率呈指数级增长。2014 年，电子烟以亚文化的形式重新回到中国。随着这种从国外进口来的"洋货"在烟民中又逐渐流行，国内电子烟市场也随之活跃起来。根据其技术、设计和使用方式不同，电子烟可分为一代、二代和三代电子烟，其形状、大小和功能越来越多样，迎合了不同消费者的需求，也增加了其所谓的"时尚感"。

美国疾病预防控制中心的数据显示，全球电子烟市场销售额正在逐年上升，从 2014 年的 27.6 亿美元增加到 2019 年的 150 亿美元，由于新冠肺炎疫情的影响，2020 年全球电子烟销售额是 141 亿美元，但 2021 年增长为 181.3 亿美元，预计从 2022 年到 2030 年，这个数字将以 30.0% 的复合年增长率增加。其中，2021 年北美以超过 40% 的市场份额主导了全球电子烟市场。预计在未来五年内，北美仍将是电子烟销售额最大的地区。中国电子烟市场销售额从 2019 到 2021 年分别是 78.6 亿元、83.8 亿元和 145 亿元。大多数现有的电子烟公司都有自己的网站，估计有 30%～50% 的电子烟销售是在网上进行的。目前，全球 90% 以上的电子烟都产自中国。据媒体报道，深圳是最大的电子烟生产基地，密集分布着超过 500 家电子烟企业。

根据美国疾病预防控制中心的数据显示，目前成年人的电子烟使用率在国家之间差异很大。其中，使用电子烟最多的是爱沙尼亚人，2018 年爱沙尼亚成年人的电子烟使用率达到 11%；使用电子烟最少的是乌拉圭人，2016—2017 年间，乌拉圭成年人的电子烟使用率为 0.2%。成年人的电子烟使用率在短时间内变化迅速，比如在英国，2017 年成年人的电子烟使用率为 7.1%，2020 年却下降至 6.3%。美国目前的成年电子烟使用者中，从未吸过卷烟的比例在 18～24 岁的人群中最高（56.0%），在老年群体中较低。《2015 中国成人烟草调查报告》显示，2015 年中国 15 岁及以上人群电子烟的使用率为 0.5%，且绝大部分是偶然使用。但根据《2018 中国成人烟草调查报告》，2018 年我国成年人的电子烟使用率已经上升到 0.9%，使用电子烟的人数约为 1 035 万。

（二）电子烟对健康的危害

电子烟通常被认为比卷烟更安全，这是因为电子烟不含焦油和一氧化碳等有毒物质，且烟草特有的亚硝胺水平也很低。但实际上，电子烟烟液中所含的化合物更加复杂，会增加吸烟者对其他有毒或潜在有毒化合物的暴露，其中一些化合物甚至不存在于卷烟烟雾中。电子烟烟液通常由丙二醇（PG）和/或植物甘油（VG）等溶剂载体、水、调味剂和尼古丁组成。电子烟是一种雾化装置，加热后释放的气溶胶可含有甲醛和丙烯醛，以及许多痕量物质，如重金属（镉、铅）、酚类化合物、多环芳烃和其他潜在有害化学品，这些化学成分都会对人体造成损害。已有证据发现，电子烟对呼吸系统、心血管系统、消化系统、口腔健康均产生不良影响。2021 年世界卫生组织发布了《全球烟草流行报告》，总结了目前全球有关电子烟的使用、危害以及影响的最新证据。

1. 对呼吸系统的危害

电子烟造成的最显而易见的健康危害是呼吸道损伤。事实上，电子烟中的许多调味剂，如薄荷醇、薄荷酮、麦芽酚、乙基麦芽酚、香兰素、乙基香兰素、肉桂醛、肉桂酸乙酯、苯甲醇、苯甲醛、丁香酚、对茴香醛、三乙酸乙酯和 2，5 -二甲基吡嗪，已经有效地转移到电子烟的气雾剂中。这些物质可能产生细胞毒性，主要是对呼吸系统的毒性。研究发现，电子烟气雾剂会增加呼吸道上皮通透性，并导致呼吸系统过度分泌黏液，直接损害呼吸道上皮。此外，电子烟还会干扰呼吸系统的免疫反应。一些横断面研究表明，使用电子烟会增加青少年呼吸系统疾病和哮喘的患病风险。

电子烟还会改变肺功能，可诱导类似吸烟引起的细胞反应（例如：氧化应激和细胞死亡）。研究表明，使用电子烟与患上慢性阻塞性肺病（COPD）等致残肺部疾病的风险升高有关。电子烟烟雾还可以增加几种肺部病原体的毒力和炎症潜能，与肺炎风险的增加有关。2019 年于美国暴发的与电子烟或蒸汽产品使用相关的肺损伤（EVALI）疫情引起了广泛关注，大多数确诊患者年龄小于 35 岁，并且大多都报告使用过非正规来源的含有四氢大麻酚（THC）的电子烟，一些研究发现，在 EVALI 患者肺泡液中可提取出维生素 E 或维生素 E 醋酸酯，EVALI 的特点是小叶中心磨玻璃结节和磨玻璃混浊伴胸膜下保留，影像表现与吸入毒物所致的急性肺损伤最为一致。因此虽然科学家们尚未确定导致 EVALI 的确切因素，但该次疫情被认为与含有 THC 的电子烟有关。

2. 对心血管与消化系统的危害

研究表明，吸烟可导致心血管疾病的发生，每日使用电子烟会增加心肌梗死的概率。研究发现，部分电子烟气溶胶样品对培养的心肌细胞具有细胞毒性，这与电子烟生产工艺和调味品中使用的材料有关。同样，急性电子烟暴露后主要的血流动力学变化，例如心率和血压升高，或急性心脏交感神经激活也与电子烟气溶胶中的尼古丁有关。

电子烟对消化系统的危害包括恶心、呕吐、口干、胃灼热和便秘等。此外，电子烟也危害口腔健康，电子烟暴露会增加牙周、牙齿和牙龈健康状况恶化以及口腔微生物群发生变化的风险，并且与卷烟相比，电子烟中会添加更多的甜味剂，很可能导致龋齿。

3. 对神经系统的危害

除含有添加剂之外，电子烟中均含有尼古丁。尼古丁是烟草制品中的成瘾物质，儿童和青少年接触尼古丁会影响青少年的大脑成熟和神经系统发育，造成学习障碍和认知功能下降等长期不良后果。尼古丁在妊娠期对胎儿发育也会产生不良影响。例如，小鼠研究表明，怀孕期间暴露于电子烟烟雾会影响后代的神经行为结果，其特征是短期记忆的缺陷或出现焦虑。吸食电子烟对神经系统的影响还包括头痛、头晕、紧张、失眠等。

在青少年研究中，电子烟的使用与心理健康问题也有关。研究发现，使用电子烟与抑郁、自杀、饮食紊乱、注意缺陷与多动障碍、品行障碍、冲动和感知到的压力有关。一项针对大学生的研究发现，使用电子烟的学生更有可能存在焦虑、创伤后应激障碍、多动症/注意力缺陷、赌博成瘾、低自尊心和冲动人格。

暴露于电子烟气溶胶和液体可能导致发育迟缓、神经行为改变和认知缺陷，这意味着它们具有潜在的神经毒性，电子烟的部分神经毒性作用可能来自除尼古丁以外的其他化学成分。在电子烟烟油中检测到数百种不同的风味化学物质，尽管在电子烟中检测到的食用香料通常被认为是食品中的添加剂，但由于缺少相关安全测试，这些香料在雾化和吸入时对人体的危害往往不为人知。动物实验发现，成年大鼠腹腔注射含或不含尼古丁（0.5 mg/kg）的电子烟液（28 μl/kg 体重）4 周后，发现其认知功能均发生改变，且不含尼古丁组的作用更为明显，海马细胞活力较含尼古丁组下降更显著。有趣的是，电子烟液的细胞毒性与尼古丁水平无关，而与风味化学物质的数量和浓度有关。

4. 电子烟可能产生的其他危害

除以上健康危害之外，电子烟还存在因设备泄漏导致的失火和爆炸并进一步造成烧伤等严重伤害的风险。电子烟所用的电池以锂电池为主，体积虽小，但其爆炸时造成的伤害却十分严重。对目前市售电子烟电池安全性的调查发现电子烟电池普遍存在安全隐患，此外，电子烟多采用金属外壳，电池爆炸时外壳碎裂极易造成二次伤害。

电子烟的不规范生产对健康造成的危害更大。由于监管不完善，有害物质被添加到电子烟中，有研究发现当前大部分国家的电子烟烟弹和填充液标签上的说明与实际检测的情况不一致。可自行改装的电子烟还可能造成滥用，比如用来吸毒等。除此之外，有研究发现电子烟液存在内毒素及真菌葡聚糖等物质，这表明电子烟在生产过程中可能受到微生物毒素的污染。

此外，电子烟产品的包装设计新颖多样，再加上香精等气味的吸引，极易增加儿童误食烟液的可能性。据报道，国外电子烟烟液中毒事件中58%的受害者为儿童，儿童误食电子烟烟液后会出现知觉丧失、全身抽搐或突发性感觉神经性听力损失。

（三）电子烟的社会危害

电子烟也是烟，虽然电子烟对健康的危害和卷烟有差异，但从社会角度而言，电子烟的危害却要比卷烟凶猛许多。

1. 电子烟正在成为青少年的"第一支烟"

近年来电子烟流行率快速上升，使用电子烟的人群以 15～24 岁的年轻人为主。研究发现，在欧美国家，青少年传统烟草使用率在逐渐下降，但电子烟使用率不断上升，甚至已超过传统烟草的使用率。例如，美国高中生使用电子烟的比例已从 2011 的 1.5％上升到 2020 年的 19.6％，上升了近 13 倍，速度非常惊人。中国 2019 年初中学生听说过电子烟的比例为 69.9％，曾经使用电子烟率为 10.2％，现在电子烟使用率为 2.7％，与 2014 年相比，听说过电子烟比例和现在使用率分别上升了 24.9％和 1.5％。为什么电子烟在青少年人群中这么受欢迎？研究发现，电子烟企业将其产品披上"时尚""健康""戒烟"的伪装，通过网购等渠道"俘获"年轻人。

为了吸引消费者，电子烟液中往往添加改善口味的香精，这种调味产品对年轻人和没有经验的吸烟者特别有吸引力，他们更有可能通过调味产品开始吸电子烟。目前市面上大约有 16 000 余种独特口味的电子烟，如荔枝味、杧果味、薄荷味……其口味众多、气味新奇，对追求新鲜感的青少年诱惑力极大。《全球烟草流行报告 2021》指出，从 2014 年到 2020 年，吸烟者中使用调味电子烟的比例从 65.1％上升到 84.7％，美国高中生中最常用的口味类型是水果（73％）、薄荷（56％）、薄荷醇（37％），以及糖果、甜点或其他甜食（37％）。70％的年轻人表示他们使用电子烟是"因为具有喜欢的口味"，可见电子烟对年轻人的吸引力。

很多电子烟被设计成新潮玩具，看起来漂亮又好玩，青少年使用时也极具隐秘性。电子烟产品设计突出个性化，产品外观时尚轻巧，形态各异，在很大程度上貌似一种玩具而非香烟的替代品，也更加符合女性的消费心理。研究表明，近年来女性电子烟的使用率逐渐上升，电子烟使用的性别差异远远小于传统烟草。电子烟还有一些新奇的功能，通过蓝牙和智能手机相连接来实现多种功能，致使很多人把抽电子烟作为一种时尚和乐趣。科技感强、造型时尚、口味多样使得一些追求时尚的年轻人成为电子烟的拥趸。

如果电子烟的目标人群不再是那些戒烟人群，而是成为"年轻人的第一支烟"，那就绝对是件大事了。与香烟有关的任何美化宣传都是不应该的，不要让电子烟成为"未成年人的第一支烟"。

2. 电子烟会增加烟草双重使用风险

电子烟并非"戒烟神器"，到目前为止，并没有明确证据证明电子烟能够帮助戒烟，大多数使用电子烟戒烟的成年人，并不会停止吸烟，而是继续同时使用电子烟和卷烟，会出现两种或多种烟草产品导致的健康危害叠加的情况。而且由于电子烟产品鱼龙混杂，生产缺乏监管，很多电子烟的实际尼古丁含量要远超标签含量，对人体的危害难以预料。世界卫生组织明确表示：除非有足够的证据，并且公共卫生界能够就这些特定产品的有效性达成一致，否则不应将电子烟作为戒烟辅助手段进行推广。

此外，电子烟还会在青少年中产生使用卷烟的门户效应，电子烟广告中所谓的"低危害"，及其时尚的造型、丰富的口味等特点，极易吸引从未吸烟的青少年主动尝试电子烟，最终转化为烟草的消费者。世界卫生组织数据显示，使用电子烟的青少年今后使用烟草制品的可能性比不用的人高三倍。全美青少年吸烟调查的数据表明，使用电子烟往往会导致较高的吸烟率、更容易形成烟瘾；在电子烟使用者中，希望戒烟的比例更高，但实际戒烟（传统燃烧型）行为实践得较少。因此，使用电子烟可能并不能减少、反而可能鼓励传统燃烧型香烟在青少年中的使用，电子烟的使用不仅没有减少、反而进一步提升了烟草在青少年人群中的流行程度。另外，由于电子烟的产品特性与其他成瘾性物质（如毒品）有一定的相似性，会导致青少年其他成瘾行为，如饮酒、吸大麻等的概率上升。所以，世卫组织建议各国政府采取适当政策，保护其人口免受电子烟的危害，并防止儿童、青少年和其他弱势群体开始使用电子烟。

世卫组织在对电子烟的管制方案中建议，应该禁止生产商声称电子烟是"戒烟辅助品，具有健康效益"。《烟草控制框架公约》也明确规定，"禁止生产和销售对未成年人具有吸引力的烟草制品形状的糖果、点心、玩具或任何其他实物。""在未能充分证明电子烟的安全性之前，建议还应该禁止与电子烟相关的所有广告、促销和赞助活动；禁止在网上销售电子烟；禁止在室内公共场所和交通工具内使用电子烟；禁止将电子烟作为戒烟产品进行推广。"

3. 电子烟会产生"二手烟"

电子烟也有二手烟，是一种新的空气污染源，对他人的健康也产生危害。用专业术语来说，电子烟吸出来的烟雾称为"气溶胶"（Vaping），气溶胶是指悬浮在气体介质中的固态或液态颗粒组成的气态分散系统。电子烟产生的二手气溶胶中，含有尼古丁、多环芳烃、甲醛、烟草特异性亚硝胺等大量有毒有害物质，并非像很多营销宣传的那样，仅仅是"水蒸气"。虽然与香烟烟雾相比，电子烟气溶胶含有更少的化合物且浓度显著降低，但电子烟气雾剂的化学多样性受到电子烟液成分选择的强烈影响。对比无烟的清新空气，二手气溶胶（电子烟的二手烟）是新的空气污染源，可以造成 PM1.0 值高出 14～40 倍、PM2.5 值高出 6～86 倍、尼古丁含量高出 10～115 倍、乙醛含量高出 2～8 倍、甲醛含量高出 20％。有研究表明，电子烟二手气溶胶中某些金属含量，比如镍和铬，甚至比传统卷烟产生的二手烟的含量还要高。

（四）世界及我国对电子烟的防控措施

各国对电子烟的性质和功能认定不同，总的来说，各国将电子烟归类为烟草产品、医药/制药产品、消费产品、电子尼古丁输送系统/电子烟或毒药。由于对电子烟的性质与功能认定不同，各国对电子烟的管控政策也不尽相同。我国根据国情，制定了相应的电子烟防控措施。

1. 世界各国对电子烟的管控措施

在全球范围内，111 个国家已采取措施解决电子烟问题。其中 32 个国家禁止销售电子烟。79 个国家允许销售电子烟，但已采取一项或多项措施对其进行全面或部分监管。这些措施包括禁止在室内公共场所使用电子烟；禁止电子烟广告、促销和赞助；在包装上使用图形健康警告；对电子烟的销售实行年龄限制；以及对电子烟相关产品征税等。其中牙买加、日本和瑞士三个国家只禁止销售含有尼古丁的电子烟。剩下的 84 个国家尚未制定有关电子烟的规定。

美国是全球最大的电子烟销售市场。截至 2021 年 12 月 31 日，其所有 50 个州、哥伦比亚特区、关岛、北马里亚纳群岛、帕劳、波多黎各和美属维尔京群岛都已通过立法，禁止向未成年人出售电子烟。零售商必须核实 27 岁以下的顾客的年龄（通过照片和身份证明）才能进行销售。通过自动售货机出售电子烟仅限于成人设施。美国有 33 个州要求在柜台销售电子烟需要获得零售许可证；17 个州以及哥伦比亚特区和波多黎各已经通过了全面的室内无烟空气法律，其中包括电子烟。这些法律禁止在私人工地、餐馆和酒吧的室内区域吸烟和使用电子烟；2020年1月2日，美国食品和药物管理局（FDA）最终确定了一项执法政策，禁止销售除烟草或薄荷醇以外的任何口味的预填充盒装电子烟，除非得到FDA的授权。自那以后，FDA采取了更多措施，禁止某些公司在未经授权的情况下销售吸引年轻人的调味一次性电子烟和调味电子烟液。另外电子烟的包装及广告必须标明以下警告："本产品含有尼古丁。尼古丁是一种令人上瘾的化学物质。"对于由烟草制造或提取但不含尼古丁的电子烟，应在包装和广告上注明："该产品由烟草制造。"

在英国，电子烟作为消费品，需缴纳20%的增值税；然而，如果作为药品，只征收5%的增值税。在澳大利亚，法律规定，如果尼古丁不是用于治疗目的，就将其归为限制性毒药。非尼古丁电子烟属于合法消费品。从2021年10月起，在澳大利亚购买所有含尼古丁的电子烟产品都需要处方，包括在澳大利亚生产的产品和从海外供应商进口的产品。禁止以任何形式营销电子烟。

2. 我国对电子烟的管控措施

在中国，2019年11月1日，国家市场监督管理总局、国家烟草专卖局联合发布通知，禁止网络销售电子烟。2021年6月1日开始，未成年人保护法在中国生效，禁止向未成年人销售电子烟，禁止在学校和幼儿园附近出售香烟和电子烟，禁止在未成年人聚集的公共场所如学校、幼儿园、青少年活动中心等使用烟草制品和电子烟，并要求父母不要允许未成年人吸烟或使用电子烟。国家烟草专卖局在2021年12月2日发布的《电子烟管理办法（征求意见稿）》，对电子烟上下游全产业链均提出了具体要求。根据《电子烟管理办法（征求意见稿）》规定，国务院烟草专卖行政主管部门建立全国统一的电子烟交易管理平台，依法取得烟草专卖许可证的电子烟生产企业和电子烟品牌持有企业只能通过电子烟交易管理平台将电子烟产品销售给电子烟批发企业。这也就意味着，从电子烟的生产、批发到零售等环节，都要取得相关许可证，并且所有环节的交易均需在电子烟交易管理平台上完成。从2014年到2021年，南宁、杭州、深圳、张家港和重庆等多市相继颁布条例或通知禁止在公共场所使用电子烟，以表明对电子烟问题的重视。

然而，目前国内对电子烟的管控力度仍需提升，管控措施也有待进一步增加。国家卫生部门应帮助居民了解电子烟的相关知识，相关的健康教育机构应加强电子烟危害的宣传，电子烟的监管部门应进一步加强电子烟市场投放的前期审查与许可的监管、电子烟广告营销的监管以及电子烟使用场所的监管。除了对未成年人使用电子烟加以监管外，成年人使用电子烟的情况也不容忽视，也应定期纳入有代表性的全国调查。国家应当建立覆盖全国的电子烟监管制度并严格落实，从而为青少年提供良好的无烟支持环境。

二、少酒精摄入，多健康茶饮

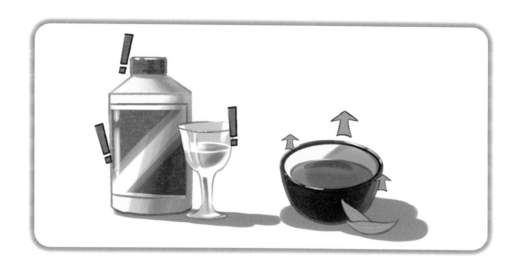

（一）饮酒的危害

酒精饮料一般以粮食或葡萄等果汁为原料经发酵酿造而成，主要含有酒精和水以及少量的维生素、矿物质、蛋白质、碳水化合物和脂肪。在我国，最常见的酒精饮料包括白酒、黄酒、米酒和啤酒。饮酒在我国具有悠久的历史，在当代社会，饮酒也是一种普遍的现象。有些人在每天中午或晚上用餐的时候饮酒，有些人在朋友或家庭聚会的时候饮酒。在以上情况下，人体的酒精摄入量都会迅速增加，从而危害人们的身体健康。

世界卫生组织《全球酒精与健康报告2018》显示，全球15岁及以上人口中有43%每周至少饮酒一次，人均年酒精消费量为6.4升。我国约有33%的男性和2%的女性每周至少饮酒一次，人均年酒精消费量2005年为4.1升，至2010年上升至7.1升，2016年为7.2升。2015—2017中国居民营养与健康状况监测数据显示，我国18岁及以上成年男性饮酒者的平均酒精摄入量为 30 g/天（相当于 75 mL 52 度白酒、250～300 mL 黄酒、750～1 000 mL 啤酒、300 mL 红酒），女性为 12.6 g/天。人均酒精消费量仍在持续增加，随之而来的则是日益严重的公共卫生问题。

饮酒会增加罹患心血管疾病、肿瘤、酒精性肝病等疾病的风险。全球疾病负担研究数据显示，饮酒使全球的全因死亡率提升了 5.3%，心血管疾病死亡率提升了 3.3%，癌症发病率提升了 4.1%。在中国，饮酒使全因死亡率提升了 4.1%，使癌症发病率提升了 6.2%。全球每年与饮酒相关的死亡约 300 万例，其中男性约占 3/4，女性约占 1/4。按照国际疾病分类与代码 ICD-10 统计，与饮酒相关的疾病多达 300 余种。

长期习惯性饮酒及一次大量饮酒（即酗酒）会对身体造成严重损害。首先，饮酒会影响大脑的脑电活动，从而导致情绪改变、思维混乱、行为异常及共济失调等；其次，饮酒会影响心血管系统，导致酒精性心肌病、心律失常、中风及高血压等；再次，饮酒会增加肝脏负担，导致酒精性肝炎、脂肪肝、肝纤维化及肝硬化等；最后，饮酒会增加罹患多种恶性肿瘤的风险，包括但不限于口腔恶性肿瘤、食管癌、肝癌、乳腺癌及结肠癌等。此外，长期慢性饮酒和酗酒均会导致机体免疫力下降，增加感染肺炎及结核等传染性疾病的风险。饮酒的危害参见图 5-1。

有害饮酒会导致

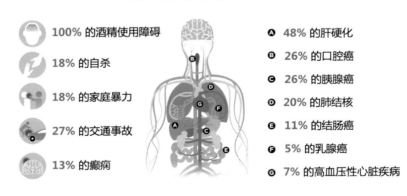

- 100% 的酒精使用障碍
- 18% 的自杀
- 18% 的家庭暴力
- 27% 的交通事故
- 13% 的癫痫

- Ⓐ 48% 的肝硬化
- Ⓑ 26% 的口腔癌
- Ⓒ 26% 的胰腺癌
- Ⓓ 20% 的肺结核
- Ⓔ 11% 的结肠癌
- Ⓕ 5% 的乳腺癌
- Ⓖ 7% 的高血压性心脏疾病

图 5-1　有害饮酒的危害（引自 WHO 饮酒与健康报告 2018）

有些人为了戒酒，会使用双硫仑。这种药物能够抑制乙醛脱氢酶活性，使乙醛蓄积在体内不被降解，引起不适症状迫使服药者戒酒。然而，若服用不当会造成严重后果，其严重程度与服用量和饮酒量成正比。当服用双硫仑后，即使是极少量的酒精摄入，也会导致明显的不适症状，包括面色潮红、搏动性头痛、恶心、呕吐、出汗、口渴、呼吸困难、胸痛、心悸、低血压、晕厥、烦躁、虚弱、眩晕、视物模糊等。反应严重的，可能会出现呼吸抑制、心血管衰竭、心肌梗死、急性充血性心力衰竭、昏迷和死亡。

事实上，除双硫仑外，很多含有甲硫四氮唑基团的药物与酒同期服用时也会产生类似效应，即双硫仑样反应。常见的会引起双硫仑样反应的药物有部分头孢类（头孢哌酮、头孢曲松等）和咪唑类（甲硝唑、奥硝唑等）抗生素，部分磺酰脲类（格列本脲、格列吡嗪等）降糖药等。由于双硫仑样反应不适症状明显，处理不当会造成严重后果甚至危及生命，因此服用可能引起双硫仑样反应的药物期间及停药后 1 周内应当避免饮酒。

过量饮酒的危害使得"健康饮酒"引起了越来越多的关注。但在考虑如何健康饮酒之前，人们应当意识到，满足法定饮酒年龄的成年人可以选择不饮酒，这样才是最有利于健康的做法。以前从不饮酒的人不应该因为任何原因而开始饮酒。与大量饮酒相比，少量饮酒对健康的危害较小。《中国居民膳食指南 2016》指出儿童、青少年、孕妇、处于哺乳期的女性不应饮酒，成年人如饮酒，男性每日酒精摄入量不应超过 25 克，女性每日酒精摄入量不应超过 15 克。最新发布的《中国居民膳食指南 2022》进一步提出慢性病患者不应饮酒，成年人如饮酒，每日酒精摄入量不超过 15 克。

如果人们因工作、聚会等原因不可避免要饮酒，可在饮酒前增加蛋白质的摄入，如在饮酒前喝一杯牛奶。最好不要空腹饮酒。在饮酒的同时摄入米饭、肉类等食物可减轻酒精对胃肠道的刺激，减缓酒精进入血液的速度，降低血液中酒精浓度。在饮酒的同时可以大量喝水使酒精快速排出体外。同时，要尽量控制饮酒的量，不多饮不酗酒。需要特别指出的是，早期"适度饮酒有助于保护心血管健康"的结论已被最新研究推翻。大量实验已证明，饮酒没有所谓的"安全剂量"。饮酒量与心血管疾病风险和全因死亡风险呈正相关，即使适度饮酒也会增加死亡风险，最健康的生活方式是完全不饮酒。

此外，不同于"睡前小酌有助于睡眠"传统观点，研究表明，睡前饮酒不仅对睡眠没有帮助，反而会损害大脑健康。虽然酒精具有抑制神经兴奋的作用，但当血液中酒精代谢到一定程度后，酒精的神经抑制作用就会消失，神经系统变得异常兴奋，使人更容易从睡眠中苏醒。长期睡前小酌，还会导致慢波睡眠减少，快动眼时相睡眠增加，使睡眠质量下降，导致睡眠障碍。类似地，"喝红酒有助于心血管健康"也被最新研究证伪。事实上，红酒的主要成分还是酒精，其中"对心血管健康有益"的多酚类化合物的含量微乎其微。换言之，饮用红酒对健康带来的益处远远小于其对身体造成的伤害。

最后，饮酒对女性的健康造成的危害更大。越来越多的证据表明，与男性相比，饮酒的女性更容易遭受短期和长期与酒精相关的身体损害，包括肝病、心血管疾病、神经毒性和与酒精相关的记忆中断。其中一个原因是酒精主要存在于体内的水分中，女性的总水分百分比和平均体重都低于男性。这意味着，当一个女性和一个相同体重的男性摄入相同剂量的酒精时，女性体内的血液酒精浓度往往会更高，这使女性遭受更大的危害。虽然我国男性饮酒人数远高于女性，但随着生活方式的改变，女性饮酒者比例正在逐渐增加，由此产生的健康危害也应当引起重视。

（二）茶饮的益处

茶通常是指茶树植物叶或芽制作的饮品。茶起源于中国，被称为"东方树叶"。中国的饮茶历史有数千年，茶已经成为中国人日常生活中不可缺少的一部分。茶叶贸易通过古丝绸之路、茶马古道走出中国，成为风靡全球的三大非酒精类饮料之一。根据生产过程，茶可分为白茶、绿茶、黄茶、乌龙茶、红茶和黑茶六类。白茶和绿茶不发酵，黄茶只是轻微发酵，而乌龙茶、红茶和黑茶是深度发酵。茶叶由于含有丰富的茶多酚、茶色素、γ氨基丁酸、多糖、生物碱、皂苷等成分，具有抗氧化、抗衰老、改善代谢等功效，越来越受到研究人员和健康热爱者的认可。宋代诗人杜耒诗云："寒夜客来茶当酒，竹炉汤沸火初红。"以茶代酒既不失礼仪，更有益健康。

茶主要有抗氧化、抗炎、免疫调节、抗癌以及保护心血管五种主要保健功效（参见图5-2）。

第一，茶叶具有抗氧化功能。茶提取物具有良好的抗氧化活性，可清除自由基，增加抗氧化酶含量，提高抗氧化酶活性。绿茶提取物可预防短跑引起的氧化应激，可以通过消除皮肤中的自由基来保护皮肤免遭氧化应激的影响。在轻度高胆固醇血症患者体内，富含儿茶素的绿茶和乌龙茶提

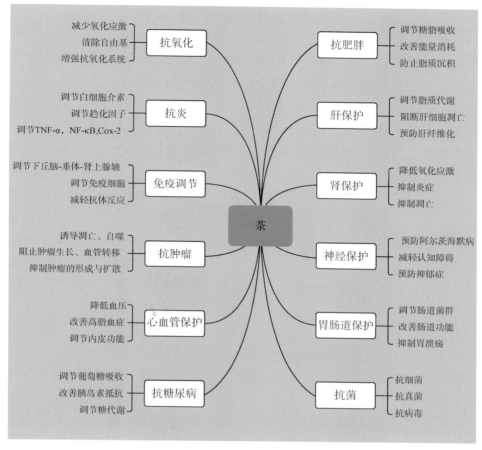

图 5-2 茶的主要保健功能

取物可显著提高抗氧化酶的活性。

第二，茶具有强大的抗炎活性。茶叶成分可调节白细胞介素、趋化因子、TNF－α、NF－κB、COX－2等促炎和抗炎因子以及相关的信号通路，从而抵抗关节炎、脓毒症和系统性红斑狼疮等炎症。

第三，茶具有免疫调节功能。茶提取物中的儿茶素具有免疫调节活性，该成分主要通过调节免疫细胞的增殖、分化、激活和减轻抗体反应，以及调节下丘脑—垂体—肾上腺（HPA）轴，来改善系统免疫和外周免疫。

第四，茶及其成分具有抗癌作用。每天摄入5杯2克绿茶，持续6个月，可显著降低氧化应激，并预防前列腺癌。

第五，饮茶可降低患心血管疾病的风险。茶叶成分可通过改善氧化还原状态，降低血压，调节内皮功能和交感神经活动，防止心肌损伤。

　　此外，茶叶中的成分还可以调节葡萄糖和糖脂的消化、吸收和代谢，有助于缓解肥胖和糖尿病。茶可以抑制胃溃疡，改善胃肠功能；可以调节肠道微生物群组成（增加有益微生物，减少有害微生物），延缓肠道菌失调；可以通过改善抗氧化防御系统来改善氧化应激，抑制炎症，阻断肝细胞凋亡，调节脂质代谢，防止肝脏脂肪变性和纤维化，保护肝脏；可以防止由高脂肪饮食、脯氨酸、庆大霉素、铅和缺血—再灌注引起的肾脏损伤。茶还具有强大的抗菌、抗真菌和抗病毒活性。

　　在茶饮选择方面，不同类别的茶因产地、采制方法不同，口味、性能也不一样。不同种类的茶，含有的生物活性成分存在很大差异，养生保健功效也不尽相同。例如白茶、绿茶和黄茶含有丰富的多酚，特别是儿茶素及其衍生物，包括儿茶素、表儿茶素、半乳儿茶素、表没食子儿茶素等。而在发酵过程中，儿茶素被氧化为茶黄素、茶红素和茶素。因此，乌龙茶、红茶和黑茶富含茶色素，茶色素的抗氧化活性可能比茶儿茶素要低，但它们被证明是影响茶健康功能的重要生物活性成分，具有抗炎、抗癌和肝保护作用。茶还含有丰富的嘌呤生物碱（如咖啡因、可可碱和茶碱），其中咖啡因是最丰富的生物碱。茶生物碱具有兴奋神经中枢、抗氧化、抗糖尿病和抗肥胖的作用。

　　尽管茶的健康功能突出，但茶的安全性也不能忽视，重金属污染、农药残留、发酵和储存过程中的霉菌毒素都会威胁饮茶安全。因此，要选择符合上市标准、质量合格的茶饮。发酵茶需要在细菌、霉菌和酵母等微生物群的联合作用下制造。在此过程中，一些有害真菌可能带来安全隐患。在一些茶样品中发现了黄曲霉毒素和黄曲霉素，其中黄曲霉毒素 B1 可能引起极其严重的肝毒性，而且以正常的热水冲泡或高温加热并不容易去除。因此，监测茶叶的发酵过程，以避免产生有毒的代谢产物是很重要的。

　　茶中残留的有害物质会随着泡茶时间的增加而降低，因此建议在饮茶时弃去"第一泡"茶水，饮用之后冲泡的茶水。茶叶中的咖啡因具有兴奋神经的作用，神经衰弱者饮浓茶，尤其是下午和晚上，会引起失眠，加重病情。可以在上午及午后各饮一次茶，在上午可饮花茶，午后饮绿茶，晚上不饮茶。这样，人们会在白天精神振奋，夜间静气舒心，可以早点入睡。孕妇、营养不良者、醉酒者，以及胃溃疡、贫血、尿结石患者忌饮茶。

三、不吸"游烟"，勿做行走"污染源"

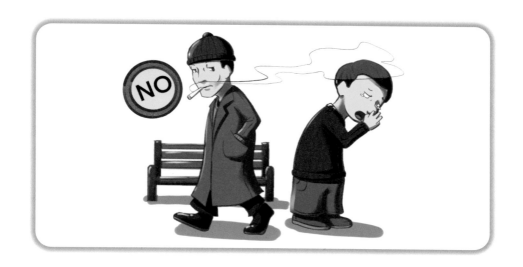

（一）何谓"游烟"

2017 年 3 月 1 日起，《上海市公共场所控制吸烟条例》（简称《控烟条例》）修正案实施，室内全面禁烟。2022 年是《控烟条例》修正案实施 5 周年。5 年来，上海市成人吸烟率实现 7 年连降。2022 年，上海成人吸烟率已下降至 19.4%，提前达到"健康中国 2030"任务目标；全市法定禁烟场所的违规吸烟发生率逐年稳步下降至 12.1%。控烟条例的实施使得不少"老烟枪"们开始当起了"游击队"，他们流动吸烟的行为又被称为"吸游烟"（Smoking While Walking）。"吸游烟"即在室外边走边吸烟的行为，包括边骑车边抽烟，但不包括一边吸烟一边原地来回踱步。在建筑物的大门前、在大街小巷、在候车亭等在一切不算"室内"的地方，均可见游烟的身影。

吸"游烟"的吸烟者一般处于移动状态，且"吞云吐雾"，导致其二手烟弥漫，会使周围的人暴露在二手烟环境中。"吸游烟"的场所一般在室外区域，不属于法定禁烟场所。虽然"吸游烟"的行为不违反目前的禁烟令，但它在一定程度上也会对周围人群造成影响。由于目前缺乏有效的条例法规对此类行为进行管制，吸"游烟"者在吸烟时旁若无人，因此特别需要引起重视。在第33个"世界无烟日"来临之际，上海市健康促进中心、上海市控制吸烟协会发布了上海市首个"游烟"相关的市民调查结果。这次调查通过"上海发布""健康上海12320"和"无烟上海"微信公众号发布调查问卷，共有6 300多位热心市民参与了调查。调查结果表明，有97.18%的调查对象表示曾经遇到过"吸游烟"的情况，其中经常、偶尔遇到"吸游烟"现象者的比例分别为74.52%、22.77%，仅1.69%的受访者表示几乎没有遇到这种情况。这说明吸"游烟"的情况较为普遍，也是人群室外二手烟暴露的重要原因。

相关调查显示，"游烟"最常见的暴露场所是马路、人行道，暴露比例为86.14%，居民在各种公共交通枢纽、商场或写字楼出入口、公园或绿地、医院或学校大门口的"游烟"暴露比例分别为65.15%、52.85%、59.91%、46.92%。乘坐动车和高铁时我们经常会看到，只要火车中途停站，哪怕只有几分钟时间，吸烟者都会争先恐后地下车，抓紧时间狠狠地抽上几口烟。马路、人行道、公共交通枢纽、公园、学校入口等多种室外公共场所都是该现象的高发区，这与常见二手烟暴露场所类似。在第三十四个世界无烟日，世界卫生组织提出"承诺戒烟，共享无烟环境"的口号，上海在此基础上，又增加了一项"不吸游烟"的无烟日宣传主题。

(二)"游烟"的危害

烟草是威胁公共健康的主要原因之一，中国是世界上最大的烟草生产国和消费国。据中国国家卫生健康委员会规划司与世界卫生组织驻华代表处共同发布的《中国吸烟危害健康报告2020》，1984年至2018年的三十余年间，中国人群吸烟率虽呈现下降趋势，但仍然有着3亿以上的烟民，吸烟人群在数量和比率上仍维持在较高水平。"游烟"除对吸烟者本身造成危害外，还会导致其身边的人非自愿地暴露在危害更加严重的"二手烟"甚至"三手烟"中，对公共健康造成显著的负面影响。

1."游烟"对吸烟者的危害

吸烟者只要吸烟，就会危害自身健康，这点对"游烟"来说也不例外。

烟民直接吸入烟草燃烧产生的烟雾，使得大部分有毒有害物质停留在呼吸道内。这种烟称为一手烟。《中国吸烟危害健康报告2020》还显示，我国每年有100多万人因烟草失去生命。烟草烟雾所含的7 000余种化学成分中至少有70种致癌物、200多种有毒有害物质。

吸"游烟"对吸烟者的危害更甚，人处于运动状态时，呼吸频率和深度都较安静时更快更深，吸入肺部的烟草烟雾会比安静站立时有所增加；肺泡的换气功能加快，吸入的有害物质更容易进入肺泡，对肺部乃至全身造成的损害也更加严重；人体全身的血流循环和代谢速度也比安静时快，使得有害物质更容易循环进入血液中。并且烟雾中的一氧化碳吸入也会增多，加重人体缺氧，加重心脏负荷。

2. "游烟"带来的"二手烟"危害

一般将吸烟者从燃烧的香烟中直接吸入的烟草烟雾，称为主流烟或一手烟；将香烟燃烧端在非吸烟间隙所产生的烟草烟雾，称为侧流烟。而二手烟并非完全由侧流烟组成，而是由侧流烟和吸烟者呼出的主流烟共同构成，两者分别占85%和15%左右。二手烟波及范围很广，全世界有40%的青少年、33%的不吸烟男性和35%的不吸烟女性暴露于二手烟。在中国，二手烟污染最严重的室内公共场所主要是网吧、酒吧、夜总会和餐馆等娱乐性场所，但其实家中和办公室（包括会议室）作为人们几乎每日必去的场所，同样也是重要的二手烟暴露场所。对不吸烟且暴露于"游烟"的人群来说，吸烟者边走边吸烟，烟味留在原地，后面经过的人就不得不跟着持续吸二手烟，虽然这种途径导致的尼古丁暴露水平可能较室内场所的吸烟低，但由于二手烟烟雾中含有尼古丁、一氧化碳、重金属、稠环芳烃等多种有害物质，仍将直接影响他人健康。

研究表明，二手烟与一手烟一样，含有大量有毒有害物质与致癌物。二手烟含有焦油、氨、尼古丁、颗粒物、重金属等数千种有毒有害物质和数十种致癌物。其中部分物质的释放量在二手烟中比一手烟更高，导致二手烟毒性甚至可能比一手烟更强，如具有急性毒性的一氧化碳、具有强致癌性的亚硝胺等。由于二手烟中毒害物质成分与一手烟无明显差别，因此暴露于二手烟对健康的影响也与一手烟类似，同样可导致非吸烟者罹患各类与吸烟相关的疾病，包括呼吸系统疾病、恶性肿瘤、心脑血管疾病、糖尿病"四大慢病"。甚至有学者认为，每日暴露于二手烟中长达一刻钟，并持续一年以上，对健康产生的危害与主动吸烟相同。此外，短期暴露于二手烟也可导致疾病的发生，包括引起哮喘发作、慢性阻塞性肺疾病加重等。

世界卫生组织指出，每年全球有 800 多万人死于烟草导致的疾病，其中约有 120 万人是接触二手烟的非吸烟者。儿童是二手烟最大的受害群体。若母亲怀孕期间就暴露于二手烟，可导致胎儿神经发育受损、先天性心脏病、出生缺陷甚至流产等问题。儿童出生后进一步暴露于二手烟，使得儿童容易发生哮喘和咳嗽等呼吸道疾病，同时会再进一步影响儿童生长发育、神经发育等各方面健康。甚至有研究发现，父亲或母亲任一方曾于孕前暴露于二手烟，均会对其子代健康产生影响。因此，国际卫生组织指出，二手烟不存在安全剂量。无论二手烟的暴露时间长短，剂量大小，均是非吸烟者及其后代的健康威胁。

在室外环境下，即使只点燃一根香烟，也可以在 9 米外检测到二手烟的暴露，当被动吸烟者处于下风向时，二手烟的波及范围还将大大增加。当室外吸烟点与室内环境入口距离较近时，可导致烟雾扩散至室内。因此有观点认为，需要明确规定室外吸烟点离室内环境的距离，并根据风向等条件更科学地设置吸烟点的位置，以确保室外吸烟点对室内环境无影响，否则设置室外吸烟点的意义就不存在了。对于室内环境而言，任何通风装置也无法完全避免非吸烟者吸入二手烟，室内完全禁止吸烟才是避免二手烟危害的唯一有效方法。

"游烟"暴露不存在所谓"安全水平"，人群暴露于"游烟"烟雾同样具有健康风险，对于孕产妇、儿童等特殊人群而言更是如此。而对于哮喘患者等有发病风险的人群来说，二手烟烟雾中的有害或致敏颗粒物进入患者的呼吸道，极有可能诱发急性哮喘的发作，引发严重的健康风险。

3. "游烟"带来的"三手烟"危害

除了大家熟知的二手烟外，非吸烟者还可能暴露于三手烟中。烟民"吞云吐雾"后，残留的烟草烟雾还会附着在物体表面，如衣物、墙壁、家具，甚至头发和皮肤等表面，这些残留烟雾在此后的数天、数周甚至数月可从物体表面上重新释放出来，并与空气中的化合物反应产生新污染物，这些统称为三手烟。三手烟被认为是目前危害最广泛、最严重，却不太为人知晓的室内空气污染。如果某人的衣物、头发、手指等能闻出烟味，那么就表明此人暴露于三手烟中。

与二手烟以气态物质为主的特点不同，三手烟的成分主要以吸附在颗粒物上的化合物为主，包括尼古丁、多环芳烃、甲醛等有毒有害物质。此外，"新鲜"三手烟在物体表面随时间推移可造成烟雾老化。研究发现烟雾老化可造成其毒性增强，导致三手烟毒性可能是主动吸烟和二手烟的数倍，这是因为其中化合物可以和空气中的污染物发生化学反应，转化成新的更具危害的化学物质。也正因为如此，三手烟暴露远比我们想象的要常见和持久得多，甚至比二手烟暴露还频繁和持续。需要注意的是，常有商家或者产品打着臭氧可消除烟味的广告，但其实臭氧反而容易与烟草烟雾反应产生更有毒性的物质，造成二次污染，因此相关产品和技术需谨慎使用。

三手烟是二手烟的衍生物或"继承物"，因此三手烟理论上也没有安全暴露量，在任何暴露剂量下均可导致健康危害。而三手烟的暴露方式除了我们熟悉的呼吸暴露外，还有摄食暴露和皮肤暴露。这主要是因为三手烟中含有大量颗粒物，容易附着于室内粉尘沉降在物体表面，而婴幼儿和儿童常有手口行为，容易"吃"到三手烟。因此有研究发现，婴幼儿和儿童的三手烟暴露显著高于成人。

迄今为止，没有有效清除三手烟的方法。而由于三手烟的吸附性，要将其消除可能比二手烟更难。目前认为有效的解决办法是置换被烟雾污染的室内物件和建筑材料。因此，若家中有儿童或打算生育，应该从室内装修开始就尽量避免在家中吸烟。若在外暴露于烟草烟雾，回到家中也应尽快对衣物和身体进行清洁，避免三手烟范围进一步扩大。

国际上对三手烟的认识是从 2003 年开始的，而我国从 2014 年左右才开始对三手烟进行研究，因此人们目前对烟草烟雾的危害多还停留在一手烟和二手烟的阶段，三手烟的概念和危害一直是被忽视的。但如上所说，三手烟比一手烟和二手烟的波及范围更广、持续时间更久。此外，一手烟和二手烟多肉眼可见，但三手烟却看不见摸不着，人们即使不在一手烟和二手烟的波及范围内，也可能暴露于三手烟中。因此，在实施禁烟举措时，应将三手烟纳入被动吸烟的范畴中，根据三手烟特点和属性，加大禁烟管控范围。在禁烟教育宣传时，普及三手烟的概念和危害，进一步推动目前公共场所禁烟，也更有助于戒烟劝导和全面禁烟行动。

（三）如何避免成为"行走污染源"

2003 年 5 月 21 日世界卫生大会批准《烟草控制框架公约》，呼吁所有国家开展尽可能广泛的国际合作，控制烟草的广泛流行。中国于 2003 年 11 月 10 日正式签署该公约。从 2011 年 5 月 1 日起，我国在饭店、餐厅、网吧等 7 大类 28 小类室内公共场所全面禁烟。此后至今，北京、上海、杭州、深圳等二十余个城市已制定并实行覆盖面更广更严格的控烟法规。例如，上海于 2017 年 3 月 1 日实施修订后的《上海市公共场所控制吸烟条例》，明确在上海的室内公共场所、室内工作场所、公共交通工具内禁止吸烟。除此之外，在特定的公共场所的室外区域也禁止吸烟，违者个人最高罚款 200 元，场所最高罚款 30 000 元。当前，我国禁烟令的逐渐实施和严格化促使多数吸烟者选择在室外吸烟。在多数公共场所如商场等，我们可看到专门的室外吸烟处，但是仍无法避免部分吸烟者在室外随处抽烟以及吸"游烟"的情况。这种情况直接导致周围人员暴露在二手烟、三手烟环境下，尤其在人行道、室内进出口处等人流比较多的地方，吸"游烟"直接影响周围人的健康。

大量医学数据显示，无论是一手烟、二手烟还是三手烟，都会对人体健康造成严重危害；引起呼吸系统疾病、恶性肿瘤、心脑血管疾病、糖尿病等，导致较高的死亡率和严重的疾病负担。而"游烟"带来的危害还远不止如此。"游烟"涉及的室外公共场所，一般人流量较大、人群密集，"游烟"可能导致更大范围人群的健康损害。吸"游烟"者边走路边吸烟，走着走着正好烟吸完了，便随手将烟头丢弃。随手丢弃烟头，不仅仅影响市容环境，还可能造成火灾隐患。烟头燃烧时，中心温度高达 700℃以上，随地乱扔很容易引起火灾。应急管理部消防救援局统计数据显示，近 5 年来，全国因吸烟引发的火灾超过 10 万起，造成 800 多人死亡，吸烟引起火灾所占比例仅次于电气线路故障和用火不慎。吸"游烟"时，随着步伐甩来甩去的烟头容易伤害到儿童和坐轮椅者。因为手拿香烟的高度正好是孩子眼睛的高度，如果伤到了孩子的眼睛，后果更加不堪设想。日本曾经有人走路吸烟，火星溅入小女孩的眼睛里造成了失明。因此，有必要对吸"游烟"的行为进行劝阻和规制，避免吸"游烟"者成为"行走污染源"。

在不吸"游烟"方面，作为吸烟者，应尊重他人的健康权益，务必在室外吸烟。若有指定的室外吸烟点，请前往该吸烟点吸烟，若没有指定吸烟点，请在离室内环境较远的空旷区域吸烟；请避免在人群密集或人流较大的区域吸烟；请不要在室外吸"游烟"。吸烟后，请及时清理头发、皮肤、衣服、鞋子等物体表面，减少烟草烟雾附着。吸烟者所有行动的原则，都是为了避免周围的人暴露于烟草烟雾中，包括二手烟和三手烟。

作为非吸烟者，应力劝吸烟者戒烟。在室内公共场所遇到吸烟者，可合理使用法律法规保护自己免受烟草烟雾危害的权益；在室外遇到吸烟者，尽量绕道而行，避免处于吸烟者下风区。若不幸暴露于二手烟环境中，尽量打开门窗促进空气流通，加快烟草烟雾消散，尽量远离吸烟者，避免吸入二手烟；在事后及时清理鼻腔、头发、皮肤、衣物、桌面等物体表面的烟草烟雾残留，防止三手烟持续存在。

作为场所负责人，应严格落实我国控烟法律法规，切实保护非吸烟者的健康权益，尽力杜绝场所范围内的吸烟行为。通过设置室外吸烟点，避免吸烟者影响非吸烟者。在室外吸烟点的设置方面，应在符合规范要求的基础上，尽量远离室内环境，最好位于室内环境的下风位；对室内存在的吸烟行为，应及时进行劝阻。若吸烟者不听劝阻，则应采取零容忍的态度，合理利用法律武器保护自己和在场非吸烟者的健康权益。

第六章

适 量 运 动

一、请吃饭不如请出汗

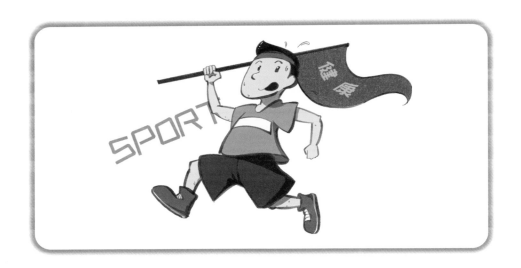

（一）运动的功效

近年来，在"健康中国"的大背景下，民众对健康的关注程度与日俱增。运动作为维持健康的重要方式，引起了人们的普遍重视，"全民健身"的热潮也逐渐形成。有研究表明，运动具有以下五项主要功能：第一，促进新陈代谢，延缓衰老；第二，控制体重，改善身材；第三，防治慢性病；

第四，改善大脑功能；第五，促进心理健康。各项功能的详细情况具体如下。

1. 促进新陈代谢，延缓衰老

尽管衰老是人类生命进程中不可避免的一个生物学过程，但是适量运动却可以起到延缓衰老的作用。新陈代谢显著降低是衰老的主要标志之一，而运动时机体的新陈代谢需求可增加至原来的 100 倍，大大提升了机体的新陈代谢水平，从而延缓衰老。研究表明，中等强度运动（耗能是基础代谢 3～6 倍的运动，或强度范围接近 40%～60% 的个人最大机能能力水平的运动）可增加人体内的烟酰胺腺嘌呤二核苷酸（Nicotinamide Adenine Dinucleotide，NAD+）的含量。NAD+ 是机体细胞三大代谢途径，即糖酵解、脂肪酸 β 氧化和三羧酸循环过程中必不可少的辅助因子。人体内的NAD+ 含量随着衰老逐步降低，导致线粒体功能障碍，而线粒体功能障碍又是多种衰老相关疾病如帕金森病、阿尔茨海默病等的内在发病原因之一。同时，此类运动还可以通过诱导骨骼肌 NADPH 氧化酶-4（NOX4）表达，促进活性氧（ROS）介导的适应性反应，ROS 氧化 Kelch 样 ECH 关联蛋白 1（KEAP1），导致与 KEAP1 结合的转录因子红细胞衍生核因子 2 样蛋白 2（NFE2L2）得以释放入核，促进线粒体相关基因和抗氧化防御系统基因的表达，增强肌肉功能。此外，运动通过激活脂肪酸氧化帮助身体燃脂，通过激活巨噬细胞参与肌骨系统修复损伤，增强肌肉力量，提高免疫系统功能，促进心血管系统健康。这一切都有助于提高肌肉量，延缓机体的衰老进程。

2. 控制体重，改善身材

运动既可减肥，又可促进健康，还有助于减肥后的体重保持，因而在各种减肥或控制体重的方式中应用最广。肥胖产生的原因有很多，包括遗传因素、环境因素等，但更多是高热量、高脂肪食物摄入过多，运动量过少，使得能量过剩，转化为脂肪在体内储存导致的。肥胖不仅影响人的形体美，造成心理负担，而且还会引发多种疾病。定期运动不仅有助于减轻体重、维持体重，还可为肥胖者带来诸多健康益处。虽然减重是治疗肥胖症的主要关注点，但不论体重变化与否，内脏脂肪组织的减少和瘦体重的增加比体重变化本身更有意义。运动量决定能量消耗，能量的具体消耗程度则取决于运动的持续时间和强度。每周大约 225～420 分钟的中等强度运动，可帮助体重减轻约 2 至 3 公斤。每周 150~300 分钟的中等强度运动可很好地达到维持体重的目的。除了运动量外，运动类型也是一个应该考虑的方面。与抗阻运动相比，有氧运动通常有更高的总能量消耗，但抗阻运动可以通过增加瘦肉量、静息代谢速率和脂肪氧化速度，改善腹内脂肪和体脂百分比。在与其他减肥干预策略结合使用时，抗阻运动可能有助于减肥或维持体重。

3. 防治慢性病

随着社会经济的发展，静坐少动已成为人们的主流生活方式，随之而来的问题就是体力活动缺乏。已有大量证据表明，运动是效费比极高的疾病防治措施。身体活动是至少 35 种慢性疾病初级预防的基石，有研究表明，一次 10 分钟以上的中等强度有氧运动可以使运动后血压降低 10~25 mmHg，从而达到预防高血压、缓解轻度高血压或与药物共同治疗轻中度高血压的效果。对于冠心病患者来说，运动可延缓冠心病进展，消退冠状动脉斑块，改善血管内皮功能，还可改善冠状动脉侧支循环，改善左心室功能和重塑，降低心梗风险，进而降低心血管疾病引发的死亡风险。运动还可以预防糖尿病，经常运动可降低糖化血红蛋白和降低 2 型糖尿病的发病风险。一次低强度的身体活动即可增加胰岛素敏感性并改善骨骼肌对脂肪酸的吸收状况。随着运动时间的延长和运动强度的增加，效果会更加明显。此外，运动可以预防某些类型的癌症，如乳腺癌、结肠癌、前列腺癌和胰腺癌，还可以降低骨质疏松、骨折、痴呆、焦虑和抑郁的发生率。

4. 改善大脑功能

运动不仅可以保持和增强体质，还可以从多个方面促进和改善大脑功能。研究发现，经过数月至一年的有氧运动训练后，大脑不同区域（前额叶皮质、颞叶皮质和海马区皮质）的容量明显增加。运动能够使大脑的血流增强，从而促进氧气输入大脑。运动可以促进脑源性神经营养因子（Brain-derived Neurotrophic Factor, BDNF）的分泌。这种物质能刺激脑细胞的生长和增殖，尤其是对大脑中主要负责记忆部分的海马体有着重要影响。大脑中高水平的 BDNF 与记忆力的改善以及抑制认知衰退存在正相关。运动的持续时间和强度与 BDNF 的表达呈一定的剂量—反应效应，并且这种效应可以通过习惯性运动来加强。此外，经常参加运动的老年人拥有更好的视觉空间能力、运动控制能力和良好的记忆功能。运动可以显著减轻海马体老年化后因容量减少而引发的症状，提高计算能力、记忆力和空间辨别能力。在55～80岁人群中，经常运动的人的认知测验（主要测试受试者的认知能力和工作记忆力等）结果比不运动的对照组高4倍。

5. 促进心理健康

除了生理上的好处，运动还对心理健康有正面影响。已经有很多研究表明，有规律的运动可以显著改善心理健康，还可以缓解抑郁和焦虑症状。对于运动改善心理健康的生理机制有多种理论推断。首先，运动会促进身体内血清素和多巴胺的生成，多巴胺和血清素被称为"让人感觉良好"的化学物质。其次，运动也能提高内啡肽的水平，而内啡肽可以增加人体对疼痛和压力的耐受能力。此外，产热理论认为，运动导致的人体升温，比如脑干的升温，可使人感到放松并降低焦虑症状。有氧运动还能有效促进线粒体生成，这对保持正常的能量产生、离子交流和细胞稳态至关重要。除了生理变化，还有理论推测运动能使人分散注意力，从负面情绪或者环境中脱离，从而改变心理状态。最后，当完成像运动这样重要且需要付出的任务时，人的自我效能和获益感也会大大增加，对自己也更自信，从而降低抑郁情绪。

（二）运动方式的选择

运动可大致分为有氧和无氧运动，两者均有不同的健康益处，所以锻炼时应该根据个人锻炼程度搭配有氧和无氧运动。有氧运动包括骑自行车、跳舞、徒步旅行、慢跑、游泳以及有氧情况下的小强度阻力运动等。有氧运动所激活的肌肉群依靠有氧代谢从氨基酸、碳水化合物和脂肪酸中提取三磷酸腺苷（ATP）形式的能量。对老年人来说，抗阻运动可以延缓与年龄相关的活动能力退化，包括改善步态速度、静态和动态平衡以及降低跌倒风险等。因此，应该鼓励老年人参加渐进式的抗阻运动，从不动的状态向推荐的每日活动量努力。此外还有一种多模式的低强度运动，即身心运动（如太极拳、气功、瑜伽和普拉提），练习这类运动需要协调身体动作和有规律地呼吸运动，并注重大脑、思想和身体之间的互动。最新研究结果表明，身心运动与协调身体意识、集中注意力、改善语言与记忆能力等各种健康结果有关。对于行动不便或长期患病不能剧烈运动的老年人而言，身心运动是最理想的选择。

无氧运动通常为持续时间很短的高强度体育活动，由于不使用氧气，这个过程产生的 ATP 明显少于有氧运动，并导致乳酸堆积。无氧运动包括短跑、高强度间歇训练（HIIT）以及强度较大的抗阻运动。抗阻运动包括一系列广泛的身体重量动作，可以使用自由重量（杠铃和哑铃）、举重机或个人自身体重来提供所需的阻力，从而强化肌肉力量。除了增加肌肉力量和局部肌肉耐力外，抗阻运动还能产生诸多健康益处，包括改善心血管健康、骨矿物质密度、血脂状况、提升超重青少年的胰岛素敏感性以及增加对伤害的抵抗力、改善个体心理健康等。

世界卫生组织鼓励 18 岁以下的儿童和青少年参与有趣、多样、适合其年龄和能力的身体活动。18～64 岁的成年人每周应该进行一些中高等强度的运动，同时还应进行以大肌肉群为主的肌肉强化训练。从少量身体活动开始，逐渐增加运动的频率、强度和持续时间。

（三）科学确定日均运动量

从科学的角度来说，一个人的每日运动量的具体大小应根据其年龄以及实际身体健康情况而定。《中国人群身体活动指南（2021）》总则中强调：第一，动则有益、多动更好、适度量力、贵在坚持。第二，减少静态行为，每天保持身体活跃状态。第三，身体活动达到推荐量。第四，安全地进行身体活动。

襁褓中的孩童便可开始运动。世界卫生组织最新发行的《关于身体活动和久坐行为指南》中提到，1 岁以下的婴儿每天应以各种方式进行若干次身体活动，特别是互动游戏式的活动。1～2 岁的儿童每天进行至少 180 分钟的身体活动，可包括中等强度至高强度的身体活动；3～5 岁的儿童每日进行至少 180 分钟的身体活动，其中应包括 60 分钟的中等强度至高强度的身体活动；6～17 岁的青少年，除每天进行至少 1 小时的中等强度到高强度的身体活动外，每周还需保证 3 次以上的高强度有氧运动，以达到加强肌肉力量和促进骨骼强健的目的。成年人每周需保证 150～300 分钟的中等强度有氧运动，或者至少 75～150 分钟的高强度有氧运动，此外每周至少应进行 2 次中等或更强程度的肌肉力量训练。为获得额外的健康效益，世界卫生组织建议健康成人在一周中可将中等强度有氧身体活动增加至 300 分钟以上，或进行 150 分钟以上的高强度有氧身体活动，或将中等强度和高强度活动结合起来达到等量的身体活动。成年人的每日身体活动量指南同样适用于健康的老年人，但老年人在运动时应注意侧重中等或更高强度的身体平衡、灵活、柔韧性训练。同时，应根据自身状况调整运动量及运动方式，防止出现在运动中跌倒、受伤的情况。

在慢性病患者、孕产妇和残障人士等特殊人群的科学运动量方面，慢性病患者应在进行身体活动前咨询医生，在专业人员指导下运动。如身体状况允许，可参照同龄人群身体活动指南，如身体状况不允许，鼓励根据实际情况进行适合的身体活动；没有禁忌证的孕妇和产后妇女每周可进行至少150分钟的中等强度有氧身体活动，可以包括各种有氧和增肌练习；残疾儿童、青少年、成人可参考同龄人群身体活动指南，根据自身实际状况，尽量选择有氧运动。

总的来说，运动量与运动强度的改变应该遵循循序渐进的原则，一切以自身情况为主，积极提醒自己进行身体活动，最好能适度多动。同时每次运动要量力而行，贵在坚持。举例来说，身体活动量较少或是身体素质较差的人群，哪怕每日进行5～10分钟的活动，都是有助于身体健康的，重要的是先行动起来，从日常一点一滴中养成规律运动的好习惯。

二、存钱更要存肌肉，秀啥不如秀健康

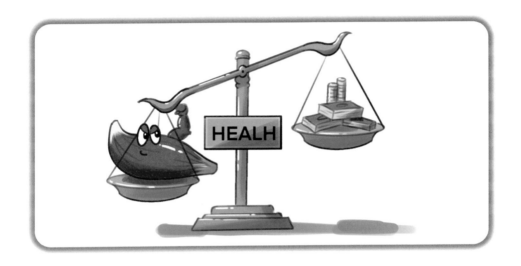

（一）肌肉对人体的重要性

肌肉是人体重要的组成部分，可分为平滑肌、心肌和骨骼肌三种。其中，骨骼肌是人体运动系统组成部分，对维持机体的运动有很大的作用。如果人体没有肌肉，就不能有效地活动、运动，甚至可能危及生命，所以肌肉是身体健康的重要基础。人体有 600 多块肌肉，约占体重的 40％～50％，除了作为主要的运动器官，肌肉还有其他多种重要作用。

第一，肌肉可以防止关节疼痛。我们的骨骼就像积木，积木与积木相接的地方就是关节，肌肉和关节周围的韧带能把这些积木搭起来、固定住，使他们不散掉。拿膝关节来讲，膝关节周围的肌肉可以帮助膝关节发挥支撑身体的作用。如果这些肌肉衰退，支撑身体重量的力量就会不够，膝关节就会变得不稳定，我们就会感到膝关节疼痛。另外，长期缺乏锻炼，会使得腰背部的肌肉萎缩，力量下降，无法很好地固定腰背部的关节，从而造成小关节错位、椎间盘脱出等问题。

第二，肌肉是人体的"第二心脏"。人体全身的血液循环是靠心脏收缩，将血液运送到全身各处，健康成人的心脏1分钟可以送出7升血，但是由于毛细血管遍及身体各个角落，流进毛细血管的血液要回到心脏，单靠心脏这一个"泵"的力量，就显得不够了。特别是小腿和脚部，离心脏最远。因此，血从心脏流到脚尖，再流回心脏的过程也较长。这时，小腿肚和脚部的肌肉像"泵"一样，压迫血管使血液往上流，经由小静脉、静脉，最后流回心脏，使人体的血液循环得以顺利完成。所以，肌肉素有人体"第二心脏"之称。肌肉越发达，肌肉收缩越有力，就越可促使静脉血液回流至心脏，促进血液循环。

第三，肌肉可以保护骨骼健康。一方面，骨骼是被肌肉包裹着的。如果人体的肌肉强健，就可以在遇到外力撞击时有效地对外力进行缓冲，从而在物理层面保护骨骼不受损坏；另一方面，肌肉力量增强可增加骨骼的密度，延缓骨质丢失，预防骨质疏松。

第四，肌肉是"易瘦体质"的关键。同样体重的人，肌肉含量越多，消耗能量也就越多。身体多一公斤肌肉，每天都会多燃烧12~15大卡的热量。同比之下，肌肉含量较少的人10年至少会多长出10斤的纯脂肪。所以同样的体重，肌肉含量越多的人，消耗的能量也越多，在同样的饮食情况下，就越不容易胖，这也就是所谓的"易瘦体质"。另外，同等重量的脂肪和肌肉，脂肪的体积要远远比肌肉大得多。所以体重相同的情况下，肌肉含量高的人看起来比较苗条。

第五，肌肉可以增加血糖消耗。肌肉是我们身体内最大的葡萄糖储存库，也是我们身体内最大的葡萄糖消耗工厂。作为重要的内分泌器官，肌肉和体重管理、葡萄糖代谢、血脂调节密切相关。肌肉质量好，基础代谢率越高，消耗体内的"糖"的能力就越强。因此肌肉强健有利于控制血糖和血脂，减少糖尿病和心血管疾病的发病风险。胰岛素想要发挥作用也离不开肌肉组织。所以肌肉质量多，在一定程度上可以降低患2型糖尿病的风险。

第六，肌肉是人体储存蛋白质的主要器官。蛋白质是组成人体一切细胞、组织的重要成分，机体所有重要的组成部分都需要有蛋白质的参与，蛋白质约占人体全部质量的18%。人体的每个组织：毛发、皮肤、肌肉、骨骼、内脏、大脑、血液、神经、内分泌系统等都是由蛋白质组成的，身体的生长发育、组织的更新、损伤组织的修复都离不开蛋白质。除了构成人体外，蛋白质还有载体运输功能，如运输氧气的血红蛋白、维持机体渗透压平衡的白蛋白；有些蛋白质具有抗体免疫功能，如构成和更新重要的免疫细胞白细胞、淋巴细胞、巨噬细胞等；部分蛋白质可以形成人体所需的各种酶，酶有促进食物的消化、吸收、利用的作用；还有些蛋白质具有激素调节功能，如构成胰岛素、生长激素等。而在人体中，50％～75％的蛋白质储存在肌肉中，肌肉对维持机体蛋白质代谢和平衡具有重要作用。

（二）肌少症对人体的危害

肌少症也称"肌肉减少症"。国际肌少症工作组将它定义为："与增龄相关的进行性、全身肌量减少和/或肌强度下降或肌肉生理功能减退。"肌少症、骨质疏松症和骨折的发生概率，均会随年龄的增长而增加，肌少症和骨质疏松症相伴出现被统称为"活动障碍综合征"。因此，老年人群的骨折可视为在两者的共同影响下发生的。大量研究表明，老年人群骨折与肌量减少、肌力下降、跌倒增加、骨量减低有密切关联。肌少症现在已经被正式确认为一种肌肉疾病，其诊断码是 ICD‐10‐MC。

上海对健康男女性别的调查结果显示：70 岁以上的男性和女性肌少症的患病率分别为 12.3％及 4.8％。据推测，全球目前约有 5 000 万人罹患肌少症，预计到 2050 年患此症的人数将高达 5 亿。肌少症并非不可逆，肌肉是人类在衰老过程中质量丧失最多的部分，从 20 岁到 70 岁，肌肉可能丧失 40％。随着年龄增加，肌肉的流失速度将加快。在 30 岁到 70 岁之间，人体的肌肉每 10 年平均约丧失 6％；60 岁之后，肌肉量每年下降 1.4％到 2.5％。已有研究表明，肌肉的减少包括质量与力量两方面的下降。老化过程中"身体组成"的改变是："脂肪越来越多，肌肉越来越少"，以至于表面上看起来，体重没有什么改变，但是身体的活动能力、肌耐力跟心肺功能其实是在退化。肌肉的力量不足，也加重了骨头、关节的负担，使人经常莫名其妙地感到腰酸背痛。若肌肉流失的量比合成的量多，就容易造成肌肉质量的流失，进而减少肌肉的力量。肌少症会使老年人变得无力、疲倦、姿态不稳、容易跌倒，增加住院和死亡的概率。

肌少症并非老年人的"专利"，年轻人同样会受到它的威胁。目前，肌少症已呈现出"年轻化"的趋势。长时间久坐不动、肥胖、饮食不健康、盲目减肥、部分疾病都会引发肌少症。值得庆幸的是，与其他器官老化不同，肌少症是有机会通过妥善的介入而获得改善的。只要肌肉的质量与力量能够提升，那种老态龙钟、倦怠无力的现象也就可以得到改善。肌少症的非药物防治措施包括营养疗法和运动疗法。

（三）合理膳食，守护肌肉

要预防肌少症，合理膳食是必不可少的。科学的膳食结构有助于提升肌肉的质与量。专家表示：如果要从饮食方面来预防肌少症，就一定要挑选对的食物。平衡膳食的基本要求是食物种类多样丰富，平均每天摄入 12 种以上食物，每周 25 种以上，合理搭配。当然，如果有基础疾病，食物的摄入种类和数量应结合自身情况进行调整。蛋白质是对修复和构建肌肉纤维最有价值的食物，目前对于 19 岁以上的成年人，蛋白质的推荐摄取量通常为每天 50 克蛋白质或每天 0.8 g/kg 体重的蛋白质。然而，有研究表明，65 岁及以上的成年人需要摄入更多蛋白质。对于健康的成年人来说，1.0～1.2 g/kg 体重是每日蛋白质摄入量的良好指标；对于患有肌少症的人来说，建议每天摄取量要提升至每公斤体重 1.2～1.5 克蛋白质。挑选蛋白质转换率较高的食物，能比较有效率地吃到足够的蛋白质。鸡胸肉就是蛋白质转换率较高的食物，此外还包括乳酪、豆干等。进食的时机最好选择在运动后，这样吃进去的蛋白质可以马上被吸收用以修复肌肉。

（四）积极锻炼，守护肌肉

适当运动可以延缓肌少症的发生或减轻肌少症对健康造成的损害。在运动时，要根据个人的身体状况，选择适合自己的运动方式、强度和运动量，动则有益，贵在坚持。抗阻训练、有氧耐力运动、柔韧性运动训练以及整合各种运动方式的组合训练都可以延缓肌少症的发生。此外，不同年龄段的人群也需要选择适合自己的锻炼规划。各年龄段的科学增肌锻炼方式具体如下。

对于 20～30 岁的人群来说，他们的身体通常处于体能巅峰状态，肌肉也能迅速恢复能量，所以可以将有氧运动和无氧运动相结合，交叉进行。这一阶段的训练应该包含有氧运动、抗阻训练、平衡训练和伸展运动，且每周至少选择三到五天进行跑步、游泳、骑行或散步等有氧运动，至少选择两天进行抗阻训练，训练尽量包括所有主要肌肉群，如背部、胸部、手臂、核心、肩膀和腿部肌肉。20岁左右的女性可以进行适量的举重训练，训练大型肌肉群并增加骨密度；20岁左右的男生则可以增加适量的瑜伽训练，因为男性往往拥有更多的肌肉，瑜伽训练可以帮助脊柱维持健康的生理弯曲并放松肌肉。

在30岁时，人的身体已不再处于巅峰状态，肌肉从锻炼中恢复也需要更长时间。此时，人的肌肉质量和力量开始稳步下降，并开始出现肌肉流失。但肌肉流失可以通过力量训练来恢复，这一年龄段的人群，除了每周进行三次的有氧运动外，还要进行至少两次抗阻训练，以对抗肌肉流失并预防骨质疏松和关节炎。

到了40岁，人体的骨密度开始持续下降，力量和肌肉质量也会下降。因此，力量训练比以往任何时候都更加重要，除了保持日常的中强度的有氧运动外，每周还要保证至少两天的力量训练，并且每次训练都要锻炼到所有的主要肌群。在这一方面，徒步旅行是一个很好的选择，它相对便利，且十分有利于臀部和腿部的肌肉训练。

对于50～60岁的人群来说，腿部肌肉训练更加重要。腿为我们的身体提供基本的支撑，腿部肌肉群也是我们身上最强和最大的肌肉群。腿部力量的增加与认知衰老放缓有关，所以除了力量训练和有氧运动外，建议50～60岁的人群加入网球等运动以训练腿部肌肉和注意力。此外，对于那些长期跑步、膝盖已出现磨损的中老年人来说，到了50岁以后就可以开始用走路代替跑步。相较于跑步而言，虽然步行完成给定距离需要更长时间，但在降低某些疾病风险方面，步行与跑步一样有效。建议每周至少安排五天进行步行训练，每次至少30分钟。

对于60～70岁的人群来说，应当坚持核心训练并降低运动损耗，同时加强协调平衡练习。适量的力量训练不仅可以减少内脏脂肪，而且可以改善肌肉功能和人体平衡能力，降低由跌倒产生的死亡风险。定期散步或徒步旅行对于老年人来说是较为理想的运动方式，它除了能够保持腿部肌肉强壮外，还有助于心肺功能及大脑功能的维持。

对于70～80岁的人群来说，协调平衡练习尤为重要。这种练习可以帮助70～80岁的人群保持力量、认知、灵活性以及自主性，此类人群可以在专业的指导下进行全身抗阻力锻炼。此外，建议老人们每周至少进行三次低冲击有氧运动，并在两次锻炼之间给自己足够的时间来恢复。到了 80 岁以后，几乎任何身体可以负担的运动训练都会对身心有好处。

三、出门多走路，锻炼观景两不误

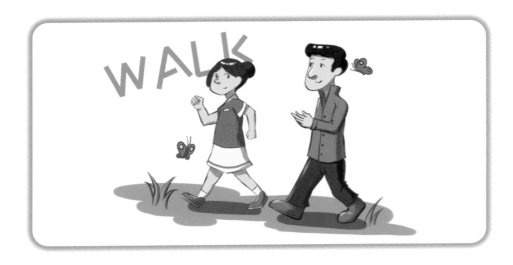

众所周知，走路是一种简单易行的绿色运动。走路对身体健康有哪些影响？怎样才能走得科学？在本章节中将详细阐明这些与走路有关的科学问题。

（一）什么是快步走

近年来，走路或步行以其便捷性受到了大量健身者的青睐，并出现了诸如健步走、快步走、自然步行、慢走以及竞走等概念。虽然各种健身网站、论坛等对以上概念的解释千差万别，但在学术文献中"快步走"和"健（步）走"都对应着同一个词组，即"brisk walking"。在各种关于"步行"和健康的关系的学术研究中，"步行"绝大部分指的也都是"brisk walking"。"brisk walking"是一种中等强度的锻炼。具体来说，就是心跳稍微加快，呼吸稍微急促但不影响讲话，一般要每分钟120步以上，心率能达到最大心率的45%～55%。因此，本节将健（步）走等同于快步走，并统一使用"快步走"的概念。

快步走与自然步行、慢步、竞走最明显的区别就是步行的速度。成年人自然步行的速度为每小时 4.5～5.5 公里，慢走的速度在每小时 4.5 公里以下，快步走的速度需达到每小时至少 5.5 公里。而竞走，属于竞技体育，在竞走（race walking）比赛时，运动员的速度一般会达到每小时 12.5 公里以上。总的来说，自然步行和慢走，属于低强度运动，对健康是有益处的，但其益处很难量化评价；竞走是竞技运动，属于高强度运动，不适合一般百姓进行身体锻炼；快走和健走在学术上没有区别，属于中等强度的运动，是世界卫生组织提倡的应该每周进行至少 5 天的运动。

（二）为什么选择快步走

中等强度的运动有很多，例如快步走、慢跑、骑行、爬坡等，而其中最容易实现的便是快步走。快步走作为一种老少皆宜、简单易行的健身运动，是备受大众推崇的锻炼方式。快步走不分性别、种族、年龄、受教育程度，也不需要昂贵的设备、特殊的技能或设施。大自然中的户外小径、城市街道上的繁忙路线、大型超市或商场、健身房中的跑步机、办公楼或居民楼周围都可以成为快步走的锻炼场所。快步走是保持活力、减肥和促进健康的一种相对便捷的运动方式。

作为一种中等强度运动，快步走与竞技运动或低强度运动相比，不仅更适合大多数人，而且具有良好的健身效果。研究表明，每天进行至少 30 分钟中等强度约 3 至 6 代谢当量（1 代谢当量大约相当于一个人在安静状态下每分钟氧气的消耗量）的体育活动，对身体健康有非常可观的益处。2020 年世界卫生组织发布的《关于身体活动和久坐行为指南》中建议：儿童和青少年应该限制久坐时间，平均每天至少进行 60 分钟中等到剧烈强度的运动，每周至少进行 3 天剧烈强度有氧运动；成年人每周应该进行至少 150～300 分钟的中等强度有氧运动，或至少 75～150 分钟的剧烈有氧运动，或者等量的中等强度和剧烈强度组合的运动。

（三）快步走有哪些好处

研究表明，快步走不仅对心血管病、糖尿病、癌症等多种疾病都有着预防和控制作用，而且可以延缓衰老并改善人的心理健康状态。首先，快步走对心血管疾病有预防和控制作用。快步走锻炼可以降低静息状态下的收缩压和舒张压，增加最大耗氧量并降低静止心率。即使静息舒张压减少很小的数值也可以降低冠心病的发病风险。研究发现，静息状态下的血压下降 2 mmHg（mmHg：毫米汞柱，表示压强或压力，是血压值的单位），冠心病的发病风险可以降低 6%。

其次，每天快步走 10 000 步，能改善糖尿病患者的血糖水平，有利于其血糖的控制。妊娠糖尿病是孕期常见的并发症。每周步行两次或每天快步走 20 分钟或每周步行 140 分钟，而且坚持至少 6 周，对妊娠糖尿病患者的血糖水平有显著的改善作用。

再次，快步走还对肺癌、结直肠癌和乳腺癌等常见的癌症有着预防和促进康复的作用。一项在 107 名中国肺癌患者中进行的研究发现，持续 6 周的快步走能显著改善他们的生活质量。另一项在 116 名中国肺癌患者中进行的研究发现，每天坚持 40 分钟，每周进行三天，中等强度的居家快步走锻炼能显著改善肺癌患者的焦虑和抑郁水平。快步走运动的时间与结直肠癌的发病风险存在反向的剂量反应关系。在乳腺癌病人中进行的研究显示，快步走能缓解患者的疲劳症状。由此可见，快步走对癌症患者是有多方面的益处的。快步走能提高癌症患者的生活质量、降低焦虑和抑郁水平、改善他们的睡眠状态。

最后，快步走，特别是户外快步走，能改善老年人的认知功能，降低与衰老相关疾病的发病风险甚至死亡率。一项总结 66 项健康研究结果的大型系统评价结论显示，有氧运动（如快步走）已证明可有效预防随着年龄增长而导致的功能限制，并延缓行动不便的发生。一项在超过十万亚洲老年人中进行的研究发现，每天坚持快步走的 65 岁以上的老年人相比不经常进行身体活动的老年人，他们的与肺炎相关的死亡率更低。最新的一项基于超过 40 万英国成年人的遗传数据研究发现，快步走的人，生物年龄（是根据人体的解剖学和生理学上的发育状态而推断出的年龄，能客观地反映机体的老化程度）比慢步走的人更年轻。

此外，快步走可以改善人的心理健康状态。多项科学研究表明，中等强度的步行对心理健康有着积极的促进作用。来自 8 项随机对照试验（Randomized Controlled Trial，RCT）的研究结果显示，快步走是改善抑郁症状的有效的干预措施。研究显示，快步走与焦虑水平有剂量反应负相关关系。也就是说，在一定范围内快步走的次数越多，焦虑水平越低。快步走还能增强人们的主观幸福感。

（四）怎样科学地快步走

即使快步走是一种简单易行的锻炼方式，也需要在科学的指导下进行。每日或每周快步走的步数要达到多少才科学？我们应该以何种强度来快步走？快步走时应该选择什么样的环境？快步走时应该选择什么样的鞋子？快步走有哪些注意事项？如何养成快步走的习惯？我们将在下面的各个小节中给出以上问题的答案。

1. 每天应该走多少步

国际权威期刊《柳叶刀》发表了一项总结来自全球多个国家和地区的前瞻性队列研究的 Meta 分析。其结果显示，每天步数越多，全因死亡（即所有死因导致的死亡）的风险越低。对于年龄在 60 岁以下的成年人来说，当每天的步数达到约 8 000 至 10 000 步时，死亡的风险大幅降低。年龄在 60 岁及以上的成年人每天的步数达到 6 000 至 8 000 步即可。由此可见，每日步数不到一万便可有效降低死亡率。随着当今各种运动手环和手机上的计步功能的流行，监测个人每日的步数变得越来越简单易行。我们可以通过使用这些设备来监测自己每日的步数，以达到锻炼身体、促进健康的目的。

2. 快步走究竟要走得多快

《中国人群身体活动指南（2021）》建议 65 岁以下成年人每周进行 150 至 300 分钟中等强度或 75 至 150 分钟高等强度的有氧运动，或等量的中等强度和高强度有氧运动的组合。中等强度的运动是指 3 至 6 代谢当量的身体活动（代谢当量是表示身体活动强度的单位，一个代谢当量相当于每千克体重每分钟消耗 3.5 毫升氧气）。多项研究表明，以每分钟至少 100 步的速度步行，能达到中等强度的身体活动。运动时感觉有些疲劳和吃力，呼吸加快，但是没有喘不过气来，就可认为达到了中等强度的运动。而以每分钟至少 130 步的节奏步行，能达到高强度的身体活动要求，进行高等强度的运动时会感觉非常疲劳和吃力，呼吸深快，运动没过几分钟就会出汗。

3. 怎样选择快步走的环境

步行时的环境直接影响着人们的快步走体验，决定了人们是否选择快步走。步行环境质量评价的重要指标包括交通量和速度、有效通行宽度、娱乐设施的可达性、步行道路表面情况和安全性等。对个人而言，选择什么样的步行环境一般基于日常生活经验。研究发现，人们比较倾向于选择舒适的步行空间，例如公园的步行走道。也有研究发现，步行道路机动车流量大小和遮阴情况是步行者在选择步行环境时考虑的主要因素。理想的步行环境包括步道、林荫道和商业步行街等。

4. 快步走时应该选择什么样的鞋子

在选择快步走的鞋子时，应考虑三个基本的因素：稳定性、灵活性和舒适性。稳定性是指穿上鞋子在进行身体活动时让人感到平衡和安全。灵活性是指鞋底应该具有良好的弹性，穿上后能进行流畅的运动。舒适性是指鞋子紧贴足部的轮廓和鞋垫，前足有足够的空间，后跟和中足贴合得比较舒适。在快步走之前，应检查鞋子的四个特定的区域：首先是鞋跟，好的鞋跟有助于防止脚过度旋前或旋后，鞋跟不宜过高，应选择穿起来觉得舒服的鞋跟；其次是中底（鞋底与鞋身之间夹层的部分），它是鞋子最重要的组成部分，起着缓冲震动和支撑的作用；接着是鞋垫，它能减少脚与鞋子之间的剪刀力，起着一些减震的作用，应选择能舒适地贴合脚部的鞋垫；最后是脚趾盒，它是鞋子围绕脚趾的整个区域，脚趾盒应为脚趾自由移动提供足够的空间，过少的空间会限制脚趾关节处的扭动和弯曲，而过多的空间会容易导致移位和不舒适的感觉。

5. 快步走中的常见错误

快步走虽然很容易实现，但也有很多常见的错误需要避免。错误一：姿势不对。快步走时，目光应平视前方，让自己的脖子和身体呈一条直线，保持背部挺直，尽量避免驼背和身体松垮的状态。错误二：手臂摆动幅度过大，甚至越过身体的中心线。快步走摆动手臂时，手臂肘部应弯曲90度，同时应该放松双手。错误三：踢脚、踮脚或压着脚走。快步走时应保持从脚跟到脚趾的稳定步态，先脚后跟落地然后从脚后跟滚动到脚趾。错误四：饭后立刻快步走。刚吃完饭，人体内的血液会大部分供应给肠胃去消化刚吃下的食物，如果立刻运动，本应供应给胃肠道的血液就会分散到四肢或身体的其他部分，导致胃肠道的血液供应不足，影响正常的消化。专家建议饭后半小时内应该以休息为主。饭后1到1.5个小时，可以进行快走或慢跑之类的活动。

6. 如何养成快步走的习惯

快步走和很多健康目标一样，只能通过持续重复的行动来实现，人们一般需要 21 天来形成一个新的行为习惯。以下五步可以帮助人们养成快步走的习惯：第一，确定锻炼身体的目标（例如为了减肥）；第二，选择快步走作为锻炼身体的方式；第三，确定每天进行快步走开始和持续的时间和地点；第四，每天到时间了便在选择的地点完成快步走；第五，坚持至少 21 天以养成快步走的习惯。

（五）关于快步走的其他知识

世界步行日由国际大众健身体育协会（The Association For International Sport for All，TAFISA）于 1991 年推出。1992 年 6 月 7 日，巴西里约热内卢启动了第一次世界步行日。自世界步行日发起以来，来自全球一百多个国家的数百万人养成了在这一天一起步行的习惯。2020 年的新冠全球大流行使得 TAFIS 世界步行日——全球 24 小时活动诞生，在这一天，人们团结起来进行 24 小时的庆祝活动，表明体育运动能够让全球民众在艰难时期保持强大和团结。TAFISA 世界步行日是世界上最具有包容性的步行活动。

世界银行在 2020 年发表的一篇文章中提到，2019 年新型冠状病毒疫情大流行正在改变人们对步行和骑行的看法。许多城市居民认为公共交通会增加他们感染的风险，更多的人会选择骑单车或走路。新冠疫情也让人们越来越认识到健康的重要性，通过快步走等方式锻炼身体的人越来越多。世界上的很多城市已经开始加强支持步行和骑行的基础设施的建设。2020 年中国住房和城乡建设部在《关于开展人行道净化和自行车专用道建设工作的意见》中就明确提出，开展人行道净化、改善绿色出行环境，使居民走得安全、舒适和通畅。相信在不久的将来，我们的城市将越来越适合快步走。

四、再好的护眼灯也赶不上户外活动

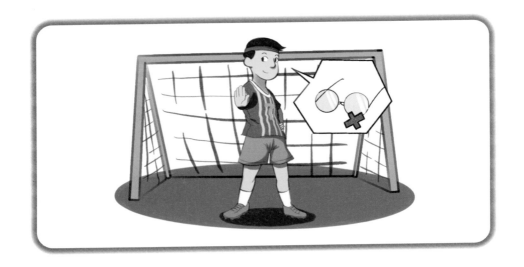

（一）国内青少年近视现状及其诱因

近年来，中国青少年近视率居高不下。据国家卫健委报道，截至 2020 年，中国儿童青少年总体近视率为 52.7％，其中 6 岁儿童为 14.3％，小学生为 35.6％，初中生为 71.1％，高中生为 80.5％。近视会使青少年注意力的深度、广度受限，辨认远处和精细目标的能力下降，对学习和身体健康有不良影响。关于近视的发生机制有多种学说，但目前普遍认为近视是由过度调节和辐辏作用使睫状肌痉挛牵拉脉络膜，眼外肌张力增强使巩膜扩张，眼轴变长，角膜弯曲度增加导致的。

近视的发病因素较为复杂，《国际近视研究学会白皮书（第二版）》（International Myopia Institute White Papers II）于 2021 将常见的 25 个近视诱因分成 7 类。在这 7 类因素中，有三个强诱因。在三个强诱因中，除了遗传因素外，其他两个重要的可控因素为学校教育和户外活动。此外，屈光矫正、心理、饮食、体质量指数、用眼强度、照明条件等因素也对近视的形成存在影响。近视的各项影响因素如图6-1所示。

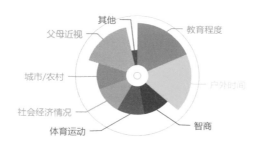

图6-1　近视影响因素（图片根据《国际近视研究学会白皮书（第二版）》绘制）

目前，学生课业负担重、学习压力大，近距离用眼且用眼时间过长，这导致青少年近视率越来越高。现有研究表明，青少年长时间高强度的用眼已超过眼睛及其相关的神经、大脑的物质能量代谢的代偿能力，使感光细胞、视觉神经及神经中枢成像区长期处于较低的机能水平，会造成不可逆的视力损伤。近距离用眼，如阅读、写作、使用电子产品等，可使近视的患病率明显增加。有研究发现，近视与较长时间内近距离工作积累的时间无关，而与持续近距离工作时间有关。长时间的近距离工作会导致巩膜组织在眼外肌的长期机械性压迫下，球壁逐渐延伸，眼轴拉长，进而导致近视程度加深。

（二）护眼灯能否预防近视

光照强度对人眼的屈光状态有着至关重要的影响。人的眼睛是在自然光下发育、生长的，对普通人而言，最佳的光源是散射的自然光。护眼灯设计目的就是让灯发出尽量接近自然光特性的光线，从而起到预防近视的效果。

迄今，在全球范围内，荧光灯仍是工作环境中的主导光源。很多人认为荧光灯的光效高、亮度大，是理想的照明光源，护眼灯的发光原理也是荧光原理。人眼感官能够感知的变化在30 Hz以内，中国的交流电为50 Hz

（即每秒变化 50 次），所以直接使用交流电的电灯都是有闪动的。护眼灯的工作原理就是把低频闪提高至高频闪，将闪烁速度提高到每秒闪烁几千次甚至几万次，使闪烁的速度超过了人眼的神经反应速度。在这种灯光下学习看书，短时间内人们会觉得眼睛比较舒服。但是，高频闪绝对不等于无频闪。护眼灯跟普通荧光灯相比确有一定的好处，但它绝不像广告中所说的那样无频闪，它发出的光仍然是不连续的，是一亮一灭的光，长时间在这种灯光下看书，眼睛同样会产生疲劳。为了达到真正无频闪，后来人们又发明了直流护眼灯，先把交流电转变成电压、电流平稳的直流电，再用直流电点灯，直流护眼灯使用时发出的光与自然光一样是连续均匀的光，但由于直流技术工艺难度大、成本较高，这种护眼灯在市场上并不常见。

总而言之，目前没有真正意义上的护眼灯，而护眼灯行业也缺乏行业标准及入市门槛，给家长选购理想的护眼灯带来了辨别难度。理论上，闪频小、波段对眼睛舒服的灯具会对眼睛起到一定保护作用。但更好的护眼方式是增加孩子的户外运动时间，而非长时间坐在所谓的高价护眼灯下。

（三）户外运动何以预防近视

专家们对于户外运动为何能预防近视有很多解释。首先，是多巴胺假说。学龄期儿童近视的主要原因是由于眼轴的轴向伸长，当儿童进行户外活动时，光线通过瞳孔到达视网膜，刺激视网膜合成和分泌多巴胺，可以减缓儿童的眼轴生长，从而达到有效预防近视发生的目的。其次，是光波谱假说。室内与室外的光照条件不同，光线波长也不一致。动物试验已证明不同波长的光照对视力的影响不同。例如，单一红光是近视的危险因素，紫外光则可以预防近视的发生。因此，有学者认为户外的光源波谱与室内不同，而户外活动可以使人们处于有助于预防近视发生的光照环境中，从而延缓或避免近视发生。最后，是维生素 D 假说。血清中的维生素 D 水平会因长期暴露在阳光下而升高，从而使巩膜重塑并促使眼轴增长，最终达到预防近视的目的。但由于维生素 D 水平可受到诸多因素的影响，所以目前还无法证实户外活动时间与维生素 D 水平升高及近视发生率降低之间的关联性。

在以上主流解释之外，也有观点认为，户外视野开阔、光线充足，明亮的光线使儿童瞳孔收缩、聚焦深度增加，从而通过延缓眼轴伸长达到抑制近视发生的目的；与室内相比，身处户外能减少荧光光线进入视网膜的机会，有助于改善眼球发育条件；户外活动往往伴随运动项目的开展，而运动本身能够增强眼内调节肌和眼外辐辏肌的收缩力和调节能力，使长时间处于紧张疲劳状态的睫状肌得到舒张和放松。同时，人在运动时，眼周血管中的血液循环加速，使营养供应充足，促进眼部正常发育，进而降低近视发生的风险。

（四）如何通过户外运动预防近视

一方面，足够的光照强度和持续时间是户外活动预防近视必须满足的两个条件。在充足的光照强度下，户外活动时间的增加会降低发生近视的风险。从这一角度来说，在光照较为充足的夏季进行户外运动更有利于青少年预防近视。《儿童青少年近视防控适宜技术指南》将散瞳验光后验光仪测定的等效球镜度数作为筛查和诊断近视的依据，等效球镜度数向负值方向移动（负移）速度代表着近视进展速度。研究发现，与冬季相比，在日照时间较长的夏季，等效球镜度数负移速度较慢、眼球伸长率较低，由此可以得出夏季更有利于预防近视发生发展的结论。不过，考虑到长时间暴露在较高的光照强度（阳光直射）下容易引起皮肤癌、黄斑病变等疾病，建议儿童、青少年在中等光照强度（例如晴天树荫下的光照强度）下开展户外活动。目前学界对于预防近视所需的每天户外活动时间的长短尚无统一定论，但现有研究表明，每天 2 小时的户外活动时间可以作为预防近视发生的最短时限。

另一方面，在运动时长和频率方面，要想通过户外运动预防近视，应充分利用课间休息期间开展户外活动，即每次 10～20 分钟、重复多次。只要学校内外的户外时间合计总时长能够满足每天 120 分钟的最短时限，同样可以达到预防近视的目的。在 2019 年 10 月国家卫生健康委员会发布的《儿童青少年近视防控适宜技术指南》中明确提出，需每天保证儿童和青少年日间户外活动 120 分钟，分别落实在校内和校外，充分发挥课间 10 分钟、上下午各增加 30 分钟大课间、结伴同行上学（"健康校车"）等模式在近视防控中的积极作用。

此外，对已经近视的儿童，增加户外活动时间并不能恢复其视力或减缓近视发展的趋势。目前已有证据表明，户外活动对视力的保护作用主要见于非近视儿童，并不适用于近视儿童。与非近视儿童相比，近视儿童全年的等效球镜度数负移更快。即使在日照时间差异较大的不同季节，其等效球镜度数负移的差异也并不显著，这表明对于已经近视的儿童和青少年来说，想要通过户外活动来延缓近视进展，作用不大。

第七章

心 理 平 衡

一、让心理平衡，与自己和解

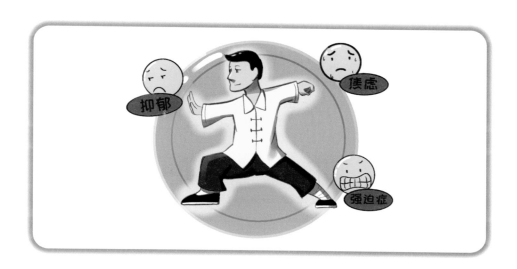

在漫漫人生路上，当我们产生自我意识的那天，也就有了承载心理压力的能力。心理压力通常指个体在生活适应过程中的一种身心紧张状态，源于环境要求与自身应对能力的不平衡。从心理学角度看，压力是外部事件引发的一种内心体验，是人的内心冲突及与之相伴随的情绪改变。这份压力会在不同的人生阶段不断改变。这些消极情绪往往随着日常生活的负面事件出现。某些时候，我们面对生活中的压力表现出的紧张、焦虑情绪可能是必要的，这种紧张情绪促使我们对潜在的危险提高警惕，提早预防，将可能的损失降到最低。对个体而言，心理压力对健康并不完全是负面影响。研究表明，压力会引起个体的战斗或逃跑反应（Fight or Flight），短期压力通过交感神经系统传递，促进肾上腺分泌去甲肾上腺素，激活免疫系统，使得次级淋巴器官释放大量免疫细胞输送至血液。因此，有观点指出适当的压力对身体是有益的。个体自身也会有这样的感觉，如体育测试的成绩比平时自我锻炼更佳，或者在有听众的时候发言者的演讲或教师的授课效果会更好。

但如果长期陷入消极情绪的压力中不能自拔，这种压力就会成为"隐形杀手"，损害人体健康，由"心病"变成"身病"。研究表明，长期心理压力会激发下丘脑—垂体—肾上腺轴，这是人体应对压力的神经内分泌系统，引起肾上腺皮质醇分泌，导致个体皮质醇持续处于高水平。皮质醇与去甲肾上腺素作用相反，会抑制免疫系统。有研究显示，皮质醇水平可以预测癌症进展情况。另外，也有学者发现，心理压力也是慢性病的重要影响因素，慢性病同时又会加重患者的心理健康问题。调节心理压力，既关系到每个人的心理健康，也是一门人生的"必修课"。

（一）常见心理障碍及其表征

1. 抑郁障碍

抑郁障碍是一种常见的情绪障碍，据世界卫生组织（WHO）估计，全球有约 2.64 亿人受抑郁障碍的困扰。其常见表现包括：持续性悲伤、对日常生活或娱乐活动失去兴趣、思维或动作比平时迟缓、失眠或嗜睡、时常感觉疲劳或缺乏干劲、食欲不振、自卑、自我怀疑，严重时可有自残甚至自杀行为。抑郁可影响人们的情绪、思维活动、行为方式以及身体健康。我们日常生活中常说的"感到抑郁"或"郁闷"多数指由特定事件（例如考试成绩不理想、婚姻危机等）引发的、相对短暂和轻度的悲伤和沮丧情感，当压力事件解决后，这种"抑郁"情绪通常会很快消失或缓解。而患有临床抑郁障碍（Major Depressive Disorder，MDD）的患者，往往长期表现出低落情绪，这种情绪通常不会因为日常生活中压力事件的解决而消失。也有抑郁障碍患者会在一天中表现出情绪波动，他们通常在晨起时的情绪最为低落，但随着一天中时间的推移，其悲伤情绪也会逐渐缓解。

2. 广泛性焦虑障碍

广泛性焦虑障碍是心理压力郁积造成的另一种心理疾病。焦虑情绪是十分常见的情感，多数人都有过对各种生活琐事感到担心、不安的经历，例如担心面试发挥失常、担心自己的工作表现无法得到上级的认可。在疫情期间，人们可能经常会对家居物品是否消杀到位、居住小区是否有感染病例而担忧。这些担心、恐惧的情绪是十分正常的，且大多数会随着所担心的事件的解决而消失。然而，若这种担忧情绪在个体身上持续长达数月，或担忧的对象过多，并严重影响工作和生活时，就意味着该个体可能已罹患广泛性焦虑障碍。广泛性焦虑障碍的具体表现为：担忧到坐立不安、很难放松下来；无论如何都无法控制住自己的担心情绪；情绪易激惹等。

3. 物质滥用

物质滥用全称为精神活性物质滥用。偶尔使用精神活性物质，如果没有对个人心身健康和社会功能产生不良影响，可称为物质使用。当个体反复使用精神活性物质，导致了明显的不良后果，就称为"滥用"。当长期处于情绪困扰时，一部分人会寻求酒精或成瘾药物以缓解情绪压力。虽然物质滥用可能在短时间内让使用者感到放松，但实际上只会加重原有的情绪障碍。此外，物质滥用可导致精神性的和躯体性的依赖（戒断症状）等，对个人、家庭、社会产生多种不良影响。

4. 强迫障碍

强迫障碍指个体希望减轻内心的痛苦和纠结而表现出的重复行为，也是心理压力难以调节引发的心理疾病。这些强迫行为往往会严重干扰个体的正常生活，并且个体会因为这种重复行为而感到难过、自责、自卑，从而进一步强化内心的痛苦，形成恶性循环。例如，患有强迫障碍的个体可能因惧怕手上沾染细菌而强迫性地反复洗手，因担心门没有锁好而反复检查等。多数患者内心希望摆脱这些意念，但多数情况下，这种内心的自我斗争只会使患者内心更加不安和恐惧，继而只能再次通过重复行为来试图减轻内心的不安。

（二）儿童与青少年时期的常见心理障碍

儿童（包括青少年）时期的各种心理障碍可影响儿童与青少年的学习、行为以及情绪的管理能力，引发悲伤情绪，并影响正常生活。除了各个年龄段都可出现的焦虑、抑郁障碍以外，某些心理、行为障碍在儿童时期尤为明显。以下仅介绍常见的儿童心理障碍。

1. 对立违抗障碍

这种心理障碍表现为持续性的愤怒、情绪易激惹、与父母激烈争执、违抗或表现出恨意等情绪、行为特征。多数在学前阶段即表现出来。儿童的对立违抗障碍可严重影响家庭和社会关系，干扰儿童的学习能力，引发父母的情绪压力和婚姻冲突，并加重儿童的心理行为问题，形成恶性循环。

2. 强迫障碍

许多人认为强迫障碍只出现在成年阶段，但其实很多儿童受困于强迫想法或行为。强迫障碍会引发他们严重的不安、担心和悲伤情绪。只是儿童所表现出的很多强迫意念在成人看来完全不合逻辑。例如，有的孩子会认为如果不穿蓝色衣服就会发生倒霉的事，因此强迫自己每天只能穿蓝色衣服。许多儿童会认为如果不进行某些行为，就会有不幸的事情发生，由此而来的恐惧导致儿童不断地重复这些行为，例如强迫自己数台阶、把物品按固定顺序摆放、不断查看物品是否摆放好等。

3. 进食障碍

进食障碍是一类心身障碍，由心理障碍引发的进食行为的紊乱，可导致严重的心理紊乱。值得注意的是，进食障碍的死亡率居所有心理障碍之首，约为 1.92%～5.86%，其中约 20% 的患者死于自杀。中国近三年进食障碍的患病人数约以每年 3 倍的速度增长。进食障碍分为神经性厌食、神经性贪食和暴食障碍。其中，神经性厌食的发病率和死亡率最高。神经性厌食的主要症状包括：过度关注身材与体重（如每天多次照镜子、测量腰围、称量体重）、过度运动、对摄入热量的极度恐惧、对食物的过度关注（即便自己对进食有过度恐惧，但内心却渴望食物，喜欢看美食照片，也愿意为他人准备食物）、间歇性出现暴食、暴食后的净化行为（催吐或使用泻药）。很多情况下，儿童/青少年的进食障碍很难得到家长的理解。多数家长认为，进食障碍仅仅是因为孩子对身材的过分焦虑而不好好吃饭，因此往往对孩子加以批评、指责。但事实上，进食障碍患者往往同时患有多种心理障碍，如抑郁、双向情感障碍、强迫障碍等。这些心理痛苦不停地折磨着儿童，但患儿又得不到父母的理解和支持，导致儿童因长期无法正常进食而影响身体健康，甚至引发自杀和死亡的悲剧。

（三）临床患者的心理压力问题

患有对生命存在威胁的重大疾病，如癌症或部分慢性病的患者往往表现出明显的心理压力。研究表明，30％以上的癌症患者在疾病的各个阶段均承受着巨大的精神压力，严重影响癌症预后和患者的生活质量。自 2009 年起，国际心理肿瘤学会（IPOS）将心理痛苦（Emotional Distress）列为继体温、血压、脉搏、呼吸频率和疼痛之后的第六大生命体征，并将社会心理支持纳入常规肿瘤照护范畴。癌症患者的情绪健康和生活质量已成为衡量癌症临床治疗方式效价比的重要指标。

对于癌症患者，疾病以及治疗的不良反应所导致的躯体不适症状（如疼痛、疲乏、虚弱无力、恶心呕吐、腹泻等）可直接引发患者的消极情绪。同时，上述躯体不适会对患者承担工作和家务劳动的能力造成影响，导致自卑、自我怀疑、自我价值感低等负面情绪。此外，罹患癌症意味着未来人生的不确定性，对癌症复发的担心往往长期伴随患者的治疗和康复过程，引发焦虑和抑郁情绪。此外，当前社会对于癌症仍存在一些偏见和错误认知。例如将癌症与因果报应相联系，以及认为癌症会传染等。这些错误认知和社会偏见往往使得患者及其家属受到亲朋邻里的孤立和排挤。患者为隐藏自己的患病情况而不敢向周围人寻求情感支持或物质帮助，其心理痛苦难以得到及时、有效的排解。

（四）各年龄人群面临的心理压力及调节建议

压力在工作、生活中无可避免，但个体面对压力时也有自我调节策略。在面临心理压力的情况下，个体会主动适应并进行自我调节，以维持自我身心平衡，其中个体的心理弹性和应对方式对心理平衡起到非常大的作用。心理弹性，也称心理韧性或心理复原力，是个体在经历挫折或逆境情况下主动适应、解决问题的心理能力，其可以对压力带来的影响进行缓冲，是个体面对逆境等重大压力时的适应性保护机制，可以帮助个体适应新环境，以积极乐观的心态应对工作、生活中的压力。研究显示，个体心理弹性水平越高，其应对压力时所能调用的自我保护资源越高，心理健康水平也越高。一项长达 30 年的追踪研究表明，部分处于高危状态下的儿童（长期贫困、家庭破裂、父母患有精神病或抚养环境恶劣等）在童年和青春期发展状况良好，这些儿童普遍表现出良好的心理弹性，即主动适应和自我调节的特征。

目前，学者们编制了许多可用于测量心理弹性的量表，如胡月琴等编制的《青少年心理韧性量表》等。虽然由于编制者的侧重点不一样，这些量表并不统一，但是一般来说这些量表主要包含两类因素，即个体内部保护因素和环境外部保护因素，其中个体内部保护因素主要包括自尊、自我效能、自我接纳、问题解决能力、人际沟通能力等；环境外部保护因素主要包括家庭和社会两大保护性因素，其中家庭因素主要包括温暖的家庭氛围、良好的亲子关系、一致的行为规范、关爱和支持，社会因素主要包括亲密的关系、良好的榜样、安全的氛围、和谐的环境等。

在个体面临压力的情况下，其应对方式是心理弹性的外部表达方式，心理弹性可以通过应对方式来实现。应对方式主要指个体处理压力的方法。在面对压力的时候，如果个体积极应对，问题得以解决，压力随即消退。如果问题无法解决，则自我的积极情绪应对尤为重要。根据弹性的过程模型，当面对生活负性应激事件刺激时，个体的心理弹性被激活，个体为了维持原有的身心平衡状态，会调动各种内部、外部保护因素与生活的压力源事件抗衡。此时，个体会积极调动自身各种资源，如乐观、自律、内控、幽默、责任感等品质，主动适应压力并积极调节情绪，有效缓解自身的负面情绪。在此基础上，个体会利用解决问题的能力，采取有利于对抗压力源的措施，解决负性事件，从而帮助个体在压力状态下达到原有的身心平衡状态。另外，外部保护性因素如社会支持可以为个体提供情感方面的支持，使个体负面情绪得到释放，获得积极的情绪体验，个体会重新思虑面临逆境的应对策略与方式。在温暖、友善的支持性社会环境中，个体更有条件从其他角度审视压力源并从其他角度获得破解方法。如果压力过大，抵抗无效，个体的身心平衡将被打破。此时个体会体验悲伤、恐惧等情绪，改变原有的认知模式，并开始调整原有的认知。这个过程可能使个体达到更高的平衡状态，从而增加其心理弹性。

对于不同年龄段的人群而言，面对的主要问题和压力来源不尽相同。因此，应当有的放矢，根据相应年龄段的压力特征，有针对性地采取心理压力调节手段。各年龄段的心理压力调节方式具体如下。

1. 学生阶段

在学生时代（由于目前人口平均受教育年限的延长，此处的"学生时代"包括接受高等教育的阶段），人们便开始面对各种心理压力。联合国儿童基金会和世界卫生组织发布的数据显示，目前全球12亿的10岁至19岁青少年群体中，约20%存在心理健康问题；10岁至19岁青少年群体遭受的疾病和伤害中，约16%由心理健康问题引发。中国的情况也不容乐观，中国科学院心理研究所发布的相关报告显示，中国青少年抑郁检出率为24.6%，其中重度抑郁的检出率为7.4%，检出率随着年级的升高而升高。

在这一年龄阶段，人们面临升学考试的压力。激烈的成绩排名竞争、沉重的学业压力，让一些学习能力较差、智力平平的孩子，因自身没有合理的解决方法而产生消极情绪。在靠成绩说话的中小学阶段，学习成绩直接决定学生在学校和班级中的地位。如果成绩长期下滑得不到提升，学生就会由初期的焦虑、紧张、自卑到自暴自弃、破罐子破碎、彻底厌学，甚至与老师和父母出现情绪对立，也就是人们常说的逆反心理。

到了高等教育学习阶段，大部分学生的生理、心理并未完全发育成熟，在面临压力时，会产生一系列心理问题。具体来说，低年级大学生主要面临适应性压力源和人际关系压力源，即当其改变原有生活、学习环境时，新的生活方式、学习方式、同伴竞争会给其心理带来挑战；而高年级大学生主要面临在深造和就业之间做出选择的压力。

由卫健委等多部门联合印发的《健康中国行动——儿童青少年心理健康行动方案（2019—2022年）》提出，要基本建成有利于儿童青少年心理健康的社会环境，形成学校、社区、家庭、媒体、医疗卫生机构联动的心理健康服务模式，落实儿童青少年心理行为问题和精神障碍的预防干预措施，加强重点人群心理疏导。对于儿童青少年的心理调节，需要社会、家庭给予其情感与经验等必要的支持。做到这一点需要从以下两方面入手。

第一，创造和谐家庭环境并建立良好的亲子关系。家庭是学生心理健康成长的基础，良好的亲子关系是化解青少年心理危机的"良方"，是孩子与外部世界产生互动的第一步。父母与孩子沟通的方式能够影响孩子的自尊和自我价值感。众多科学研究表明：如果孩子与父母之间形成了有安全感、健康的依恋关系，孩子在成长过程中会更加自信；当孩子遇到挫折时，会更善于调节自己的情绪，有更强的应对挫折的能力。父母应当给予孩子更多的耐心和陪伴、更多的倾听，引导孩子凡事量力而行，随时调整目标。父母对孩子未来的期许更要适当适度，把目标定在孩子的能力范围内，不要提出超出孩子能力范围的要求。切莫因为自己的攀比心和虚荣心，给孩子带来超出承受能力的压力。要竭力去发现孩子身上的每一个闪光点，每一个微小的进步。要给予孩子更多的肯定、欣赏和鼓励。无论成绩好坏，父母都要无条件地向孩子伸出温暖的手臂。

第二，对于学生自身而言，要保持一颗平常心，不要与自己过不去。不要把目标定得高不可攀，适当降低对自己的要求。不要和他人做无意义地攀比，做最真实的自己。此外，可以通过运动以及其他自己喜欢的方式进行压力释放，如唱歌、爬山、听音乐、看电影等。研究表明，多巴胺作为神经递质，能够提高人的幸福感。运动可以促进多巴胺的分泌，多巴胺水平增加后，会感觉到幸福愉悦。此外，当学习受到挫折时，应暂时将烦恼放下，去做自己喜欢的事，待心境平衡后，再重新解决自己的难题。

2. 中青年阶段

在这一阶段，人们陆续进入求职就业、恋爱婚姻、组建家庭、生儿育女等时期，心理问题集中在工作环境适应不良、人际关系紧张、职场危机以及与家庭相关的婚姻危机、家庭关系紧张、子女教育不当等方面，很多职场人处于"慢性压力状态"。

社会日益严重的内卷、越来越快的生活节奏、激烈的岗位竞争……这些压力和紧张情绪积累到一定程度时，会导致一部分人的思维和行为陷入紊乱，即心理危机。社会本身的竞争特性，是每个人无法逃避的现实因素。如果不想被淘汰，就要积极地去面对问题。此时，调节心理压力，要注意以下几点。

第一，接纳自己，调整心态。多给自己积极的暗示，如"我可以""我能行"等；尝试带着焦虑去和人交往，积累成功经验，增加自信心。善于正确地评估自己的能力，不要过高地要求自己。所谓不悔过往，不惧未来。与其纠结过去，焦虑未来，不如活好现在，不再消耗当下的自己。对能够改变的事情，积极去改变；对于无法挽回的事情，及时放下，练就看淡世事的能力。

第二，保持积极乐观的处世态度，与人和善，不要处处与人竞争。要看到每个人的善意，学会理解周围的人和事。宽恕他人，原谅自己。尽可能地去帮助别人，这样既可以表现出自己存在的价值，也会收获更多的友谊与快乐。

第三，通过转移注意力来放松身心，缓解心理压力。当感到压力较大时，可以听听音乐、去户外走动等，有意识地将注意力集中在自己平时感兴趣的活动上。通过各种娱乐活动，调节自己的生活。

第四，寻求家人的陪伴和支持，暂离困境。向知己好友倾诉心中的烦恼，缓解压力。

3. 老年阶段

根据国家卫生健康委员会发布的《2020 年度国家老龄事业发展公报》，截至 2020 年 11 月 1 日，全国 60 周岁及以上老年人口有 26 402 万人，占总人口的 18.70%。随着中国人口老龄化进程加速，老龄人口比例将持续攀升，老年人群已经成为不可忽视的人群。由于身体各个功能减弱，职业生活、家庭生活、社会生活发生巨大变化，老年人群承受着巨大的心理压力。具体来说，其压力源自以下几个方面。

第一，身体和认知功能的衰退。随着年龄的持续增长，老年人在不同程度上面临着身体机能和记忆力、判断分析能力的衰退。特别是当代科技的飞速发展使得老年人群难以适应网络支付等各种生活必备的新技术，并顺利融入社会。这使其自我效能感、价值感降低。

第二，社会角色的转变。老年人在退休后，从以职场生活为中心转向以家庭生活为中心。与子女共同生活的老人要帮助照看第三代，料理家务，有时还要贴上养老金。这个过程中，他们还会与子女在生活观念、孙辈教育观念上发生矛盾和冲突。远离儿女的空巢老人则容易产生孤独感和被遗弃感。此外，老年人丧偶后的情感问题、各种疾病带来的折磨和对死亡的恐惧感，都会为老年人带来较高的心理压力。

第三，社会融入感降低。对某些老人而言，退休意味着社会身份的丧失。他们远离职场，生活节奏和内容发生改变，从年轻时的驰骋职场到日渐被社会边缘化，会使得这些老年人感到内心空虚、茫然，产生了强烈的失落感和无价值感，不能适应自身角色的转变。

面对上述身体功能以及社会角色的转变，老年人群需要接纳自己、接受现实，以乐观向上的心态面对每一天。可以把回归家庭视为一个全新的开始，可以去做一些过去想做而没时间、没机会做的事情，培养更多的兴趣爱好，比如阅读、写作、学习乐器等，这些都有助于改善大脑功能。适当娱乐，不但能调节情绪、舒缓压力，还能增长知识和乐趣。要有意识地扩大自己的社交圈，多参加社交活动，积极参加娱乐、健身、旅游等活动，保持社会交往，寻求更多感情上的共鸣和支持，多与不同年龄段的人交流，互相学习，碰撞出思维的火花。最后，老人要学会对儿女的生活做到疏而不离，在与儿女相处的过程中要设定一个心理界限，在儿女的家庭生活中只是协助，适当给出建议，决不干涉他们的生活。

（五）疫情及公共危机期间的心理调节技巧

公共危机事件是指危及全体社会公众的整体生活和共同利益的突发性和灾难性事件。流行病、地震、风暴、交通意外、暴力事件等都会给人造成明显的心理痛苦，导致人们产生各种负面情绪。情绪是人对周围事物和现象的一种内心感受和体验，是人对客观事物的态度以及相应的行为反应。如同热情、激动、幸福、放松等积极情绪一样，焦虑、紧张、愤怒、沮丧、悲伤等负面情绪同样是人类的正常情绪。我们不必和情绪对抗，要求自己没有负面情绪，这既不可能，也不现实。

新冠疫情也会使人们处于一种应激的心理状态，主要表现为对环境变化后的工作、生活等的适应性障碍。面对重大事件保持情绪稳定非常重要，积极的心理建设非常必要。危急时刻能够保持情绪稳定需要自我主动调解，要接纳自己的不良情绪，同时积极寻求解决方法。在居家隔离期间，可通过以下方式调节心理压力：

首先，在思维层面学会专注于当下。当我们对未来某件事情忧虑时，例如担心疫情影响工作的稳定性，其实未来究竟有哪几种可能的结果，我们脑中并不总是清晰的。于是我们习惯性地把最坏的结果一遍一遍在脑中演绎和夸大，不断加重自己的焦虑和悲观情绪。要想打破这种恶性循环，我们可以使用思维导图把我们所担心的事件可能会带来的各种结果清晰地罗列出来。相应地，对于每种结果，思考我们是否能找到应对方案。如果很难找到应对方法，那么我们需要分析当前可以做哪些准备，将这种结果的可能性降到最低。在确定有效的准备工作后，这件事就是我们此刻需要优先去处理的。当事情的所有可能发展路径以及我们的应对办法都清晰地呈现在自己面前时，我们往往就不那么担忧和绝望了。

其次，时刻做到让身体动起来，用当下生活的平淡和琐碎填充自己的情绪。可以做做家务、装饰一下房间、陪伴孩子做一件手工，让自己忙碌起来，把思绪从未来拉回到现在。

最后，即便与亲人朋友分隔异地，也应保持"云社交"，积极寻求社会支持。积极的社交活动能在相对封闭的环境下，给予我们安全感，驱散孤独感。每日通过电话或微信与家人和朋友聊聊天，交流一下近况。但请注意，沟通的话题不要仅局限于疫情，否则反而会加重我们内心的恐慌感。多与家人朋友聊聊自己目前的学习、工作、生活情况等等。

（六）如何缓解焦虑情绪

在学习、工作、生活压力与日俱增的当今社会，人们的焦虑程度也不断提升。虽然公众对焦虑普遍持负面观点，但从医学和心理学的角度看来，焦虑其实是人体的一种正常的情绪反应。人在面对不可掌控的局面或者处境时，会自然而然地产生一种紧张不安、惊慌恐惧或者不愉快的情绪。从某种意义上讲，焦虑是人类的一种重要的保护机制。在远古时代，如果先民在面对危险时，身体不能给出任何提示和预警，那自己就很有可能成为猛兽口中的猎物，从而丧失生存和发展的机会。另外，适度的焦虑也有助于激发人的创造力，调动拼搏的动力。换言之，对个体来说，做起来难如登天或易如反掌的事都不会引发其焦虑情绪，恰恰是那些"跳一跳、够得着"的事情，才可能诱发焦虑情绪。无数事实证明，只有适度的焦虑，才能创造奇迹。在大多数情况下，焦虑情绪会随着问题的解决或时间推移而消失，但如果焦虑情绪长期无法得到有效纾解，便会转化为焦虑症。鉴别焦虑症，主要从以下三方面入手。

第一，严重程度。焦虑本身是一种正常的情绪反应，不至于影响个人的日常生活和社会功能。而焦虑症是一种严重程度远远高于焦虑的精神类疾病，患焦虑症的人往往会表现出紧张、担忧和畏惧。此外，还有相当一部分患者出现回避行为，并伴有认知、语言以及运动功能损伤。

第二，持续时间。普通的焦虑情绪持续时间较短，一般不会超过一个月，通常在诱发事件结束后迅速消失。焦虑症的焦虑情绪至少要持续6个月。

第三，焦虑的泛化程度。普通的焦虑情绪通常具有指向性，有固定的对象或者诱发事件，而焦虑情绪一旦发展为焦虑症，其症状通常会变得很泛化。比如很多焦虑症患者说："我经常会莫名其妙地担心害怕，也不知道担心的是什么，其实也没什么重要的事，就好像大难临头了一样。"很多焦虑症患者也有一些生理不适症状，如口干、多汗、呼吸急促、肌肉紧张、头胀发紧、腰背酸痛等，严重者还会出现坐立不安、来回踱步等临床症状。

需要特别指出的是，诊断焦虑症，需要由专业的医疗机构完成。即使是症状相似的焦虑症，其背后的原因和机制却不一定相同。如果没有专业的知识和足够的经验，很有可能发生误诊、误治，甚至危及患者的生命。比如，常见的焦虑症（焦虑障碍）通常不存在明显的躯体病变或者大脑的器质性病变，但躯体疾病引发的焦虑症却可以观察到明显的病变。如果非专业人士只关注其焦虑症状而忽略了原发疾病，很可能会贻误治疗。可以引发焦虑症状的常见疾病包括低血糖、心律失常、二尖瓣脱垂、甲状腺功能亢进、甲状腺功能减退以及冠状动脉供血不足等。同其他精神疾病类似，焦虑症也有一定的易感因素。这些因素包括女性、未婚、丧偶、经济收入低、无业、失业、居住在农村等。此外，具有焦虑症家族病史者、生存环境压抑者、性格懦弱者、药物成瘾者以及躯体情况不良者也是焦虑症的高危人群。

在预防焦虑症方面，可以从以下几点入手。第一，易患焦虑症的人往往存在一定的性格弱点，给予其适当的心理支持，可以显著改善其焦虑症状，提高其心理承受力；第二，如果患者的焦虑症状无法通过心理调节缓解，可以服用一些药物，如抗抑郁药、苯二氮䓬类药等；第三，切忌依靠烟草、酒精、毒品缓解焦虑情绪。这些成瘾物质虽然有改善焦虑的作用，但一旦成瘾，后患无穷；第四，可以对高危人群进行相关知识的宣传和教育。

过度焦虑会导致情绪失控，并使人在冲动之下做出许多伤及自身和他人的行为。通常而言，情绪失控主要是由以下三方面因素引发的。

首先，是人格特质因素。人天生是不一样的，有的人在情绪上天生就偏稳定，而有的人就很敏感和不稳定，容易产生情绪波动。所以，当觉得自己总是爱发脾气的时候，首先要了解一下自己的性格特点，如果本身就是情绪不稳定的性格，可能情绪失控的概率就会大一些。但这也不意味着就没有办法管控自己的情绪，绝对不能把自己的情绪敏感当成情绪失控的理由。

其次，是特定经历造成的心结甚至心理创伤。一般来说，过度的情绪反应都和特定的经历有关。如果当事人在当时没有及时化解这种情绪，积累下来后很容易形成心结。在以后的生活中遇到类似的事情时，其心结被触发，导致情绪的失控。心理学上有个词叫心理按钮，如果个体会因为对方无意间的一句话，一个表情或者一个行为就暴跳如雷、怒不可遏，这很可能是因为对方摁到了此人的心理按钮，勾起了其童年或者成长过程中的痛苦经历与情绪，在新仇旧恨涌上心头之际，情绪就尤其不可控。

最后，糟糕的环境也会使得压抑的情绪无法排解，造成情绪失控。个体的自控力的总量其实是有限的，当压力大的时候，人们需要更集中注意力、全力以赴地工作，这时候相应地分配给情绪的自制力就会少一些，所以平常不太会在意的事情，在这种时候就会引起比较大的情绪反应，甚至导致情绪失控。

那么，个体应当如何应对情绪失控，并避免这种情况对工作和生活造成各种负面影响呢？研究表明，即使是暴风雨般的愤怒，持续时间也往往不超过 12 秒钟，爆发时摧毁一切，但过后却风平浪静，所以如果能意识到自己快要发脾气了，在情绪爆发之前，做点别的事情，让这 12 秒过去，其实冲动的情绪也能慢慢消退了。首先，在情绪失控前，人们可以做点实际的小事，比如出去走走、喝口水、对着窗外大吼几声、反复摆弄某样东西；如果是在家里，还可以起身去做家务，扫地拖地擦窗户，体力劳动可能会更好地纾解情绪。这时切忌不停地去想刚刚发生的事，虽然它还会不停地侵入大脑，去回想别人究竟是怎么惹自己生气的，或是自己受了怎样的委屈，越想情绪只会越强烈，所以一旦又想起这些事情，就要果断地打断。如果用意念无法打断，就用行动来打断。其次，深呼吸和进行运动也是缓和情绪的有效手段。其中，深呼吸看起来是老生常谈，但实际上这样做可激活副交感神经系统，帮助平息焦虑或愤怒等唤起的消极情绪。因此，要管理更具挑战性的情绪，深呼吸是好方法。另外人在被情绪驾驭时，大脑很难做出正确的、理性的决定。如果先做几次深呼吸，有利于自己做出更好的决定。在深呼吸仍然无法平复心情的情况下，可以尝试进行运动。运动是改善情绪的有效方法，短跑、举重和其他令人心跳加速的运动都有助于化解令人难以承受的糟糕情绪。最后，待情绪平复，又可以开始清晰地思考后，可以试着将一些积极的情绪注入情境中去，防止消极的情绪卷土重来。可以试着对当前的情况进行评估，看看其中哪一部分是不可改变的？提醒自己接受这些事情，把精力集中在能够变得更好的事情上。切忌用药物和暴力来释放自己的情绪，这样虽然方便、快速并且"疗效"更好，能迅速缓解情绪，但会对自己和他人造成不可逆伤害。特别需要强调的是，不要因为冲动做出危险的事情。

在面对情绪失控者时，以有效的方式打断其发泄情绪的进程，是避免更多伤害的法宝。有的时候，他人情绪失控的表现之一就是声音太大、语速太快、内容很伤人，这其实是他们用疯狂的语言发泄他们的情绪。对于很多情绪失控的人来说，在他们的潜意识中，希望其他人抵制他们，和他们争吵，并在心中做好了预案，就等着被激怒的人正中其下怀。如果可以通过诸如"你想让我做什么？""请说慢一点，我愿意帮忙。"等话语打破其心理预期，对方就可能会感到惊讶，不知所措，并瞬间失去所有心理防御，大脑开始混乱，从而中止向身边的人发泄情绪。

通常来说，在面对情绪激动者时，倾听比讲道理更好。但人们还有更好的选择，就是引入其他话题，来转移对方注意力，可以通过询问式引入开放式话题，如"发生什么事了？"这种类型的话不仅可以转移对方的注意力，平复对方的心理波动，还能让对方意识到自己情绪的失控，从而更快地冷静下来。面对情绪激动者，切记不要什么都不做，只是承受。如果实在不能做什么或是面对可能对自己和身边的人造成伤害的情绪激动者时，逃走也不失为明智之举。这时，可以打开家门，或者出去找到有人的地方。大部分时候，对方的情绪会因为顾及公共场合有所缓解。如果对方仍然没有恢复理性，在公共场合求助或是报警都比家庭等私人场合更加便捷。

二、亲子多交流，成长少烦忧

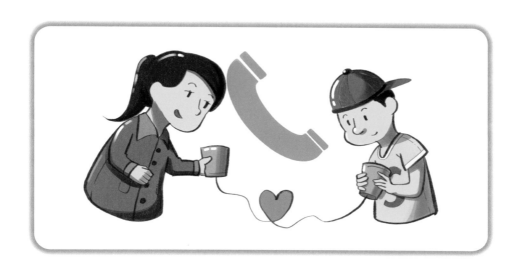

（一）良好亲子关系的重要性

亲子关系是儿童最早形成的人际关系。在孩子长大成人过程中形成的情感纽带、社会支持和亲密关系，对其个性塑造、智力发展、社会交往及道德人格的形成具有关键意义，关乎孩子一生的身心健康和社会性发展。

国内外大量研究表明：基于积极沟通交流形成的良好亲子关系，能够促进儿童早期成长，保护并提升青少年心理健康与社会适应能力，并最终奠定个体成年期的社会性发展的基础。那么，良好的亲子关系是如何影响孩子的健康与发展的呢？

1. 促进孩子终生身心健康发展

生理健康与心理健康相辅相成，互为因果。大量研究证实：孩子生理的发育发展、心理的健康稳定与亲子关系密切相关。

在生理健康方面，亲子关系在婴幼儿阶段对孩子生理健康的影响主要体现在早期脑部发育与认知能力发展方面。研究发现，良好的亲子关系有助于婴幼儿的智能发育。爱抚、交流、陪伴和游戏的过程，能促进婴幼儿的智能和脑发育。如亲子游戏对发展孩子的精细动作、大运动协调能力、认知能力都具有关键意义。在青少年阶段，父母言传身教和良好的亲子沟通可以使青少年获得正确的生理健康知识。例如，父母对吸烟、饮酒、不良性行为的态度等，将会影响青少年对健康相关行为的认知和接纳度。

在心理健康方面，亲子关系的影响更为广泛深远。第一，高质量的亲子关系打造的和谐家庭环境和沟通环境，可以有效提升孩子的情绪适应能力，帮助孩子在遭遇挫折时不长期沉溺于负面情绪之中；第二，积极的亲子关系使孩子获得丰厚的内心支持和稳定感，促进孩子复原力水平的提升，让孩子在压力和困境面前，具备良好的恢复和适应能力；第三，良好的亲子关系能让孩子感受到父母的关爱、接纳和包容，可以缓冲焦虑等负性情绪的风险，增强孩子的自尊水平，提升适应性和自我保护能力。

2. 为孩子适应社会奠定基础

亲子关系作为孩子与外部世界产生互动的第一步，是孩子社会适应能力的重要基础。社会适应能力同时包含积极和消极两方面：积极的社会适应能力通常表现为社会交往过程中的积极主动、协同合作行为等，消极的社会适应能力则通常表现为焦虑退缩、愤怒攻击、违纪行为等。

研究结果表明，早期社会适应能力不足会给孩子未来的发展带来诸多严重的负面影响，产生学习能力不足、学业成就低、无法融入群体等问题。根据自我决定理论，孩子天生有适应环境的主动性，积极稳定的亲子关系和亲子沟通通过引导孩子的行为、维持基本的心理需要，保护孩子的主动性，减少孩子的攻击、违纪、焦虑、退缩等社会适应不良行为，促进孩子与他人保持友善积极的人际关系，从而培养孩子良好的社会适应能力。

3. 帮助孩子实现自我价值与成就

高质量的亲子关系可显著提升孩子的社会创造力与自我价值，促进未来发展和个人成就的实现。社会创造力是孩子以新颖、独特、恰当、有效的方式提出并解决社会问题的能力。在亲子关系中，孩子多处于学习模仿阶段，父母的积极情绪、亲子沟通方式与孩子之间的友谊关系和信任感，能够分享传播给孩子，潜移默化地鼓励孩子勇于尝试多样而新颖的解决社会问题的方式，提升孩子的社会创造力。亲密的亲子关系能够给予孩子安全感。父母的教育态度和方式，对孩子在学业、物质资源、家庭学习环境方面的支持，可以有效帮助孩子保持自信和乐观，传递进取和探索精神，从容应对各种压力。

（二）多元化双向沟通法

积极的亲子关系有赖于良好的沟通。亲子沟通是父母与孩子之间通过语言、眼神、表情、动作来传递情感、态度、意见等信息的交流过程。国内外研究均表明，亲子沟通的质量与效果和沟通态度、模式、频率等因素密切相关。缺乏技巧的亲子沟通，容易加剧孩子的逆反和情绪障碍。形式多样（多元化）、有创意、新颖的双向沟通方式，更受父母和孩子的欢迎，促进亲子关系。那么在实现多元化的双向沟通中应该采取怎样的策略呢？

1. 积极倾听，营造尊重平等的沟通体验

良好沟通的前提是积极的倾听。成长中的孩子非常愿意与信赖的人分享自己的成长体验，因此，父母在进行亲子沟通时全神贯注地倾听，表现出极大的兴趣，能向孩子传递父母的理解和尊重。孩子也会心领神会地接收到这样的信息：父母很在意我的感受，我是被父母所喜爱和尊重的。积极倾听的关键是眼神交流。如果孩子在向父母提问时，父母边看手机边随口回应，就是典型的消极沟通方式。当缺乏眼神交流时，会让孩子感觉父母不在意、不关心自己。如果这种消极沟通方式持续下去，不仅影响孩子的自我价值感，也会降低孩子与父母沟通的欲望。

因此积极的沟通方式应该是这样的姿态：当孩子表达出沟通需求时，父母应立刻放下手边的事情，注视着孩子去倾听。同时配合肢体语言，如微笑、点头和触摸来表达自己对孩子的话题感兴趣。此外，可以适时地复述孩子说过的话，让孩子知道，自己正在认真地听他/她说话。如果手上确有急事需要处理，可以看着孩子并俯身告诉孩子："爸爸妈妈现在有很要紧的事要处理，做完就来听你说。"这种处理方式的积极效果是，即便父母暂时没有回应孩子的沟通需求，孩子依然相信父母是十分在意自己的，不会降低未来的沟通欲望。

2. 鼓励表达，营造开放自由的沟通环境

开放性沟通是亲子沟通的重要方式。父母与孩子之间能够自由交流、充分表达感情和观点，有助于亲子间有效顺畅地双向沟通。开放性沟通的

关键是鼓励孩子表达。很多父母在沟通时常常发现孩子拘束羞涩，表达想法时谨慎小心，回避谈论某些话题。这种情形正是开放性沟通中的典型问题，这通常与父母的沟通态度和方式有关。如果父母没有充分尊重孩子，把自己视为指导者而不是平等的对话者，在孩子表达过程中轻易打断，常常持反对意见，表现出对孩子倾诉的内容不感兴趣或不重视，长此以往将会导致孩子缺乏表达和沟通的意愿。

因此，有效的开放性沟通有赖于父母在行为和态度上的平等对待、重视尊重。采用适宜的方式鼓励孩子尽量多表达。例如，当孩子充分表达后，父母可以就孩子选定的话题聊聊自己的看法，如果观点一致，就多表达对孩子的支持和赞同，这样能鼓励孩子经常找父母沟通交流。如果与孩子持不同观点，不要着急否定或拒绝孩子，更忌讳流露出生气、愤怒、焦急的负面情绪，可以耐心告诉孩子，爸爸妈妈对这个事情的想法和你不太一样，但是可以再聊聊，或许可以找到一个中间状态，让我们都能接受和理解。在沟通后，如果孩子的一些想法是可接受的，父母可以秉持开放的态度，多支持孩子表达，更新自己的思维和知识体系。

3. 亲子活动，营造信任温馨的沟通氛围

亲子沟通有丰富多样的形式，并非局限于语言交流。其中亲子活动就是被国内外广泛认同，能有效拉近父母与孩子间距离的沟通方式。和谐愉悦的活动氛围，齐心协力达到目标，都能够让孩子感受到父母对自己的关心和爱护，获得更积极的心理状态，形成更亲密的亲子关系。亲子活动可以是与孩子共同商讨后一起去做一件事，如外出游玩、参加公益与社区活动、参观博物馆、科技馆等，实现寓教于乐。此外，考虑到体育锻炼具有互动空间广、容易激发兴趣的优势，父母可以选择与孩子共同进行体育锻炼，在增强孩子体魄、产生积极情绪的同时，促进亲子关系的融洽和谐。

（三）观念定向型沟通法

亲子沟通本质上是父母与孩子间爱的流通和感知，是亲子关系间的平衡和全面发展。因此，发自内心的喜爱、真实的情感和态度，才是积极的亲子沟通的关键。观念定向型沟通的主要原则是关注沟通内容本身，鼓励孩子开放表达自己不同的观点、思想和感情，与孩子平等交换观点。只有这样，孩子在交流中才能更积极地探讨问题，发表观点，不避讳与父母争论，不隐藏自己的观点，不顾虑因为自己的言行与父母的分歧而影响彼此之间的关系。因此是一种能实现积极亲子沟通的有效方式。

那么，做好观念定向型沟通的关键要点是什么呢？一方面，父母要特别鼓励孩子表达与自己不一致的观点。通过开放平等的争论和头脑风暴，让孩子感受到父母是把自己当作交流讨论、共同协商事情的独立个体，从而获得足够的尊重感，增加对父母的信任。今后当孩子遇到难以把握和判断的问题时，往往更愿意寻求父母的帮助，聆听父母的意见和建议。另一方面，父母在与孩子交流和争论的过程中，在尊重孩子自由充分表达观点的基础上，应求同存异，在大原则方面进行掌控，做好正确的世界观、人生观和价值观的引导。

（四）营造亲子沟通的仪式感

亲子沟通的仪式感是表达内心情感最直接的方式。是将融于生活、日常不会特意表达的亲子行为，赋予更饱含情感的意义。其中稳定沟通频率和设计沟通内容是两种有效营造亲子沟通仪式感的方式。稳定沟通频率对加深与孩子间的相互了解非常有益。具体而言可采用以下方法。

第一种方法：固定时间的家庭"高光时刻"。至少保证每周有固定时间进行亲子沟通。这种固定沟通时间的方式，可强化沟通的仪式感，清晰和明确这段特定时间的意义。尤其是让孩子明白：所有的想法、态度、情感在这个时间进行表达都是合适的，无需有额外的心理负担。这样可以使亲子间的交流更为投入和直接。

第二种方法：亲子"约会"。父母可以与孩子提前约定好沟通的具体时间，并在日历上写清楚，这种方式可以加强亲子间对这件事情的期待，双方都更容易敞开心扉坦诚表达。需要提醒父母的是：无论是哪种方式，当出现不可抗拒的事情无法如期进行亲子沟通时，父母应该与孩子约定改期，并说好下一次沟通的具体时间，避免因突发事件导致"失信"，使得良好沟通习惯因"毁约"而不了了之。

设计沟通内容是指父母与孩子提前对沟通的内容进行设计和确定，实现有效深入的交流，具体包括两种方式。

第一，事先设计内容，促进亲子间对近况的了解。通过事先设计，可以让孩子更乐意表达自己的想法或困惑。此外，沟通内容还可以增加一些新颖适宜的交流方式，如互相讲述情绪故事，通过情绪的表达传递喜怒哀乐。

第二，随机的内容。这部分内容通常建议放在事先设计的内容后。例如，事先设计的沟通内容是分享彼此在一周的学习和工作中经历的有趣的事情。在交流过程中，父母可以在固定内容之外，进一步鼓励孩子聊一聊在学校的好朋友或者特别喜欢的课程，如果孩子对父母的工作或者同事感兴趣，父母也可以多和孩子讲述自己的日常工作和各种趣事，以此增加亲子双方对彼此的了解。

（五）青春期的亲子沟通特殊技巧

随着青春期的来临，孩子往往会出现身心发展的不平衡，具体表现为生理机能快速发育趋近成熟，但心理发展尚未成熟。在情绪方面，孩子会出现情绪状态不稳定，自主需求增加的现象。此外，处于初、高中阶段的青少年学业压力日益加重，来自父母、老师、同伴等各方面的压力同时增加，而他们面对压力困境时寻求帮助的主动性往往较低。因此，这种内部心理冲突和外部压力增加导致青少年焦虑和抑郁等负性情绪凸显。这一阶段的亲子关系由童年时期的遵从和依赖转变为分离和依恋，具体表现为：子女既寻求个体独立，又期望父母理解支持。这种变化导致亲子关系进入"危险期"，表现为矛盾增加、冲突加剧、沟通减少、亲密度下降。如何帮助青少年平稳渡过这一特殊且关键的时期呢？研究表明，积极的亲子关系和亲子沟通是有效的外部支持，可帮助青少年应对和化解青春期身心健康和学业压力变化带来的问题，为青少年未来社会适应能力和个体发展奠定良好的基础。虽然父母有强烈的沟通愿望，但青春期的孩子有时缺乏与父母沟通交流的意愿，如何破解这样的难题？本书给大家提供了一些专门适用于与青春期的孩子沟通的实用技巧。

1. 充分激活父母的角色优势

众多研究表明，青少年与父亲和母亲关系的亲密度有明显不同，二者各有优势。因此，充分激活父亲和母亲的角色优势，是破解青少年亲子关系问题的重要方式。

一方面，青少年往往更愿意和母亲沟通交流，他们认为，母亲在亲子沟通中更积极主动，思维更开放，话题更多，比父亲更能接受和理解孩子并达成一致意见。但是，母亲容易对孩子过度保护，降低孩子的独立性和面对压力的适应性，因此更多的母子沟通往往伴随着更频繁的冲突。

另一方面，父亲有时表现得更权威，沟通方式较为简单直接，甚至将自己的意愿强加给孩子而导致发生冲突。但国内外研究一致认为，父亲在青春期子女心中的地位可能更高，拥有密切父子关系的青少年，会有更强的幸福感。此外，父亲与青少年的良好沟通能产生比母亲更积极的效果，能给青春期的孩子带来安全感和自信心，使孩子的人际关系变得更融洽，进取精神变得更强。

正是由于父母家庭角色的差异，青少年往往倾向于从母亲身边获得情感支持，与父亲进行行为活动。随着青春期的到来，父母会对同性子女的发展参与得更为深入。那么，如何充分利用父母的角色优势呢？

第一，父母双方应以平等友好的态度对待青春期的孩子。既是亲子也是朋友的信任模式可有效促进青少年与父母的亲密关系，提升青少年的心理健康状态。

第二，母亲作为情感支持的重要角色，可采取较为温和的处理方式，尽量减少直接拒绝行为，增加对孩子的情绪安抚和生活关心。例如，在孩子情绪低落不愿意交流时，可以给孩子一个拥抱，告诉孩子妈妈会一直陪伴和支持他/她，抚慰孩子的情绪。同时，母亲要重视孩子的自主性发展，适当给予孩子独自面对压力和挫折的机会。避免"包办"行为。

第三，提升父亲对青少年养育过程的参与度，尤其是父亲的角色意识和陪伴质量。父亲可以向母亲学习更积极、外放的表达形式，如抛开"含蓄深沉"的父亲形象，在孩子取得进步时多鼓励、赞美、欣赏孩子，减少指令性的要求和批评等行为。同时可利用父亲在孩子心目中权威有力的形象，以更广阔的视野和更理性的分析，向孩子传达社会规则，帮助孩子发展更好的社会适应能力，形成更好的人际关系。

第四，父母双方要做好对方与孩子关系的调节器。父亲要在母子关系不稳定时及时干预并帮助缓解，母亲也要在父子冲突激烈时及时安抚并帮助恢复。

2. 适应亲子沟通的话题变化

青春期的到来会让孩子感兴趣的话题发生较大变化。父母在亲子沟通中融入孩子感兴趣的内容，能有效提高孩子的沟通意愿，使亲子间的信息交流和情感表达更加自由顺畅。来自不同文化背景的研究表明，青少年时期的亲子沟通话题主要集中在教育、未来发展、职业选择、人际关系、婚姻恋爱、家庭关系等方面。但较多父母可能仍然停留或局限于学习和生活层面。那么，适应亲子沟通话题变化的做法有什么呢？

首先，尊重人格独立。父母要认识到孩子进入青春期后，对自主和权利的要求明显增加，期望父母尊重自己的独立和成长。这一时期父母要彻底放弃"我是你父母，你得听我的"这种沟通模式。青春期的孩子对个人形象、个人隐私、同伴关系、兴趣爱好都有更强烈的自主控制意愿。因此，父母可以尝试将决策权交给孩子，减少对孩子的否定，珍视孩子所珍视的事物，让孩子处于亲子沟通中更主动的位置。例如，当父母发现孩子特别爱看小说，虽然会担心可能影响到孩子的学习，但仍然要避免"强行阻止孩子看小说或者反复说教"等指责、否定、强硬的方式，这样会让孩子觉得自己非常珍视的兴趣爱好在父母眼中如同草芥，引起较大的情绪波动，导致孩子对父母的反感。父母可以告诉孩子："我们很高兴你喜欢看书，也不反对你看小说，但唯一的希望是不要把小说带到学校里。"这种鼓励和合作式的沟通会让孩子感受到父母是将自己作为一个"大人"在商量一件事，更能感受到父母对自己的关心，对自己学业的关注，也会更愿意听从父母的建议。

其次，宽容异见。青春期的孩子因为思维能力的快速发展，可能经常会表达与父母"不同的、奇怪的、不可思议的"观点和主张。这种情况下，父母如果坚持灌输道理，否定孩子的观点并坚持用自己的道理去说服孩子，往往会得到完全相反的结果。"放弃在孩子面前证明自己有多么正确"或许是最有效的沟通方式之一。例如，当父母发现喜爱看小说的孩子在某些观点上"匪夷所思"，可以先放下自己的"偏见"，基于孩子的兴趣爱好引导孩子主动沟通，例如，父母可以对孩子说："你这么喜欢看这本小说，书中的故事情节一定很有意思，你能和爸爸妈妈说说这本书是讲什么的吗？等你看完了我们也可以看看。"这样，孩子会因为父母对自己兴趣爱好的支持和鼓励而感到欣喜和感激，更容易增强孩子与父母沟通的欲望。这种模式也会让父母更容易走近孩子的内心，了解孩子近期感兴趣的事物，更能通过这种间接的方式（例如，挑选书籍）潜移默化地引导孩子。

3. 把握亲子沟通的恰当时机

父母与青少年进行沟通交流时，把握恰当的沟通时机，往往能达到更好的效果。

首先，亲子沟通应选择双方情绪比较平稳或积极的时候。在消极或偏激的情绪状态下，亲子沟通过程很容易产生矛盾和冲突，进而使得双方情感受到伤害，导致亲子沟通中断。研究表明，在亲子沟通时，如果父母表达了更多消极情绪，孩子会显著降低对父母的依恋，并会模仿父母的消极情绪表达，形成恶性循环。反之，如果父母在情绪平稳后与孩子沟通交流，并采用更积极的情绪表达语言，就能使孩子认识到情绪是可控的，积极情绪是可以分享和传播的，进而提高亲子沟通质量和效果。

其次，选择适当的时间和地点。例如，在孩子吃饭、上学、睡觉、与同伴玩耍、亲友在场时，都不适合对孩子进行教育或沟通。此时进行亲子沟通不但会影响和干扰孩子的学习和生活，而且会引起孩子反感。

最后，强化积极的沟通时机和效果。父母可以有意识地强调因为良好的沟通时机产生的积极沟通效果，让亲子沟通的正面效应得到强化。例如，父母可以告诉孩子："因为你匀出了这样一段时间和爸爸妈妈交流，我们更了解你的想法，因为你对我们的信任，爸爸妈妈很感动。"这种表达可以让孩子在感受到积极情绪的同时，获得父母足够的尊重，强化孩子的自尊感和内心满足感。